きゅうり食べるだけダイエット

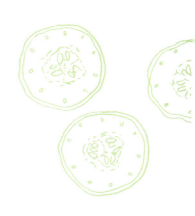

分とく山 野﨑洋光
監修 ダイエット外来医師 工藤孝文

KADOKAWA

きゅうりを食べて、2カ月で11kgやせました

BEFORE

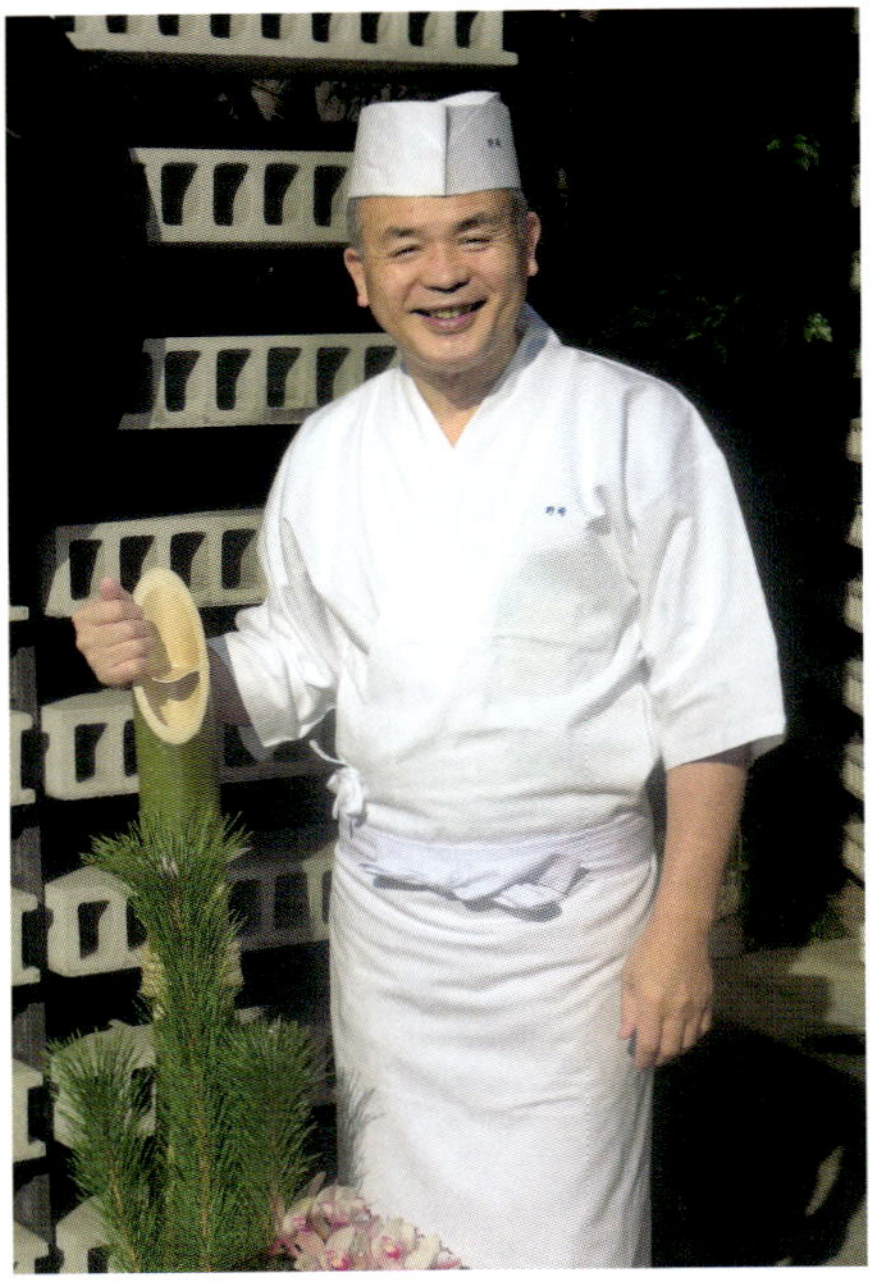

2012年当時は
身長165cmで体重68kg!

「分とく山」総料理長

野崎洋光

きゅうり効果で見た目も体調も若返る

ダイエットを始めたきっかけは2011年に人間ドックで脂肪肝やコレステロール値が高いと指摘されたこと。体脂肪も24・2%と太め。60代間近で健康のために少しやせなければと思っていました。

そこで思いついたのがきゅうりダイエットです。私の出身地福島はきゅうりの産地(※)。もぎたてのきゅうりをよく丸かじりしていました。小腹がすいたとき、口寂しいとき、朝食代わり、仕事の合間、夜食にとダイエットを始めたころは1日10本食べた日も。すると、面白いよ

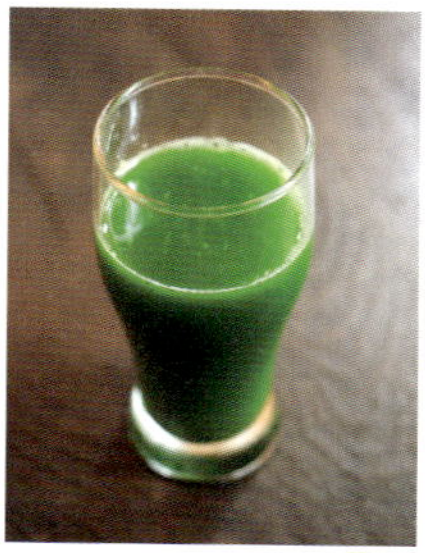

きゅうりと
きゅうりジュース

「ダイエットを始めたころは1日10本近くきゅうりを食べていました。今もよく食べますし、きゅうり4本を絞ったジュースを飲んで体を整えています。おかげでリバウンドもありません」

AFTER

リバウンドなし

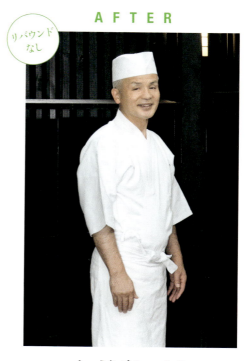

きゅうりダイエットで
2カ月後には57kgに減り、
その後現在に至るまで安定。

人間ドックの結果を比較

	AFTER 2017年4月		BEFORE 2011年3月
体重	58.3kg	◀	64.8kg
体脂肪率	18.9%	◀	24.2%
腹囲	77.0cm	◀	83.0cm
(基準値)			
LDLコレステロール (60～139)	135	◀	178
HDLコレステロール (40～100)	79	◀	56
肝機能 GOT (10～35)	29	◀	36
肝機能 GPT (5～40)	24	◀	46
γ-GTP (10～47)	28	◀	77

＊この表の数値は現存する人間ドックの結果を比較しているので、BEFORE&AFTERの体重とは異なっています。

うに体重が減り、結果は2カ月で11kg減。きゅうりを食べ続けたら尿の出がよくなり、お腹がへこみました。ダイエットをして5年近く経ちますが、リバウンドはありません。

私は「やせたいなら食べなさい」と言っています。野菜中心のヘルシーな食材と調理法で満足いくように食べれば、飢餓感がなく、無理なくダイエットが続けられます。

自分の体、健康は自分で守るのが基本。食に対する意識を持って、やせる体に変えていきましょう。

※福島県須賀川市で毎年7月14日に開催される「きうり天王祭」では、特産品のきゅうりを2本供え、お護符代わりに別のきゅうりを1本持ち帰り、それを食べると1年間病気にかからないと言われています。

4週間でも、この効果。私たちきゅうりでやせました！

「4週間きゅうりダイエット」に挑戦した8人。短い期間で効果はてきめんでした。無理なくできて、効果が出やすいと好評。皆さんやせて体調もよくなっています。

感想

きゅうりを食べると食欲が抑えられるだけでなく、甘いものなども欲しくなくなった。朝の目覚めがよくなり、体が軽く疲労感もなくなった。

お腹まわりの贅肉がとれてスッキリ！

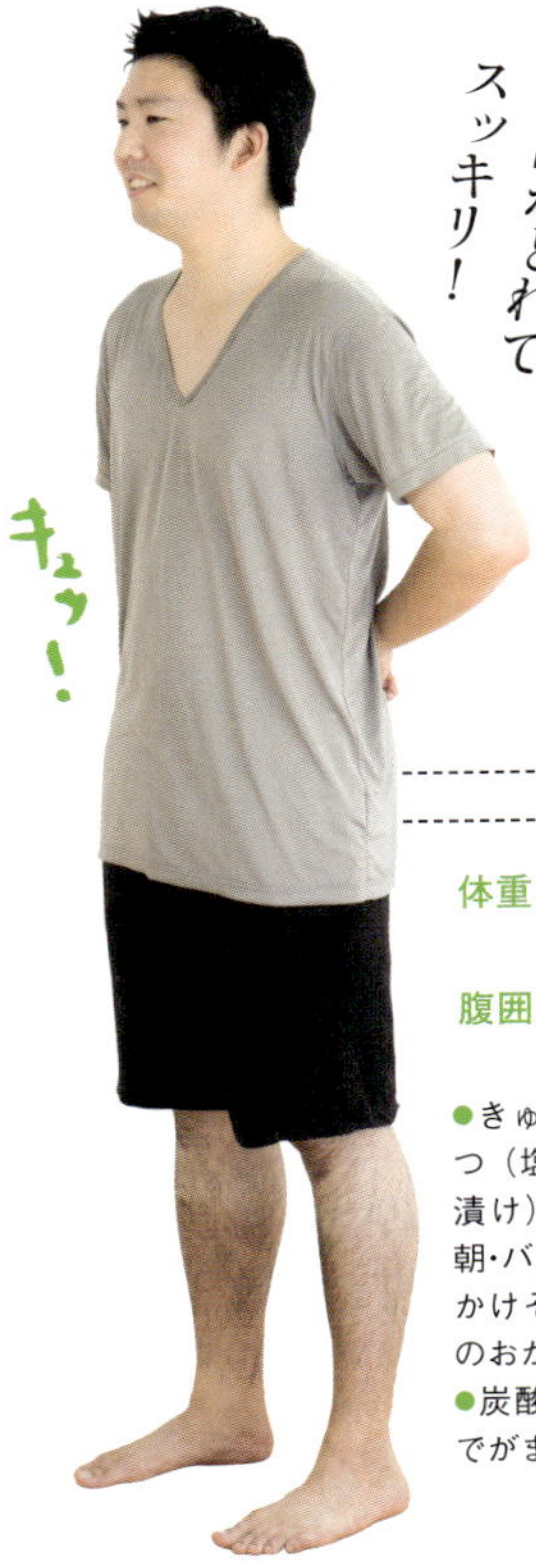

AFTER

体重 85kg

腹囲 91cm

- きゅうりは朝晩３本ずつ（塩をつけるか、ぬか漬け）食事前に食べた。朝・バナナヨーグルト、昼・かけそば、夜・野菜中心のおかずとみそ汁、ご飯。
- 炭酸飲料はやめて牛乳でがまん。

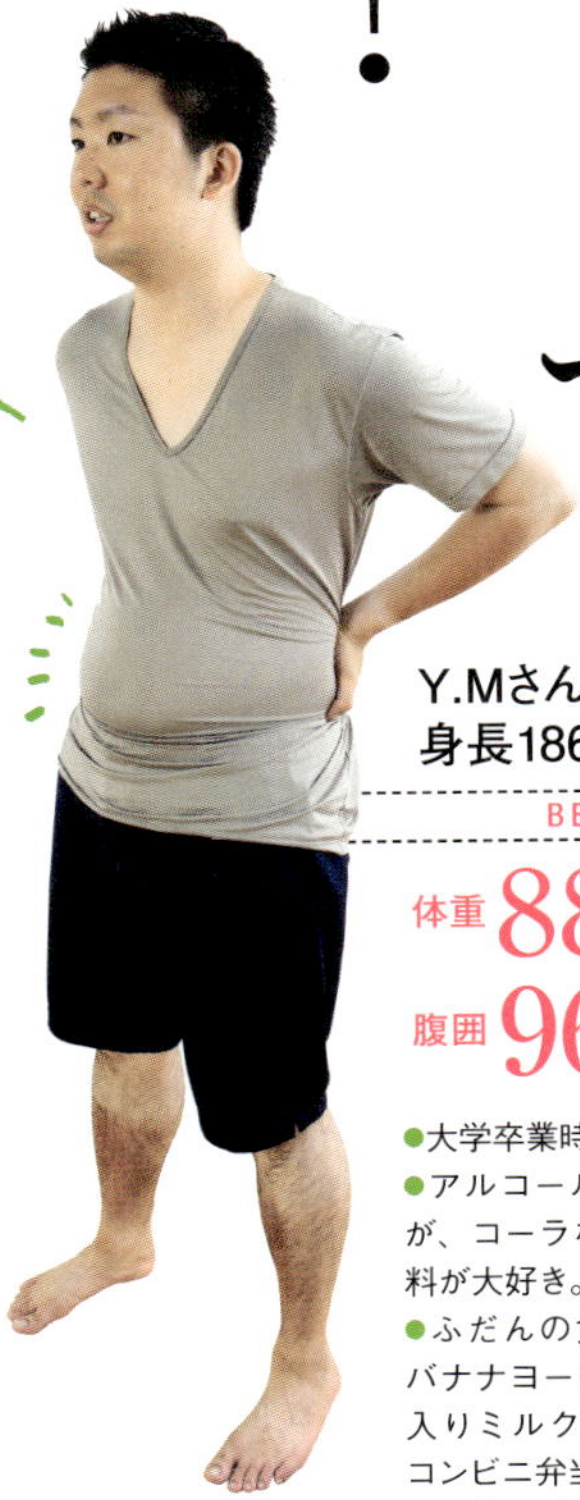

Y.Mさん（27歳）
身長186cm

BEFORE

体重 88kg

腹囲 96cm

- 大学卒業時は 68kg。
- アルコールは飲まないが、コーラなどの炭酸飲料が大好き。
- ふだんの食生活／朝・バナナヨーグルトと砂糖入りミルクティー、昼・コンビニ弁当、夜・おかず、みそ汁、ご飯

［工藤先生のひとこと］

砂糖はとりすぎるとだるさやイライラのもと。夜に甘い炭酸飲料を飲むと自律神経が乱れるので、牛乳に替えたのはとてもいいことです。牛乳に含まれるトリプトファンには心を安定させ、目覚めをよくする働きがあるので、体調もよくなります。

J.Sさん（33歳）
身長178cm

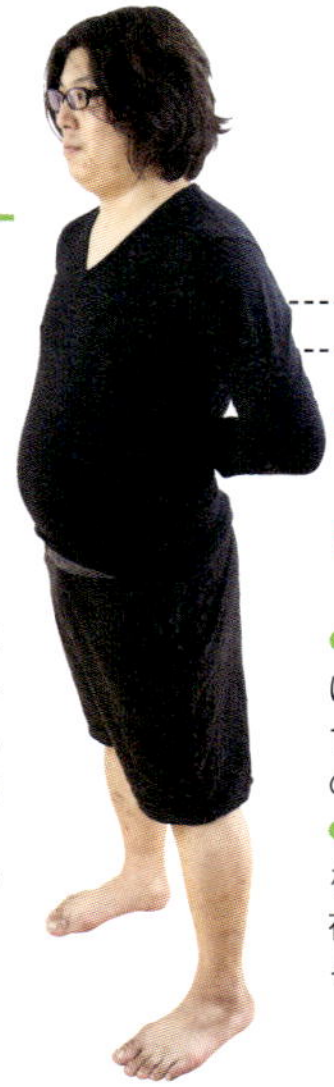

BEFORE

体重 **93**kg

腹囲 **109**cm

●家では飲まないが、週に2回の飲み会でビール10杯とおつまみに揚げものを食べる。

●ふだんの食生活／朝・なし、昼・コンビニ弁当、夜・おかずとサラダ、みそ汁、ご飯。

ウエストが11cm減。むくみがなくなった

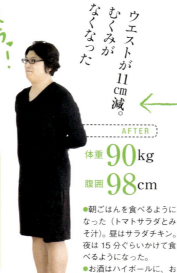

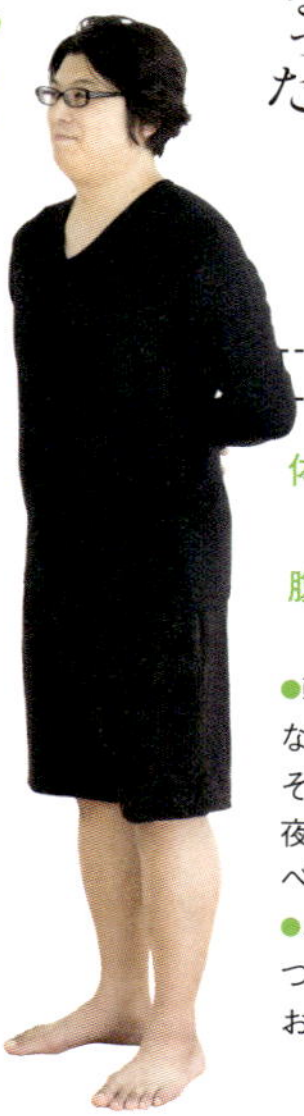

スラ〜！

AFTER

体重 **90**kg

腹囲 **98**cm

●朝ごはんを食べるようになった（トマトサラダとみそ汁）。昼はサラダチキン。夜は15分ぐらいかけて食べるようになった。

●お酒はハイボールに、おつまみはかまぼこ、刺身、おひたしなどに。

感想

トイレの回数が増え、むくみがなくなった。夕食の量を減らし、その分よくかんでゆっくり食べるようにしたら、朝食が食べられるようになった。

［工藤先生のひとこと］

朝食を食べられるようになったのが大きいと思います。1日のリズムがつき、代謝も上がってやせやすくなります。ほかにも食事やお酒の内容を意識しているところがすばらしいです。

Y.Yさん（35歳）
身長169cm

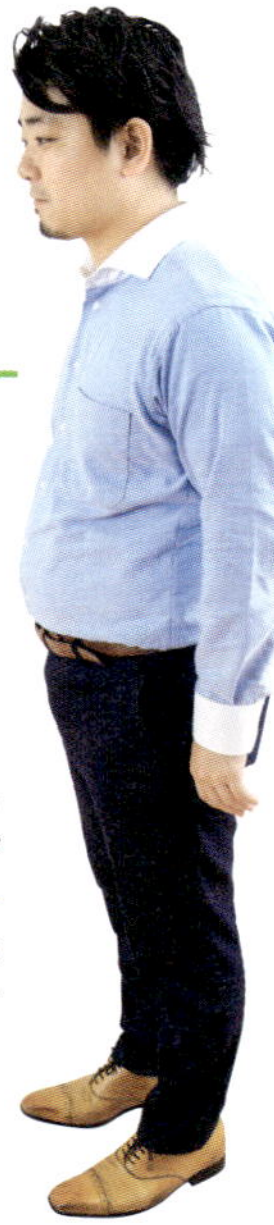

BEFORE

体重 **80**kg

腹囲 **102**cm

●毎日糖質オフのビール350mℓ×6本を欠かさず。

●ふだんの食生活／朝・なし、昼・外食（から揚げ定食など）、夜・炒め野菜、肉料理、サラダなどのおかずと糖質オフのビール。ご飯は食べない。

ピチピチだったシャツにゆとりが

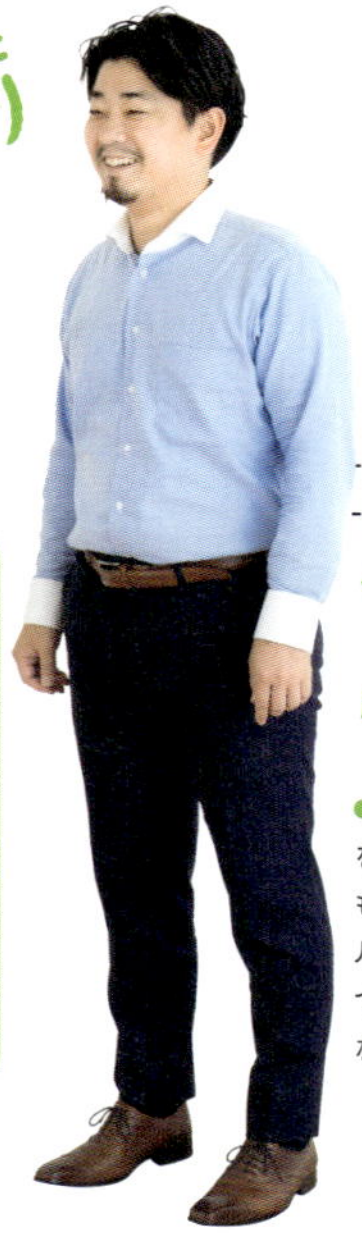

ゆったり

AFTER

体重 **78**kg

腹囲 **93**cm

●毎日ぬか漬けのきゅうりを1本食べた。昼は揚げものを減らした。夜はビールを同様に飲んだが、おつまみは野菜スティックなどに替えた。

感想

苦しさがなく、自然にやせた。顔のむくみがとれ、体調がよくなった。体重を毎日測ったらやせるモチベーションが上がった。

［工藤先生のひとこと］

体重を毎日量って自分の体を知ることは大事です。飲み会の次の日は体重をみてきちんと調整されているので、いうことなしの優等生です。少しでも朝食をとるようにするとさらにいいです。

楽に続けられるので、やる気が出ました

D.Mさん（42歳）
身長172cm

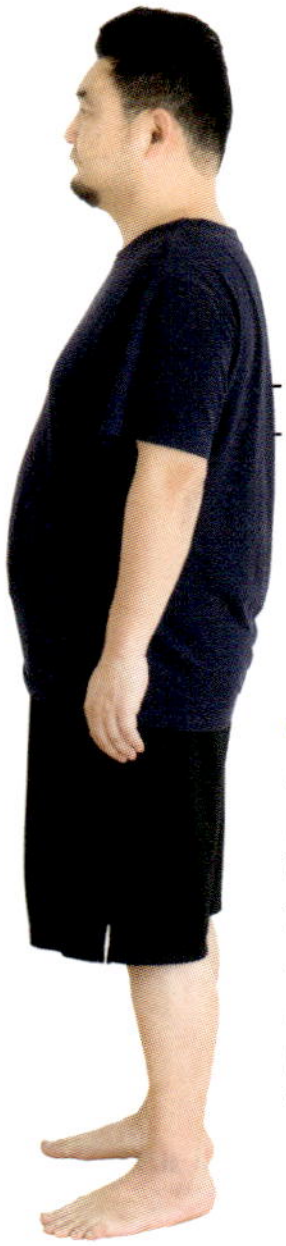

AFTER

体重 94kg
腹囲 111cm

- 朝・きゅうり（1本）とハムのサンドイッチ、昼・日替わり弁当（Lサイズ）、夜・きゅうりを2～3本食べてからそば。具はとろろとまぐろ、納豆なめこおろし、月見などを交互に。麺は200gに減らしても満足できるように。

BEFORE

体重 96kg
腹囲 117cm

- 5年前に糖質オフダイエットをして3カ月で20kgやせたが、リバウンド。
- アルコールは飲まない。甘いものが好き。
- ふだんの食生活／朝・ハムときゅうりのサンドイッチ、昼・日替わり弁当（Lサイズ）、夜・てんぷらそば（麺は400g）

感想

- きゅうりダイエットは糖質オフに比べてラクで、制限も少ないので続けやすい。最低3カ月は続けたい。
- 食事に満足感があるので、甘いものを食べなくなった。
- トイレは遠いほうだったが、きゅうりのせいか回数が増えた。

［工藤先生のひとこと］

自分で料理をする習慣があるのはいいことです。ダイエットについて知識があるので、甘いものを食べたくなったらお菓子ではなくてナッツやチーズを食べるなど、工夫されています。無理ない方法で続けていきましょう。

お腹がへこみ、中性脂肪は半分以下に減少

K.Rさん（20歳）
身長170cm

	AFTER	BEFORE
体重	99.2kg	108kg
腹囲	111cm	113cm
AST	42	48
ALT	112	113
γ-GTP	68	96
中性脂肪	113	262

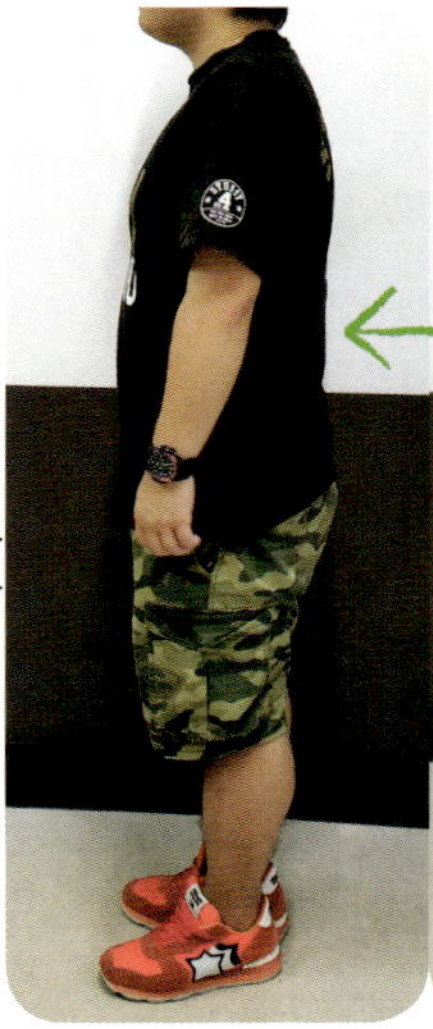

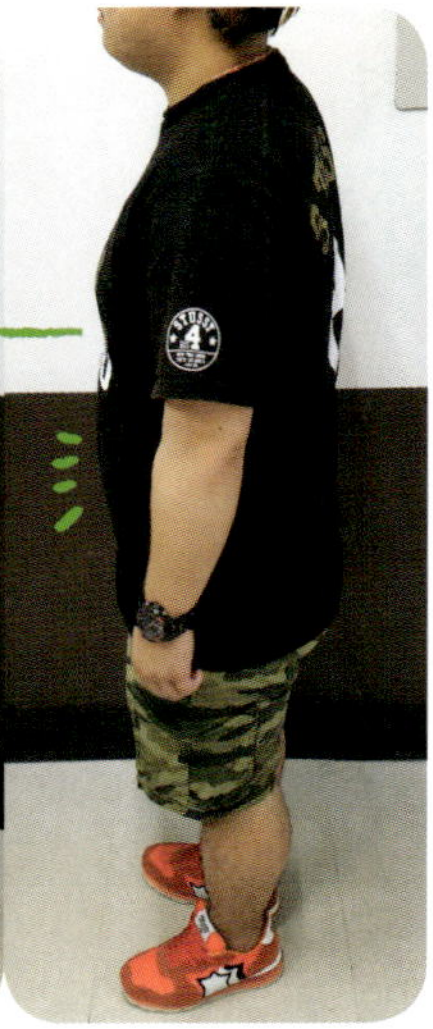

女性にもきゅうりダイエットは効果的

体重4kg減、中性脂肪は1/3に

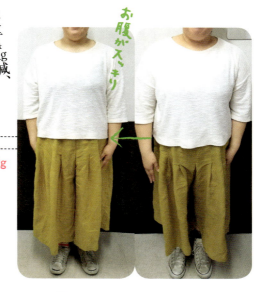

I.Yさん（35歳）
身長150.1cm

AFTER◀BEFORE

体重 71.2kg◀75.3kg
腹囲 96cm◀99cm
中性脂肪 57◀168

体重6kg減。お腹、二の腕も細くなりました

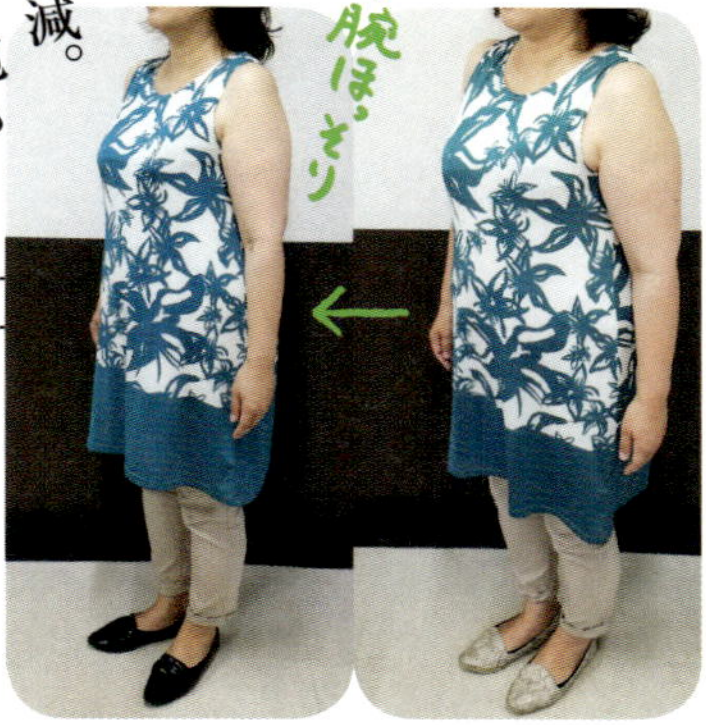

K.Kさん（47歳）
身長155.9cm

AFTER◀BEFORE

体重 64.8kg◀70.7kg
腹囲 102cm◀106cm
血糖値 89◀142
悪玉コレステロール 170◀222
中性脂肪 104◀279

体重が6kg減。太ももあたりがすっきり

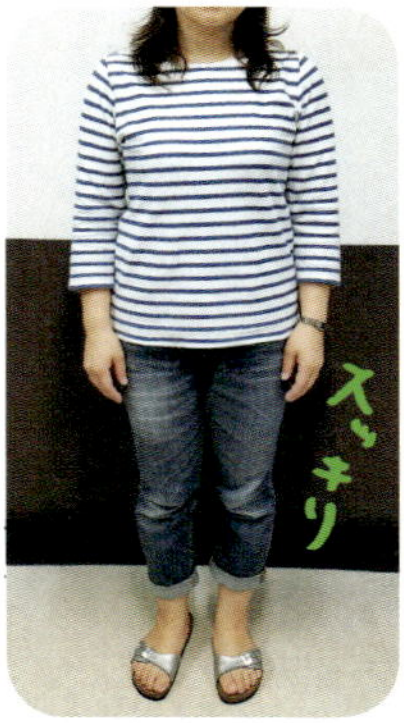

F.Tさん（43歳）
身長159.4cm

AFTER◀BEFORE

体重 66.5kg◀72kg
腹囲 83cm◀88cm

体重6kg、腹囲5cm減。肝機能、中性脂肪の数値が改善

Y.J さん（44歳）
身長156.6cm

AFTER◀BEFORE

体重 96kg◀102.2kg
腹囲 96cm◀101.4cm
AST 33◀41
ALT 42◀53
中性脂肪 108◀201

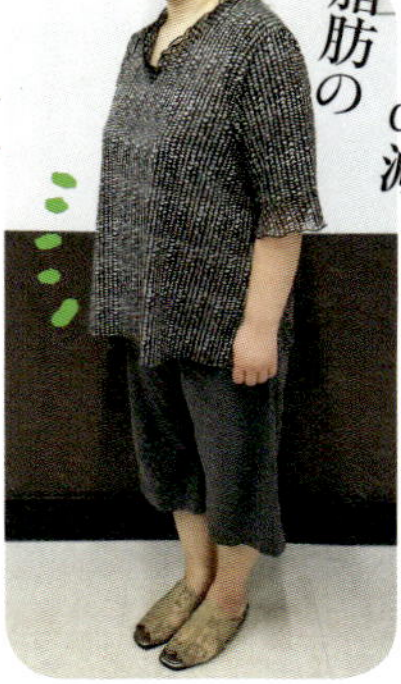

きゅうりの脂肪分解酵素「ホスホリパーゼ」が脂肪を撃退

きゅうりにはダイエットに有効な成分が多く含まれています。きゅうりダイエットは栄養学的にも理にかなっています。手軽で食べやすいのもいいところ。きゅうりのよさを見直しましょう!

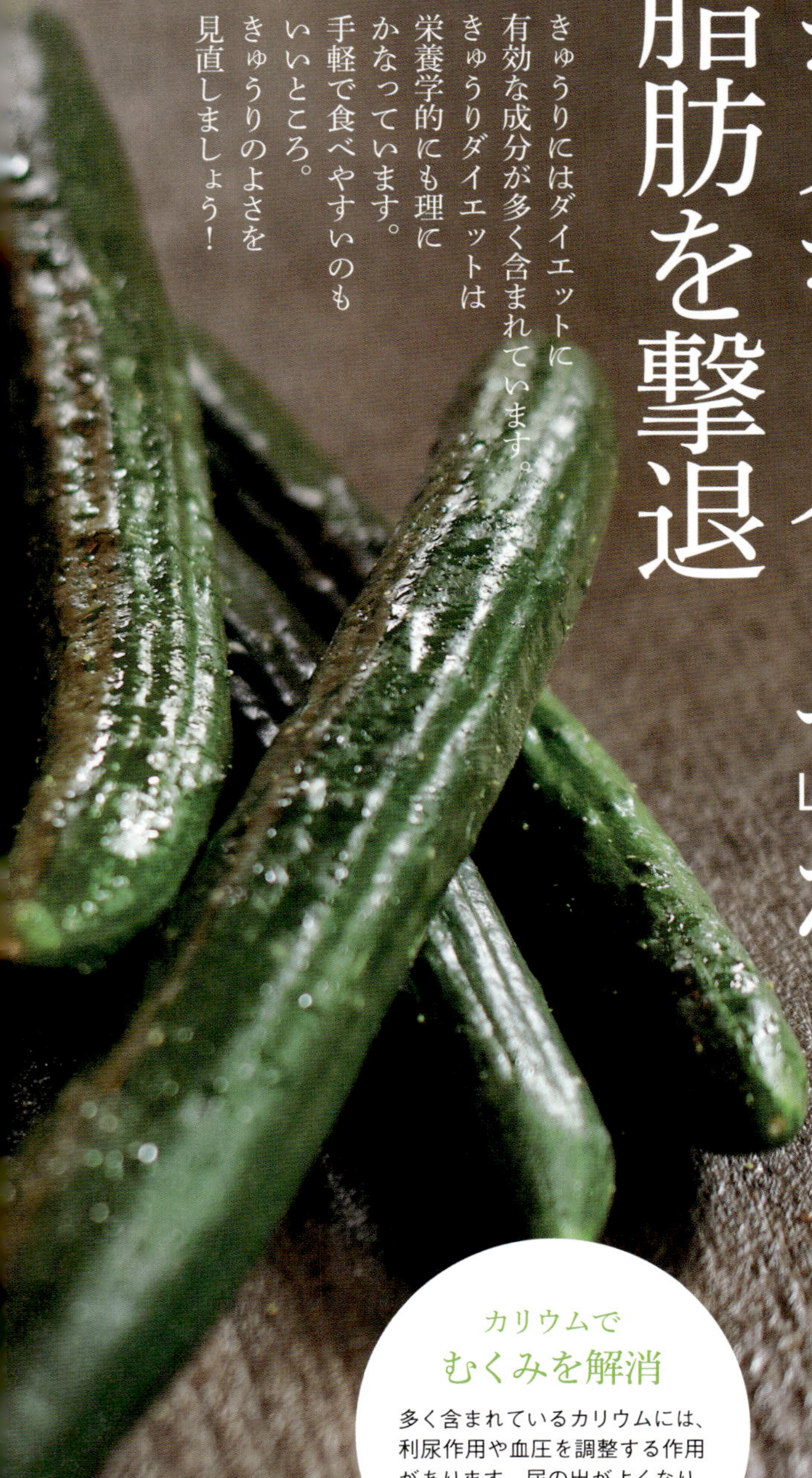

脂肪分解酵素「ホスホリパーゼ」が効く

脂肪の代謝を促進する酵素が含まれています。酵素は熱に弱いので生食のきゅうりだと効率よく取り入れられます。

カリウムでむくみを解消

多く含まれているカリウムには、利尿作用や血圧を調整する作用があります。尿の出がよくなり、むくみを取ります。

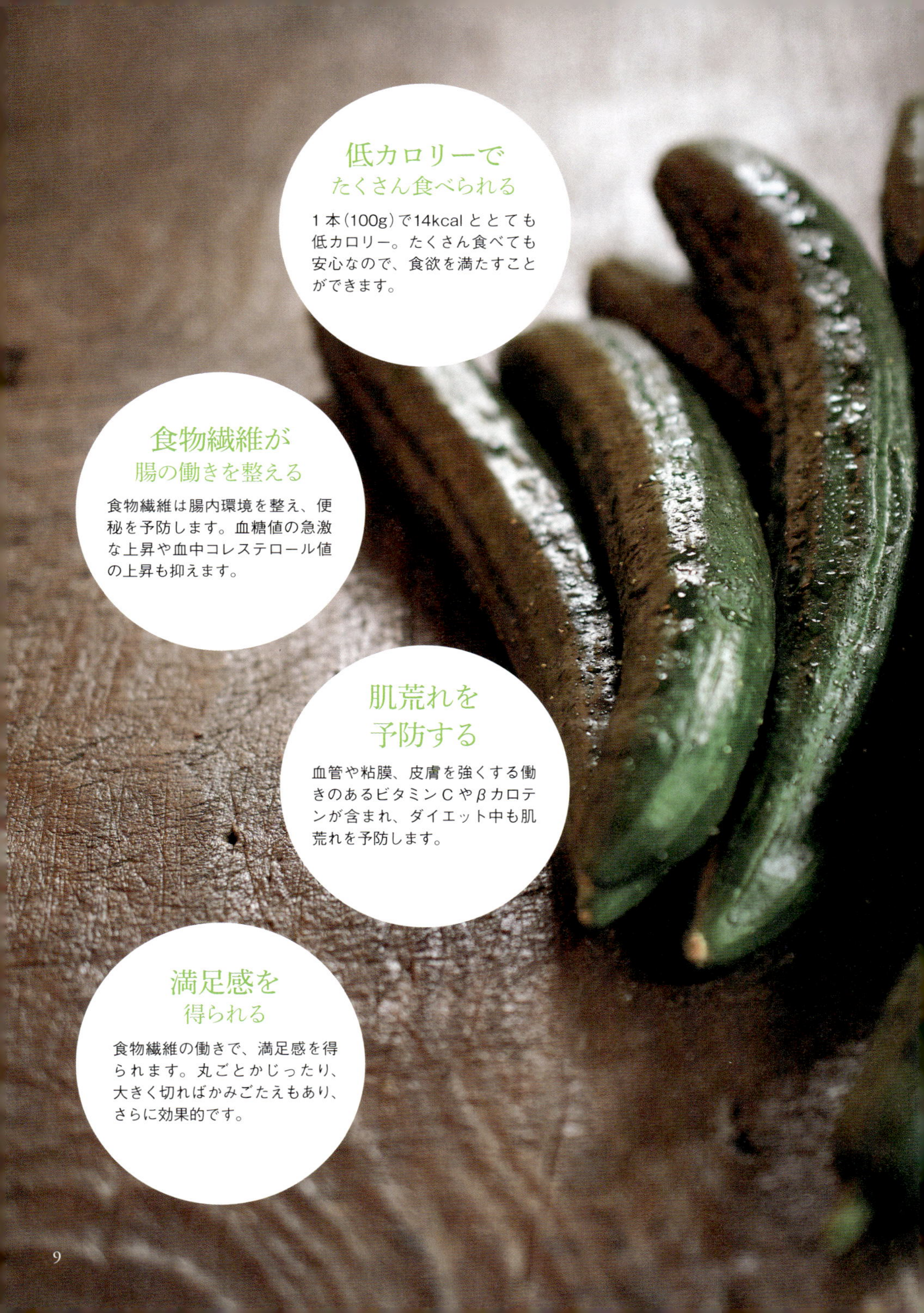

低カロリーで たくさん食べられる

1本（100g）で14kcalととても低カロリー。たくさん食べても安心なので、食欲を満たすことができます。

食物繊維が 腸の働きを整える

食物繊維は腸内環境を整え、便秘を予防します。血糖値の急激な上昇や血中コレステロール値の上昇も抑えます。

肌荒れを 予防する

血管や粘膜、皮膚を強くする働きのあるビタミンCやβカロテンが含まれ、ダイエット中も肌荒れを予防します。

満足感を 得られる

食物繊維の働きで、満足感を得られます。丸ごとかじったり、大きく切ればかみごたえもあり、さらに効果的です。

本書のダイエット法は「きゅうり」をきっかけに食生活を変えることを目的としています

きゅうりは、そのまま食べられるほど調理が手軽な上、よくかんで食べる必要があり食欲が抑えられるので、ダイエットはまずきゅうりを食べることから始めます。次にほかの生野菜やゆで野菜を取り入れる、というように徐々に野菜中心の食生活に変えていきましょう。

STEP 1

まずきゅうりを食べる

食事の最初やお腹がすいたときにきゅうりを食べます。食欲を落ち着かせることができ、ダイエットがスムーズになります。

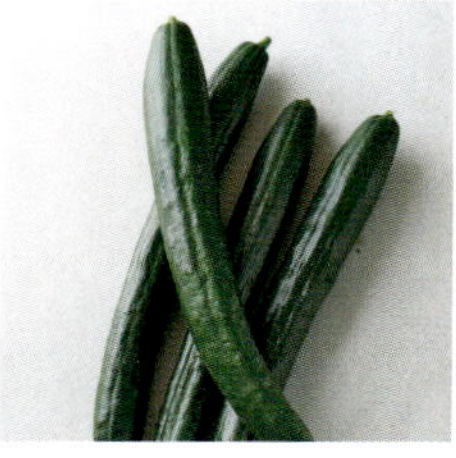

野菜から食べていき、
みそ汁、おかず、最後にご飯という
習慣を身につけましょう。
血糖値も上がりにくく、
太りにくい食べ方です。

STEP 2

ゆで野菜を取り入れる

生野菜だけでなく、温野菜も加えて。体を冷やしすぎないようにすることで、やせやすい体になります。

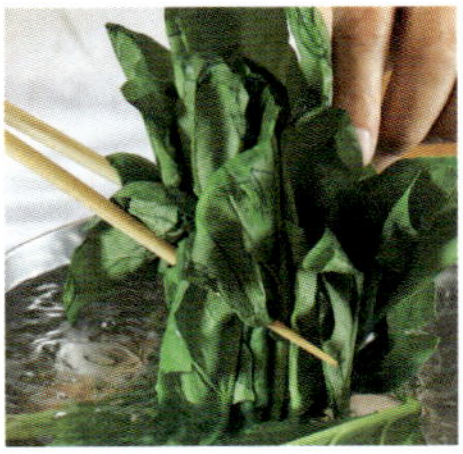

STEP 3

具だくさんのみそ汁を加える

低カロリーなのにボリュームがあり、お腹も満足する汁ものはダイエットの味方。具だくさんで栄養バランスも良好です。

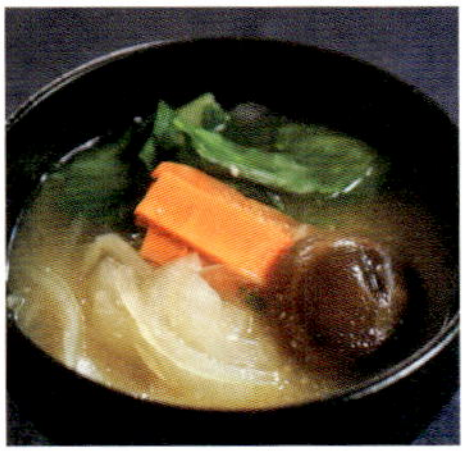

STEP 4

主菜は太らないおかずにする

たんぱく質が不足するとやせにくくなるので注意。食材や調理法を選んで、低カロリー高たんぱくのおかずにします。

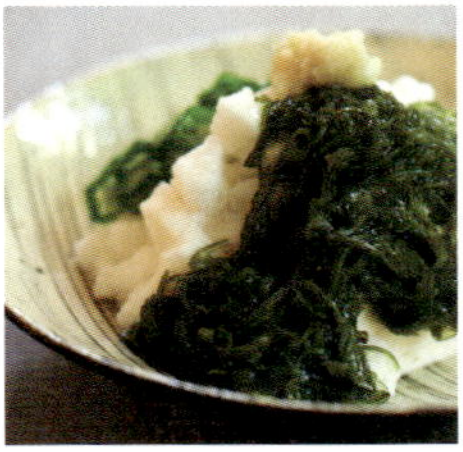

本気でやせるための4つのオキテ

ダイエットのカギは習慣づくりです。いきなりふだんの生活を変えて頑張ろうとするのではなく、できそうなことから始めることが大切。体重を測り、記録するだけでも意識が変わり、結果が表れます。

① チェックシートをつける

まずＰ14～15の「食生活チェックシート」で今の自分を知りましょう。そこから問題を明らかにして、ダイエットに取り組みます。

② きゅうりを食べる

きゅうりには脂肪分解酵素が含まれています。食事の最初に食べれば食欲も抑えられます。お腹がすいたらきゅうり。低カロリーでいくら食べても大丈夫です。

3 1日4回体重を測る

こまめにヘルスメーターにのることが、ダイエットの近道。起きてすぐ、朝食直後、夕食直後、寝る前に測ります。

4 体重グラフをつける

体重を記録します。最初の1週間で体重が下降する斜めのグラフ線を見ると、脳は喜び、モチベーションを上げることができます。

＊P126～127の体重の記録グラフに記入してください。

食生活チェックシート

ダイエットをするにあたり自分はどんな考え方・食習慣なのかを知り、やせない原因を探るために、以下の項目に回答してみましょう。当てはまる数字に○をつけてください。

1：そんなことはない
2：そうかもしれない
3：どちらかというとそうだ
4：そうだ

①食べてすぐに横になるのが、太る原因だと思う　1・2・3・4

②水を飲んでも太るほうだ　1・2・3・4

③それほど食べていないのにやせない　1・2・3・4

④太るのは運動不足のせいだ　1・2・3・4

⑤他人より太りやすい体質だと思う　1・2・3・4

⑥料理が余るともったいないので、つい食べてしまう　1・2・3・4

⑦スーパーでおいしそうなものがあると、予定外でも買ってしまう　1・2・3・4

⑧イライラしたり、心配事があるとつい食べてしまう　1・2・3・4

⑨たくさん食べてしまってから後悔する　1・2・3・4

⑩空腹を感じると眠れない	1・2・3・4
⑪早食いである	1・2・3・4
⑫菓子パンをよく食べる	1・2・3・4
⑬油っこいものが好き	1・2・3・4
⑭間食が多い	1・2・3・4
⑮朝食をとらない	1・2・3・4

4に○をつけた項目があなたが太っている主な原因です。

まず4の項目をチェックし、問題を正していきます。その後、余裕があれば、3、2の順で見直します。

◎①～⑤に4が多い人は問題です。その考え方こそやせない原因。脳から変えていかなくてはなりません。消費エネルギーより摂取エネルギーが上回っているので太るのです。とにかく「食べすぎている」ことがすべての原因だと意識を変えましょう。

◎⑥、⑦は言い訳を食べる動機にしています。言い訳が減らせると自然と体重も減らすことができます。

◎⑧～⑩は食べること以外で気を紛らわせたり、自分のリラックスできる方法、気持ちを落ち着かせる術を自分で見つけましょう。

◎⑪は食事中にお箸を休めたり、かみごたえのあるものを取り入れるなどで食べ方を見直します。

◎⑫、⑬は食事内容の確認を。

◎⑭、⑮は規則正しい食生活を送ることを心がけます。

やせグセをつける

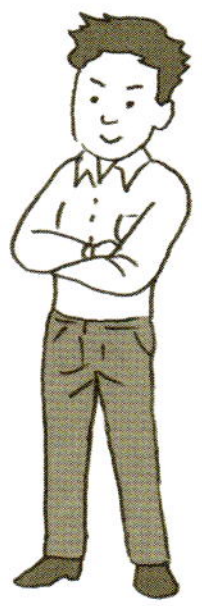

自分と向き合って やせる考え方を身につける

太っている人に多いのは言い訳が多いこと。言い訳をつけては食べようとする食べグセは改めてください。「太っているのは食べすぎているから」と認識した上で自分と向き合ってみましょう。

やせグセをつけるためには、まず食習慣の見直しを。1日3食は栄養学の観点からも理にかなっています。朝食を取ると体内リズムが整い、代謝が上がります。**朝食を抜くと5倍太りやすい**といわれています。反対に夜は寝るだけなので、なるべく粗食にします。

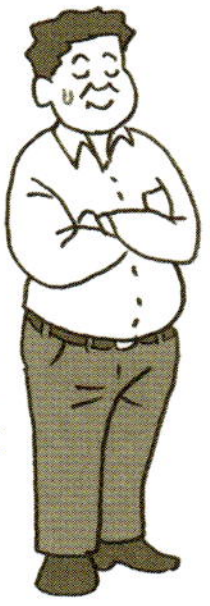

食べる順番は野菜→汁もの→メインのおかず→ご飯に。血糖値が上がりにくく、太りにくい食べ方です。また、最初と最後に好きなものを食べると満足感が得られます。**食事中はだらだら食べずに食べることに集中する**ことも大事。**よくかんで、1回食べたら箸を置く**などの習慣をつけると食べすぎが防げます。

そのほか、**食べること以外のストレス発散法を見つける**、**睡眠時間をしっかり確保する**こともやせグセをつけるポイントです。

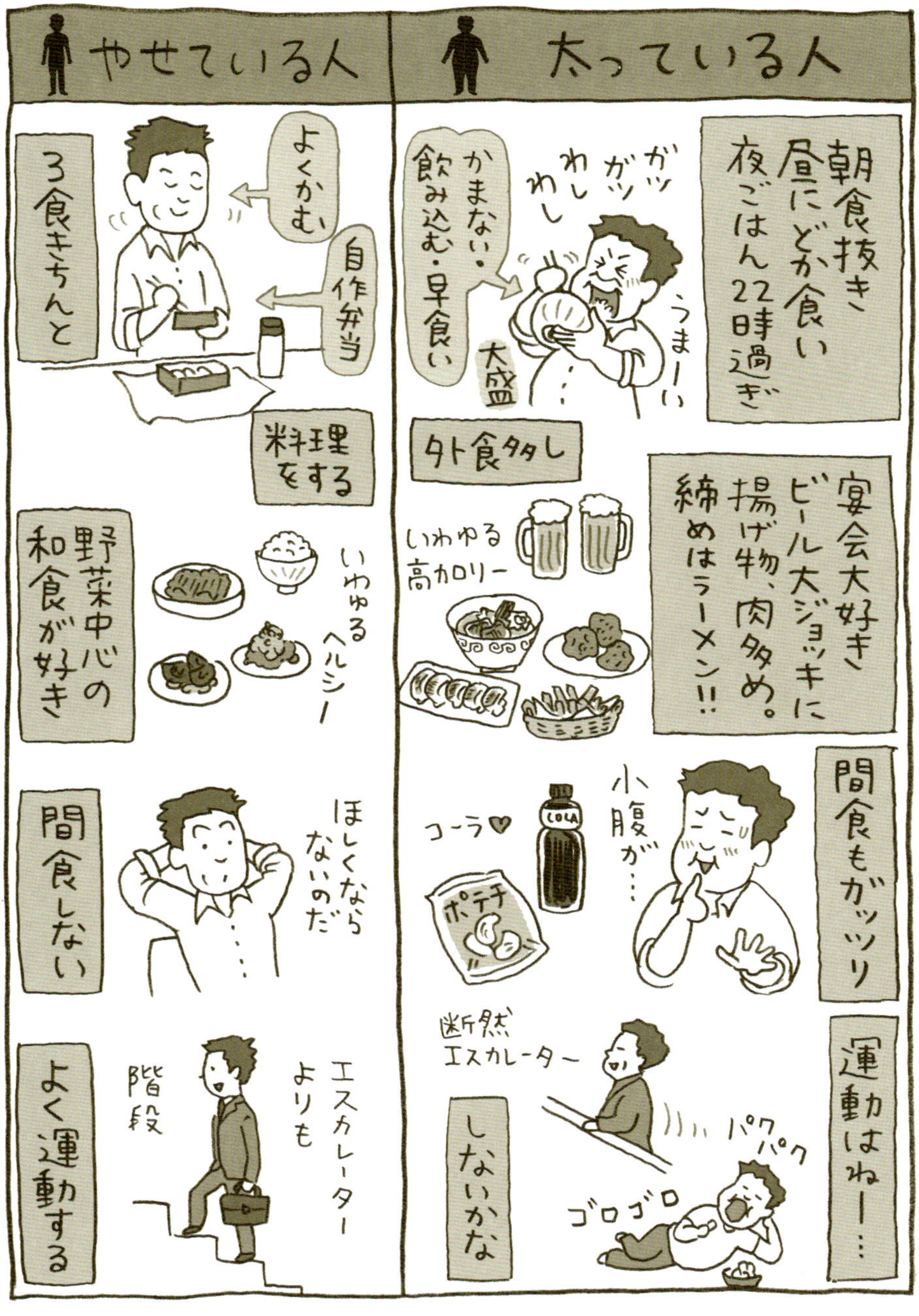
やせている人
3食きちんと
よくかむ
自作弁当
料理をする
野菜中心の和食が好き
いわゆるヘルシー
間食しない
ほしくならないのだ
よく運動する
階段
エスカレーターよりも
太っている人
朝食抜き昼にどか食い夜ごはん22時過ぎ
ガツガツ
わしわし
かまない・飲み込む・早食い
うまーい
大盛
外食多し
宴会大好きビール大ジョッキに揚げ物、肉多め。締めはラーメン!!
いわゆる高カロリー
間食もガッツリ
小腹が…
コーラ♥
COLA
ポテチ
運動はねー…
断然エスカレーター
パクパク
ゴロゴロ
しないかな

健康的にやせるために レシピに工夫を 盛り込みました

この本のレシピは野菜が多く、低脂肪、低カロリーなのが特徴。飽きずに続けられるよう、調味料や調理法にも工夫をしています。

野菜をたっぷり

食べるのをガマンするダイエットでは続きません。野菜は低カロリーでビタミンも豊富。とにかく野菜をたくさん使えばお腹がいっぱいになり、満足できます。

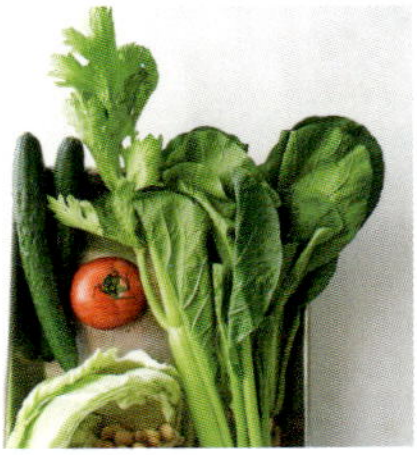

簡単にできるものを組み込む

切るだけ、ゆでるだけといった簡単な調理のものを加えます。お腹がすいたときにすぐに食べられて、満足感を得ることで食べすぎ予防になります。

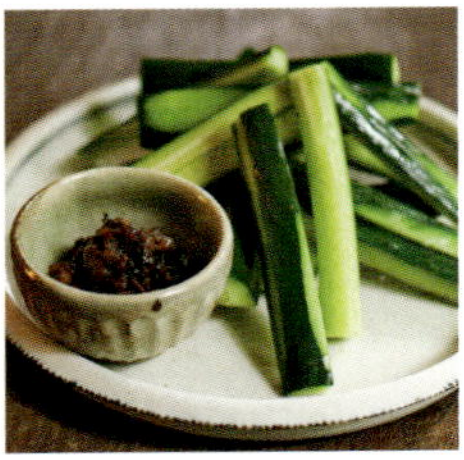

油を使わない

できるだけノンオイル調理を心がけて低カロリーに。使っても風味づけや焦げつかない程度のごく少量にします。

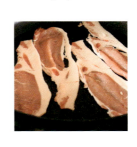

調味料の種類は少なく

凝った味つけでは飽きてしまいます。シンプルに塩、しょうゆ、みそが基本の味つけ。素材の味を楽しむことができます。

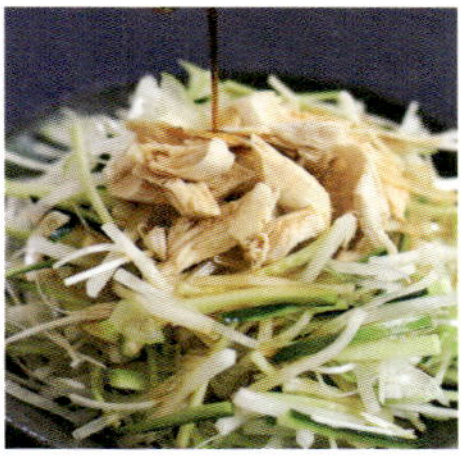

ヘルシーさを心がける

低カロリーで栄養豊富な食材を取り入れます。調理法もカロリーが上がらない工夫をして、常にヘルシーさを意識します。

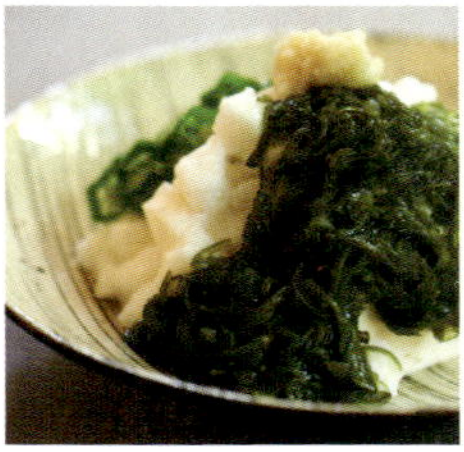

目次

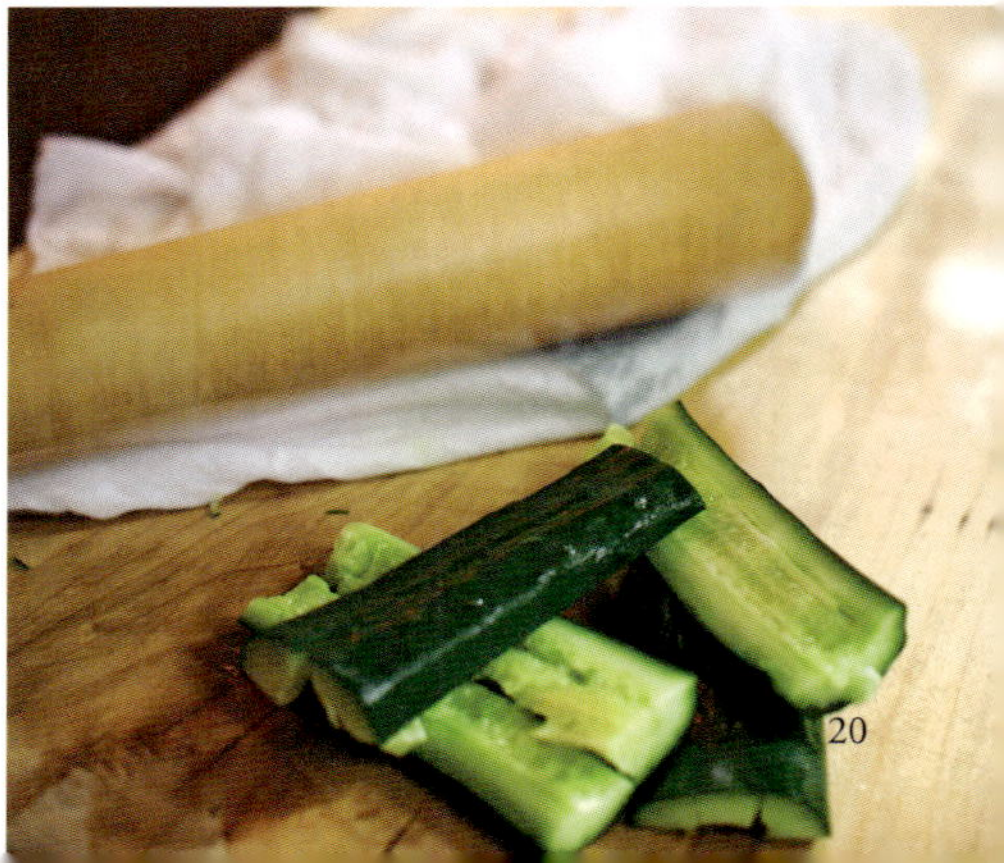

この本の使い方

●**分量について**
レシピ中の小さじ1は「5㎖」、大さじ1は「15㎖」、1カップは「200㎖」です。

●**火加減について**
とくに表記のない場合は中火です。

●**電子レンジについて**
600Wを基本にしています。500Wなら1.2倍、700Wなら0.9倍の時間で加熱してください。

●**野菜について**
基本的に皮をむいて調理する野菜は、レシピ中では皮をむく工程を省いています。

46 トマト、玉ねぎ、キャベツ

- 47 トマトのわかめサラダ
- 48 トマトの崩し豆腐
- 49 トマトとセロリのサラダ
- 50 トマトと長いも、クレソンのサラダ
- 51 玉ねぎの納豆あえ
- 52 スライス玉ねぎの黄身じょうゆ
- 53 スライス玉ねぎののりしょうがあえ
- 54 スライス玉ねぎのめかぶ酢
- 55 キャベツのせん切りごまじょうゆ
- 56 キャベツときゅうりの浅漬け
- 57 トマトの甘酢漬け
- 58 きゅうりの甘酢漬け
- 59 玉ねぎの甘酢漬け
- 60 キャベツの甘酢漬け
- 61 野﨑流 おいしく食べてやせる調理のコツ
- 62 オススメの食材

58 ゆで野菜を一品プラス

- 60 **ブロッコリー** 基本のゆで方とさまし方
- 61 ブロッコリーのおろしあえ
- 62 ブロッコリーの鮭缶あえ
- 63 ブロッコリーのチーズおかかサラダ
- 64 **小松菜** 基本のゆで方とさまし方
- 65 小松菜のおひたし
- 66 小松菜の信田煮
- 67 小松菜とあさりの煮びたし
- 68 冷凍小松菜がすごい!
- 70 **ほうれん草** 基本のゆで方とさまし方
- 71 ほうれん草のしらすおひたし
- 72 ほうれん草のカシューナッツあえ
- 73 ほうれん草の白あえ
- 74 **かぶ** 基本のゆで方とさまし方
- 75 かぶの焼き油揚げトマトだれあえ

野菜中心の食事で体重が無理なくダウンするやせメシ献立

- 110
- 111 ダイエットを始めるとき
- 112 お腹がすいているとき
- 113 残業で夜遅く帰ったとき
- 114 食べすぎのとき
- 115 なかなか体重が減らないとき

失敗しない"やせテク"を覚えよう

- 116 カツ丼はカツとご飯に分ける／カレーはご飯と別盛りをチョイス／アルコールはおつまみとの相性が大事／甘いものがどうしてもガマンできないときは／運動と食事制限は同時にしない／運動よりNEAT（ニート）を心がける
- 120 [特別対談] 野﨑洋光×工藤孝文
- 122
- 126 [巻末特典] 体重の記録

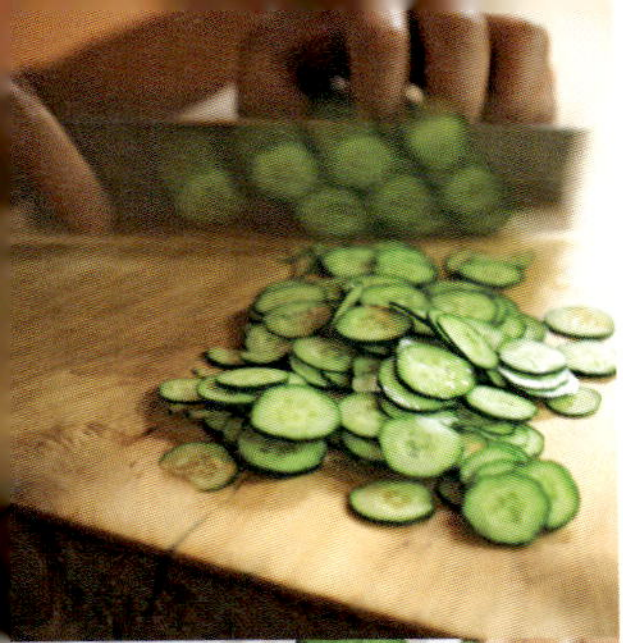

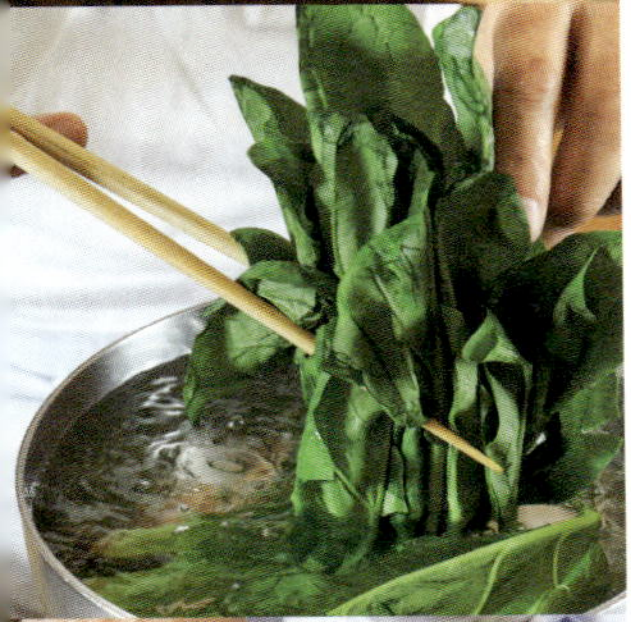

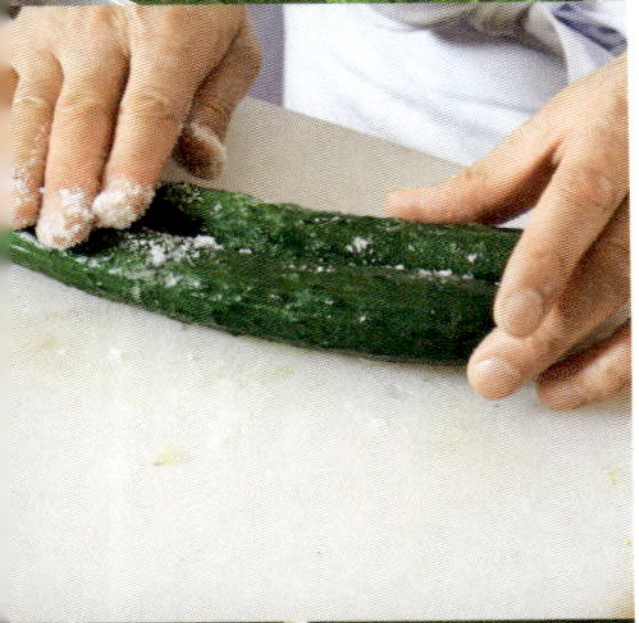

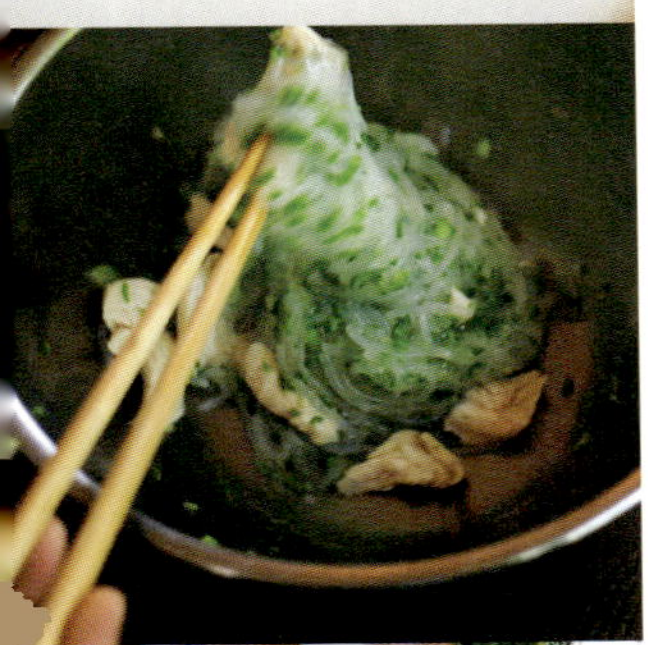

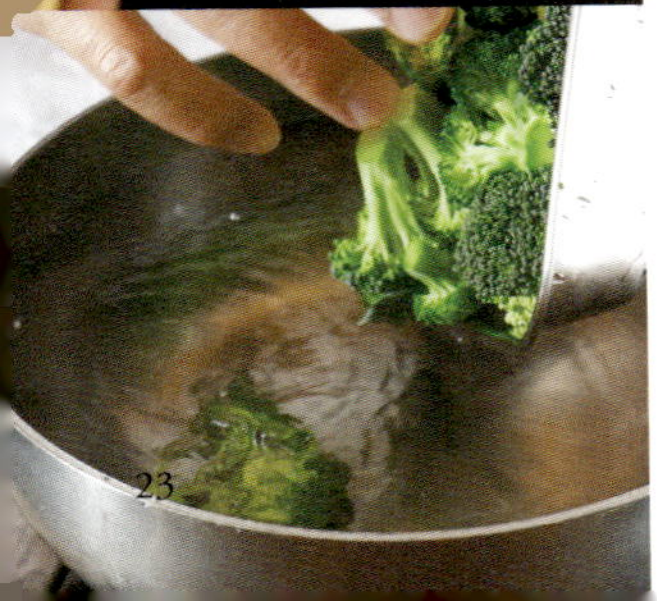

デザイン：FROG KING STUDIO
撮影：岡本真直　原田圭介
スタイリング：久保百合子
イラスト：川口澄子（水登舎）
編集：細川潤子
撮影協力：UTUWA

〒151-0051 東京都渋谷区千駄ヶ谷 3-50-11 明星ビルディング 1F　☎ 03-6447-0070

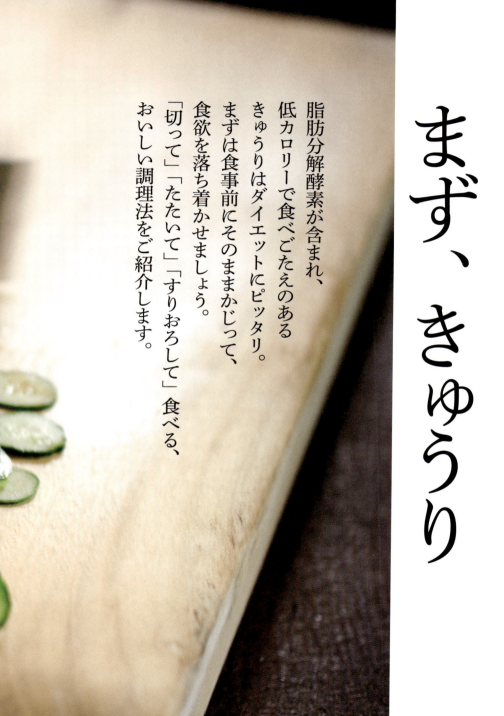

まず、きゅうり

脂肪分解酵素が含まれ、
低カロリーで食べごたえのある
きゅうりはダイエットにピッタリ。
まずは食事前にそのままかじって、
食欲を落ち着かせましょう。
「切って」「たたいて」「すりおろして」食べる、
おいしい調理法をご紹介します。

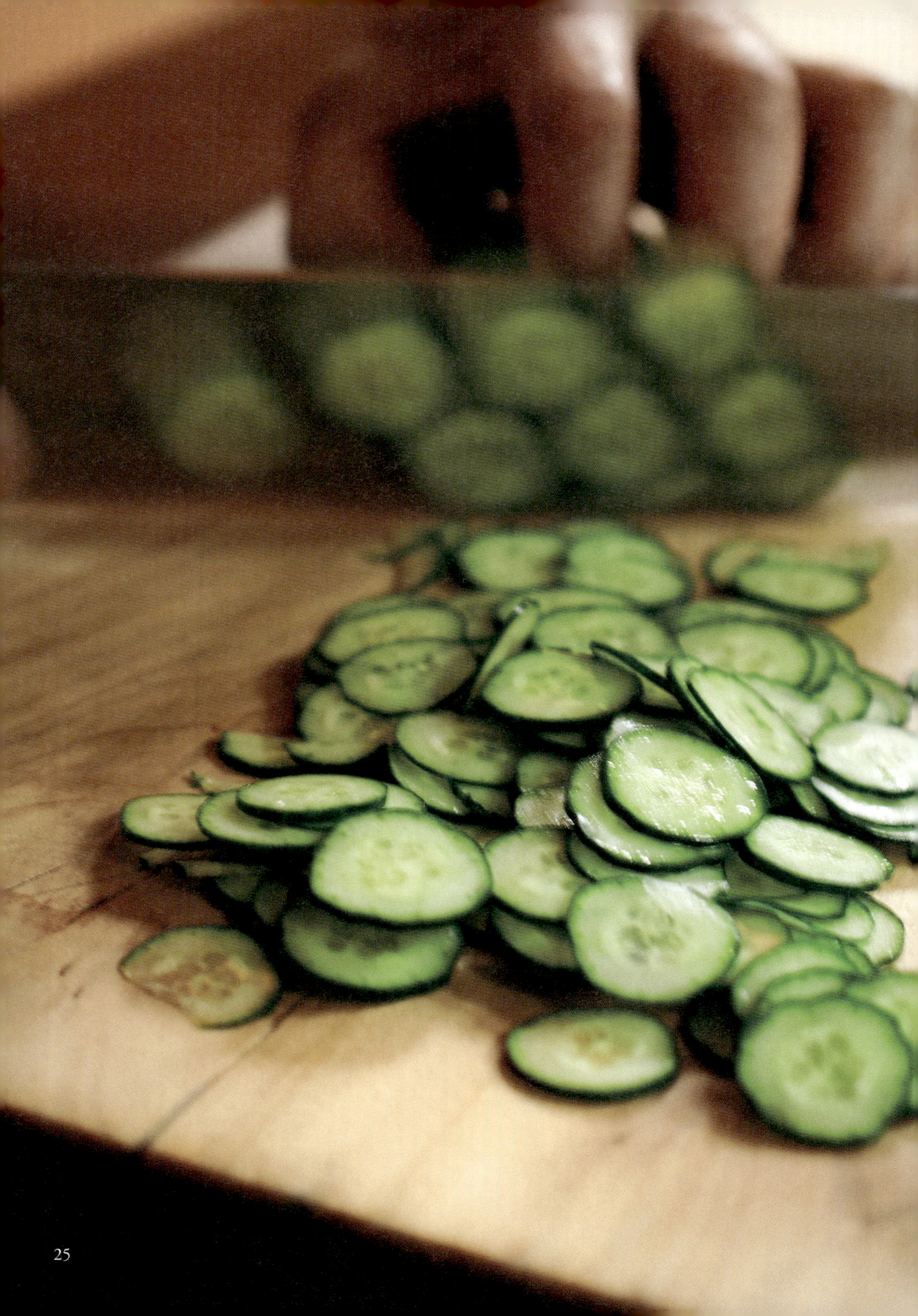

もろみをつけるだけのシンプルな一品。食事の最初にまず食べたい

スティックきゅうりのもろみ添え

材料（1～2人分）

きゅうり——2本
もろみ（市販品）——適量

作り方

1 きゅうりは両端を切り落とし、長さを半分に切って縦4等分に切る。

2 好みのもろみを添え、つけていただく。

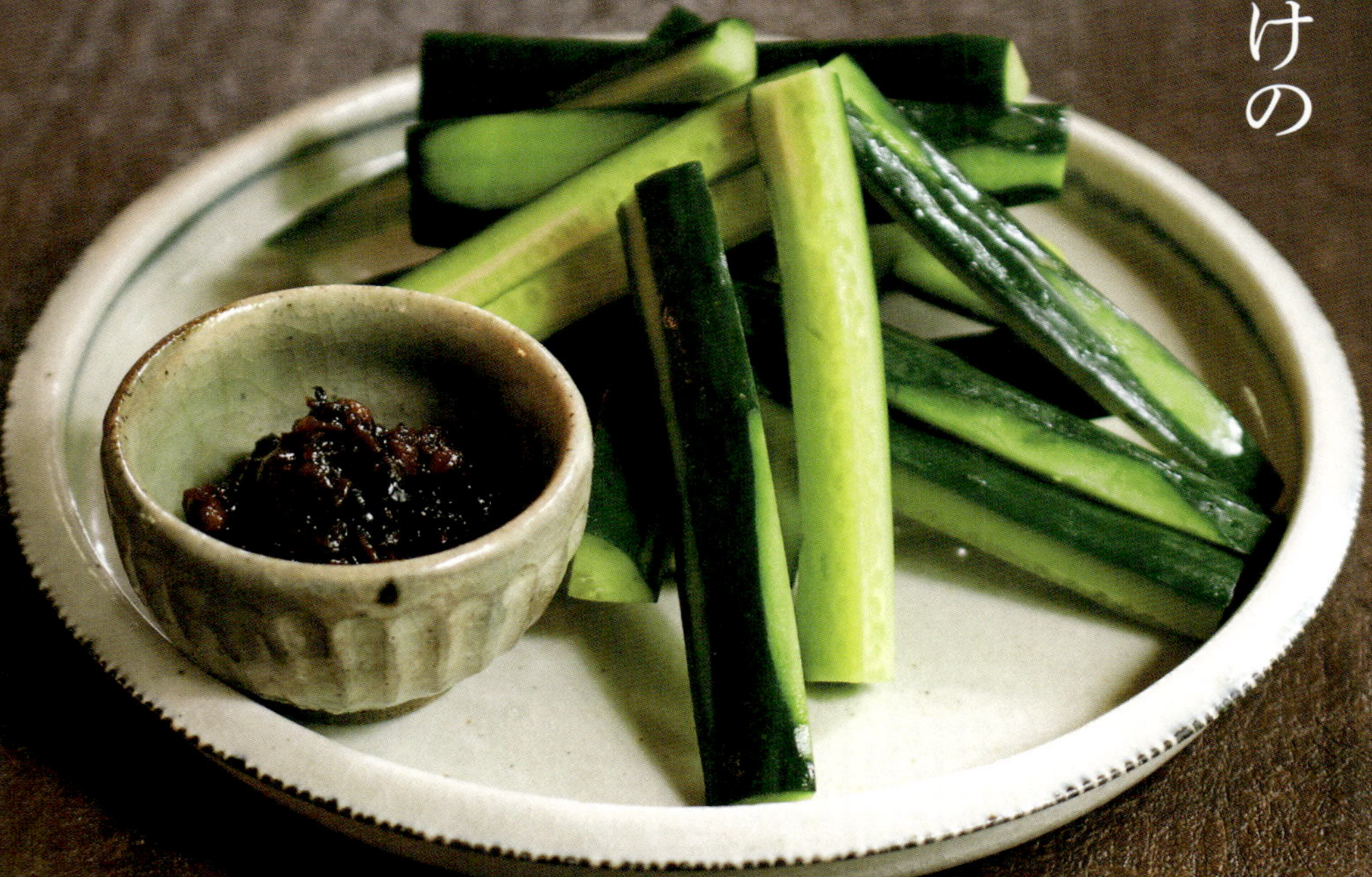

［もろみ］

麦・大豆・米などからつくった麹を、塩水に漬けて熟成させたもの。もろみみそともいう。

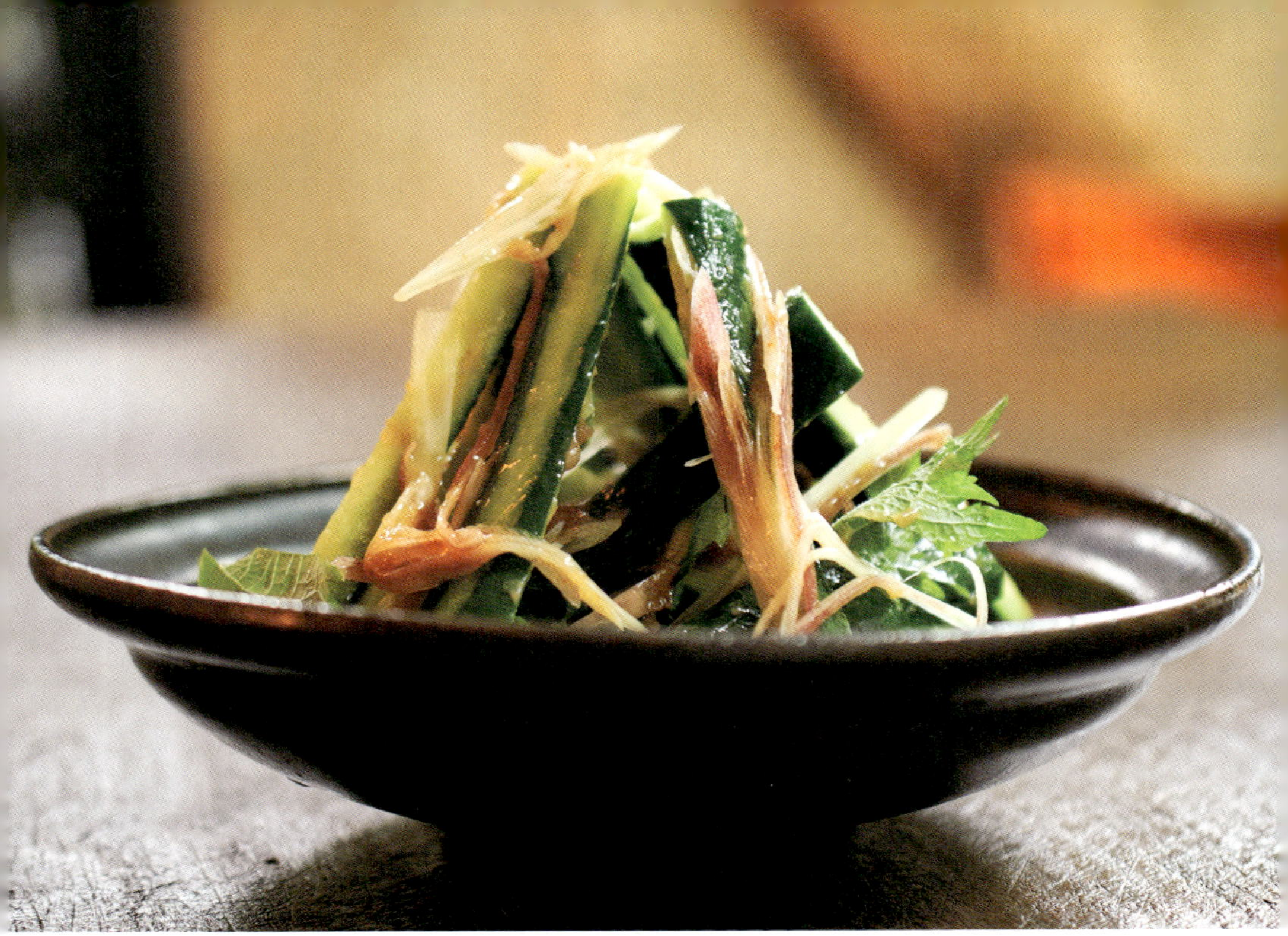

梅のクエン酸はエネルギー生成を助ける働きがあり、疲労回復に効果が

スティックきゅうりの梅だれあえ

材料（1～2人分）

きゅうり──2本
みょうが──1個
青じそ──3枚
［梅だれ］
梅肉（梅干しをたたく）──小さじ1
しょうゆ──小さじ1
だし汁──小さじ1

作り方

1 きゅうりは両端を切り落とし、長さを半分に切って縦4等分に切る。みょうがは縦半分に切り、縦薄切りにする。青じそは手でちぎる。

2 ボウルにきゅうり、みょうが、青じそを入れ、梅だれを混ぜ合わせて加え、あえる。

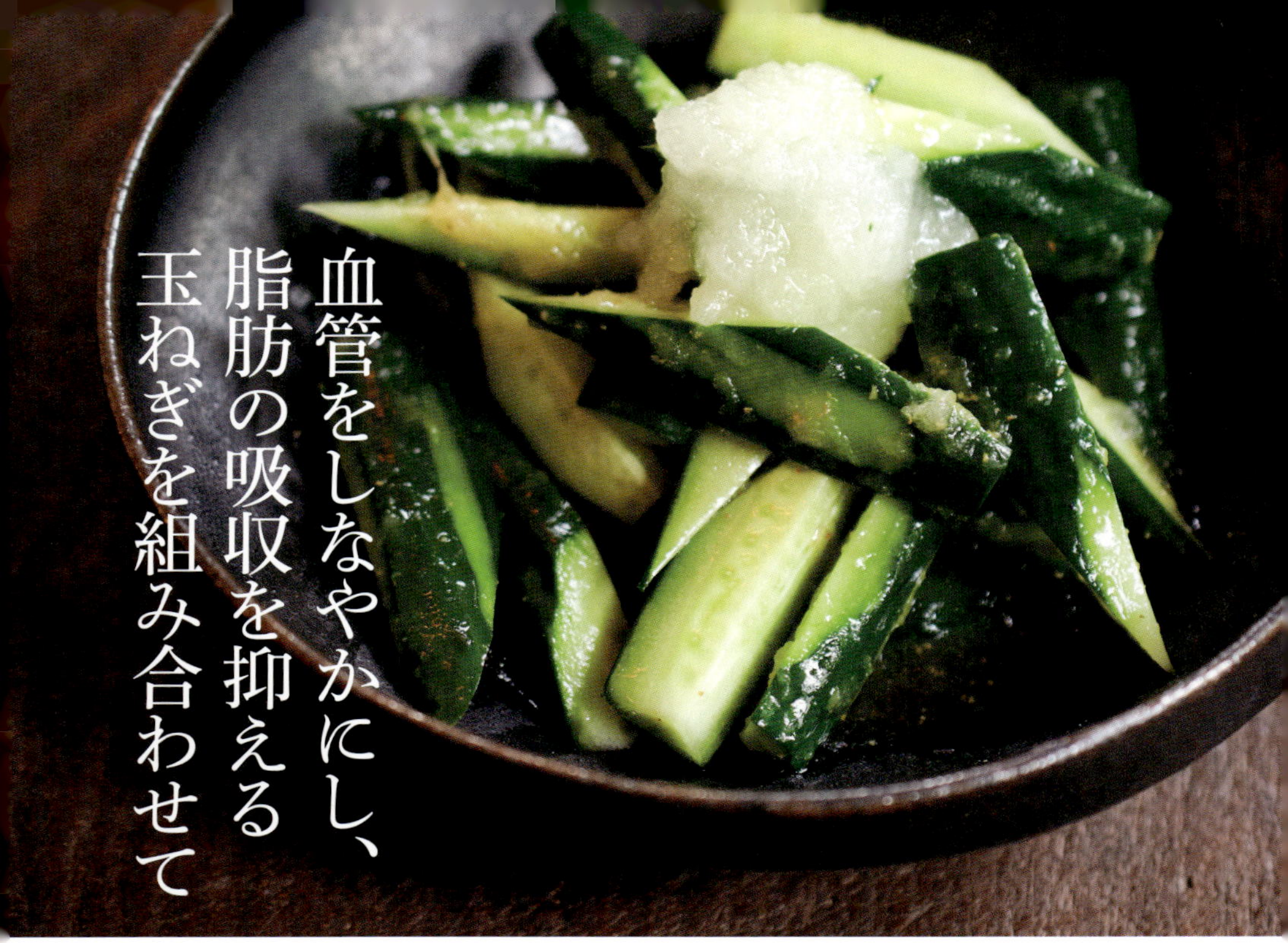

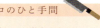

血管をしなやかにし、脂肪の吸収を抑える玉ねぎを組み合わせて

きゅうりのおろし玉ねぎがけ

材料（1～2人分）

きゅうり──2本
玉ねぎ──70g
A
- 酢（煮切ってさます）──大さじ1
- 砂糖──大さじ1
- しょうゆ──大さじ$\frac{1}{2}$
- ごま油──小さじ1
- 粉山椒──少々

作り方

1 きゅうりは両端を切り落とし、長さを半分に切って縦4等分に切り、乱切りにする。玉ねぎはすりおろす。

2 ボウルにAを混ぜ合わせ、きゅうりをあえる。

3 器にきゅうりを盛り、おろし玉ねぎをかける。

プロのひと手間

酢はひと煮立ちさせてから、さまして使うと、ツンとせず、味がまろやかに。600Wの電子レンジで20秒ほど加熱してもOK。

プロのひと手間

スティックきゅうりは味がしみ込みにくいので、皮をところどころむくとよい。

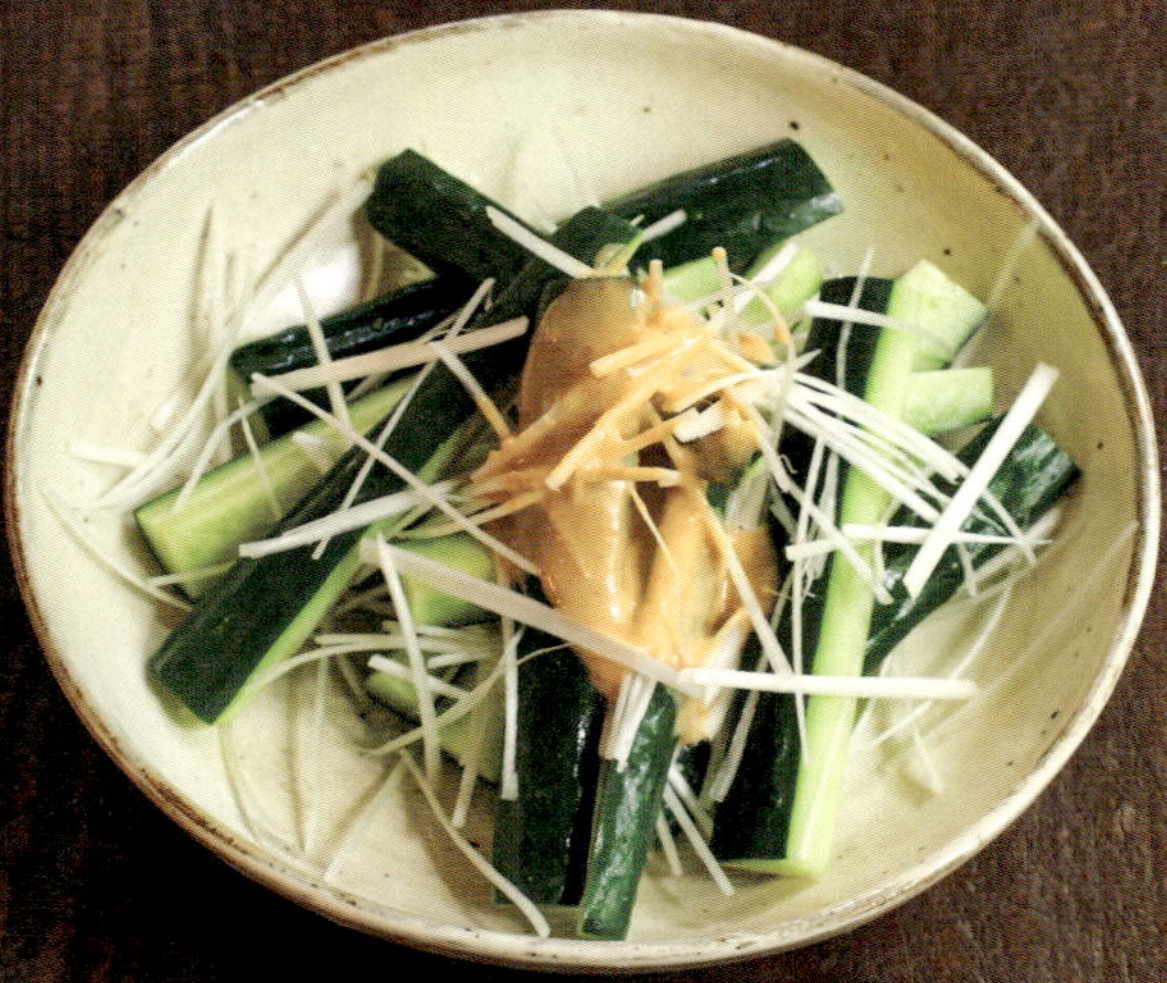

きゅうりのマヨみそがけ

材料（1～2人分）

きゅうり――2本
長ねぎ――1/2本
A［みそ――大さじ1/2
　マヨネーズ――大さじ1/2
　水――大さじ1/2

作り方

1 きゅうりは両端を切り落として長さを半分に切り、縦4等分に切る。ねぎは白髪ねぎにする（P30参照）。

2 ボウルにきゅうり、ねぎを入れてあえ、器に盛って混ぜ合わせたAをかける。

体を温めるしょうがや老化を防止するみそを取り入れた簡単小鉢

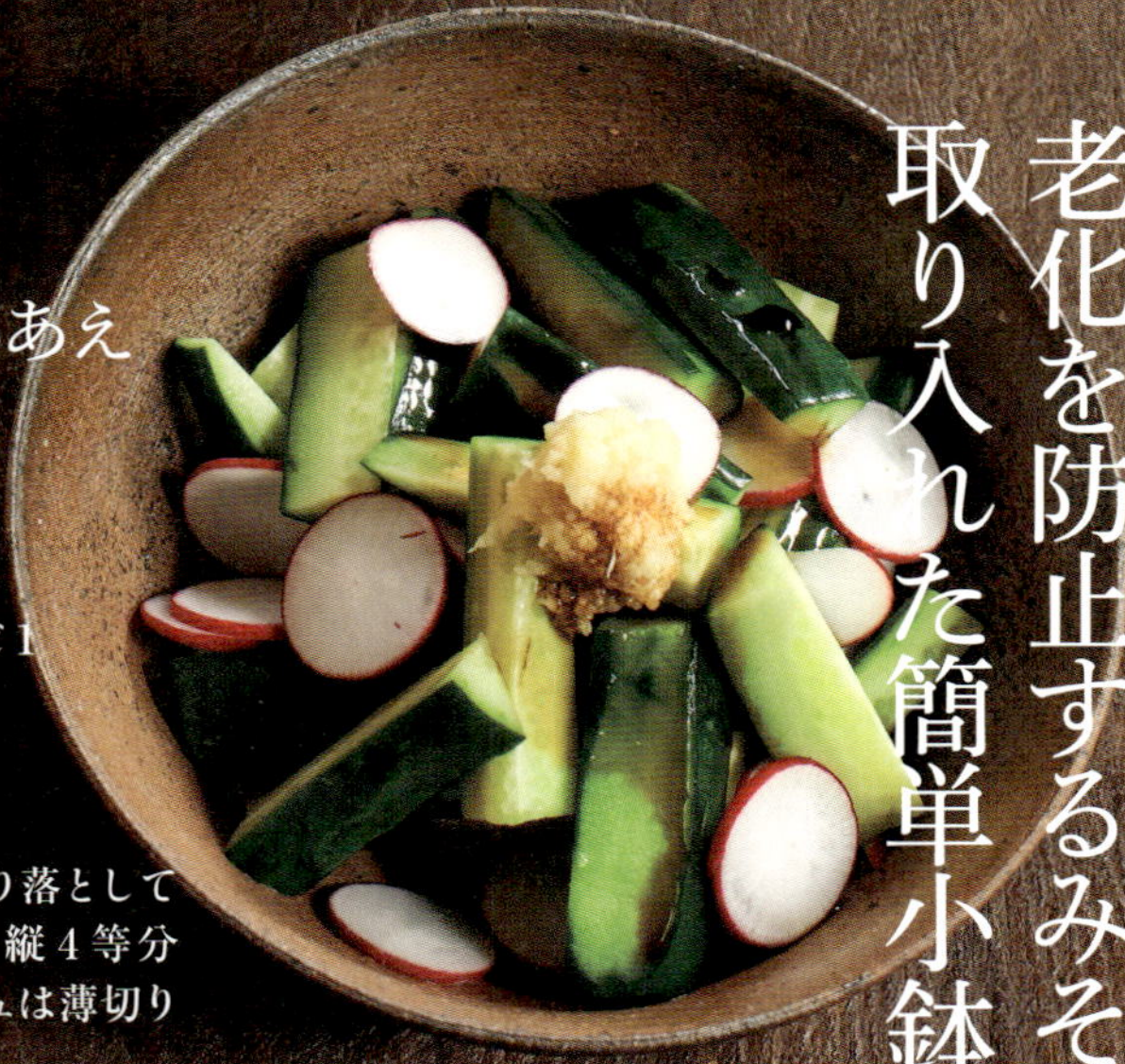

きゅうりのおろししょうがあえ

材料（1～2人分）

きゅうり――2本
ラディッシュ――2個
おろししょうが――小さじ1
しょうゆ――小さじ2

作り方

1 きゅうりは両端を切り落として長さを4つに切り、縦4等分に切る。ラディッシュは薄切りにする。

2 ボウルにきゅうり、ラディッシュを入れ、器に盛ってしょうがをのせ、しょうゆをかける。

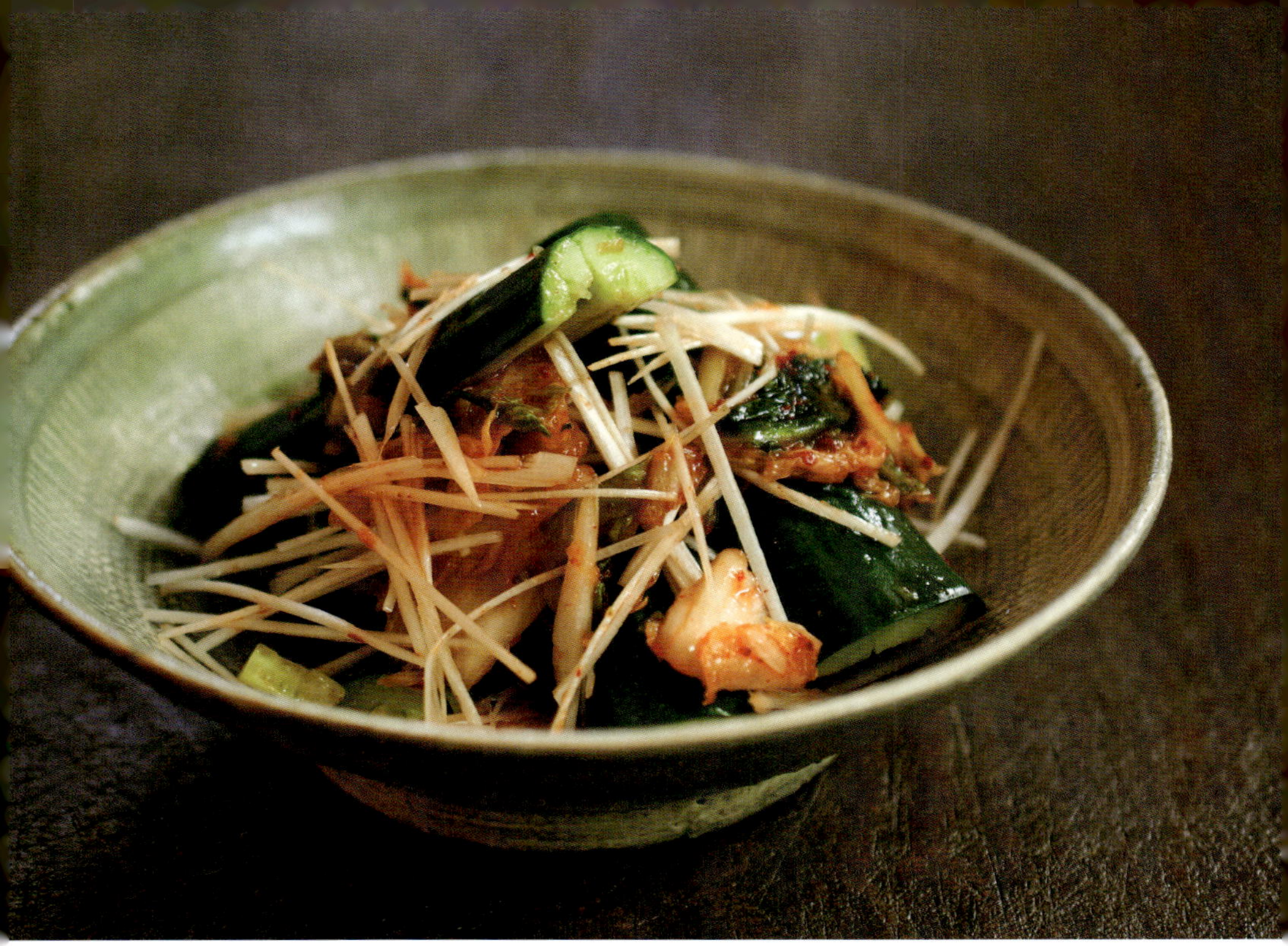

発酵食品キムチのパワーが加わってダイエット効果は倍増！

たたききゅうりのオイキムチ風

材料（1～2人分）

きゅうり――2本
白菜キムチ――50g
大根――50g
長ねぎ――½本

作り方

1 きゅうりは両端を切り落として5cm長さに切り、縦半分に切ってふきんに包み、すりこ木でたたく。

2 キムチは小さく刻み、大根は5cm長さのせん切りに、ねぎは白髪ねぎにする。

3 ボウルに①のきゅうりと②を入れてあえる。

［白髪ねぎの作り方］
3～4cm長さに切り、芯を除いてせん切りにして水にさらし、水けをきる。

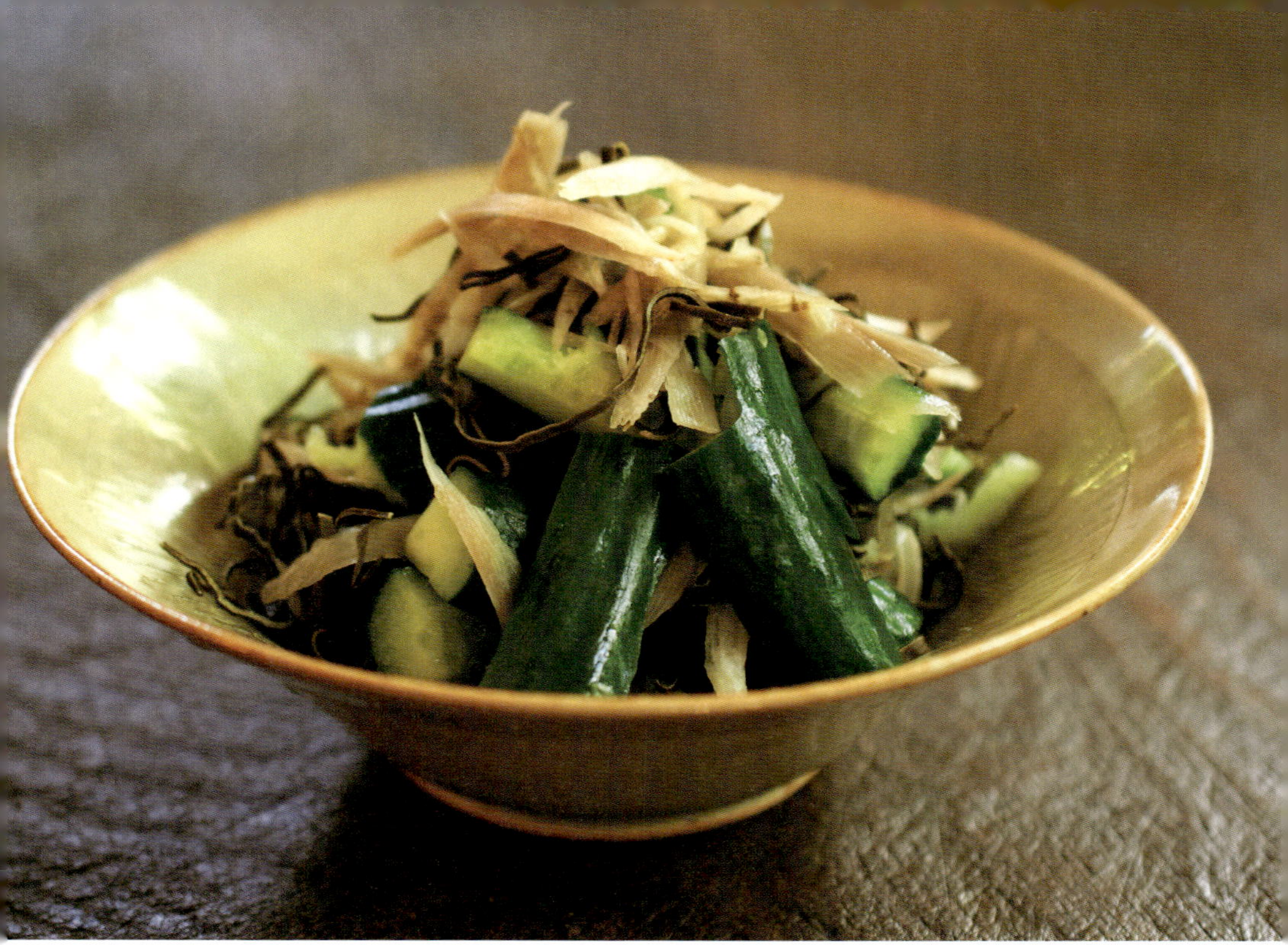

食物繊維の豊富な食材を合わせて腸の働きを整え、体重ダウン

たたききゅうりの塩昆布あえ

材料（1～2人分）

きゅうり――2本
塩昆布――10g
ごぼう――30g

作り方

1 きゅうりは両端を切り落として5cm長さに切り、縦半分に切ってふきんに包み、すりこ木でたたく。塩昆布は3cm長さに切る。ごぼうはささがきにしてさっとゆで、水で洗って水けをきる。

2 ボウルにきゅうり、塩昆布、ごぼうを入れ、あえる。

［きゅうりのたたき方］

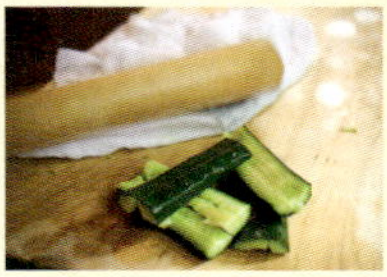

きゅうりはすりこ木でたたいて割れ目を入れ、味をしみ込みやすくする。強くたたきすぎないこと。

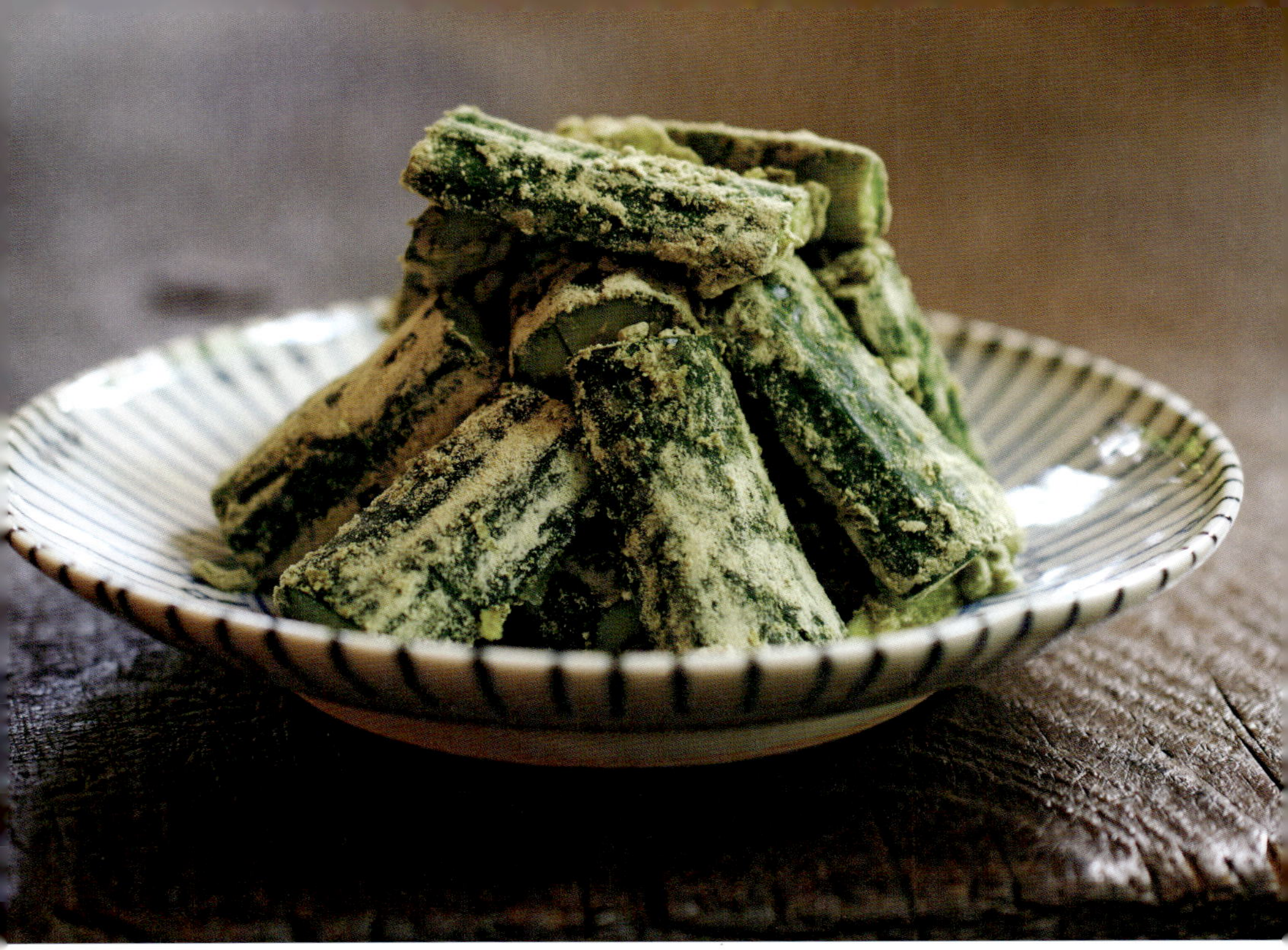

うまみがあり、食物繊維が豊富でダイエットに向く昆布をふんだんに使って

たたききゅうりの昆布粉あえ

材料（1～2人分）

きゅうり――2本
昆布粉――5g

作り方

1. きゅうりは両端を切り落として5cm長さに切り、縦半分に切ってふきんに包み、すりこ木でたたく。
2. きゅうりに昆布粉をまぶし、器に盛る。

［昆布粉］

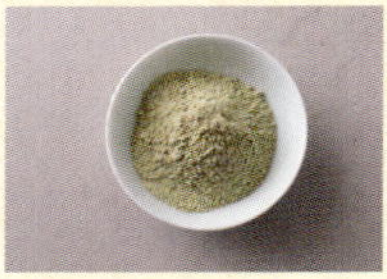

昆布を粉末状にしたもの。ドレッシングに入れたり、調味料として煮ものに加えたりして使ってもよい。

ネバネバ素材の長いもは整腸作用があり、ダイエットで失いやすい栄養を豊富に含む

たたききゅうりのたらこ長いもあえ

材料（1〜2人分）

きゅうり——2本
たらこ——50g
長いも——100g

作り方

1. きゅうりは両端を切り落として5cm長さに切り、縦半分に切ってふきんに包み、すりこ木でたたく。
2. 長いもは皮をむき、縦半分に切ってふきんに包み、すりこ木でたたく。
3. ボウルにほぐしたたらこと長いもを入れてあえ、きゅうりを加えて混ぜる。

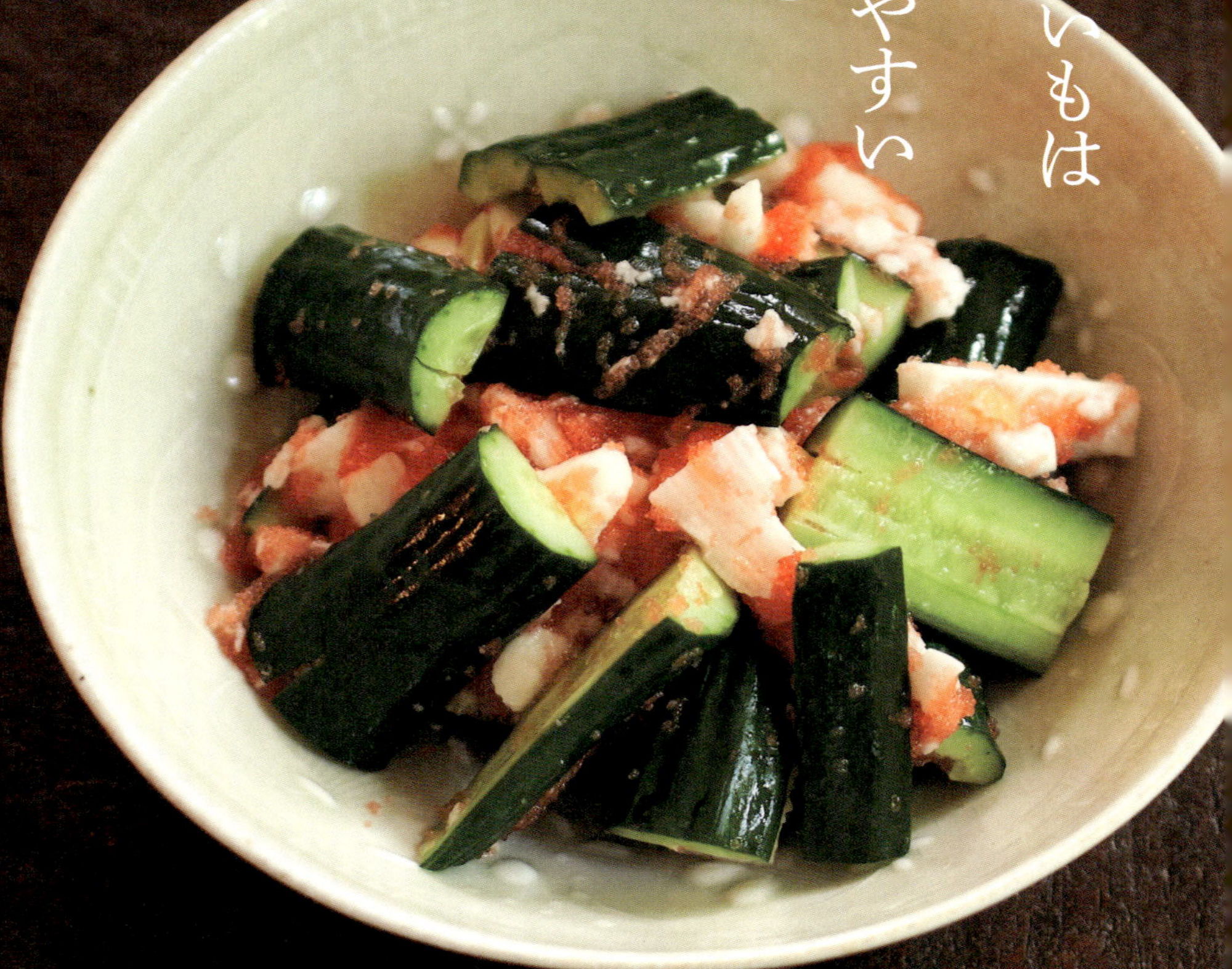

おかかはうまみのもと。
調味料なしでも
おいしく食べられ
減塩を助ける

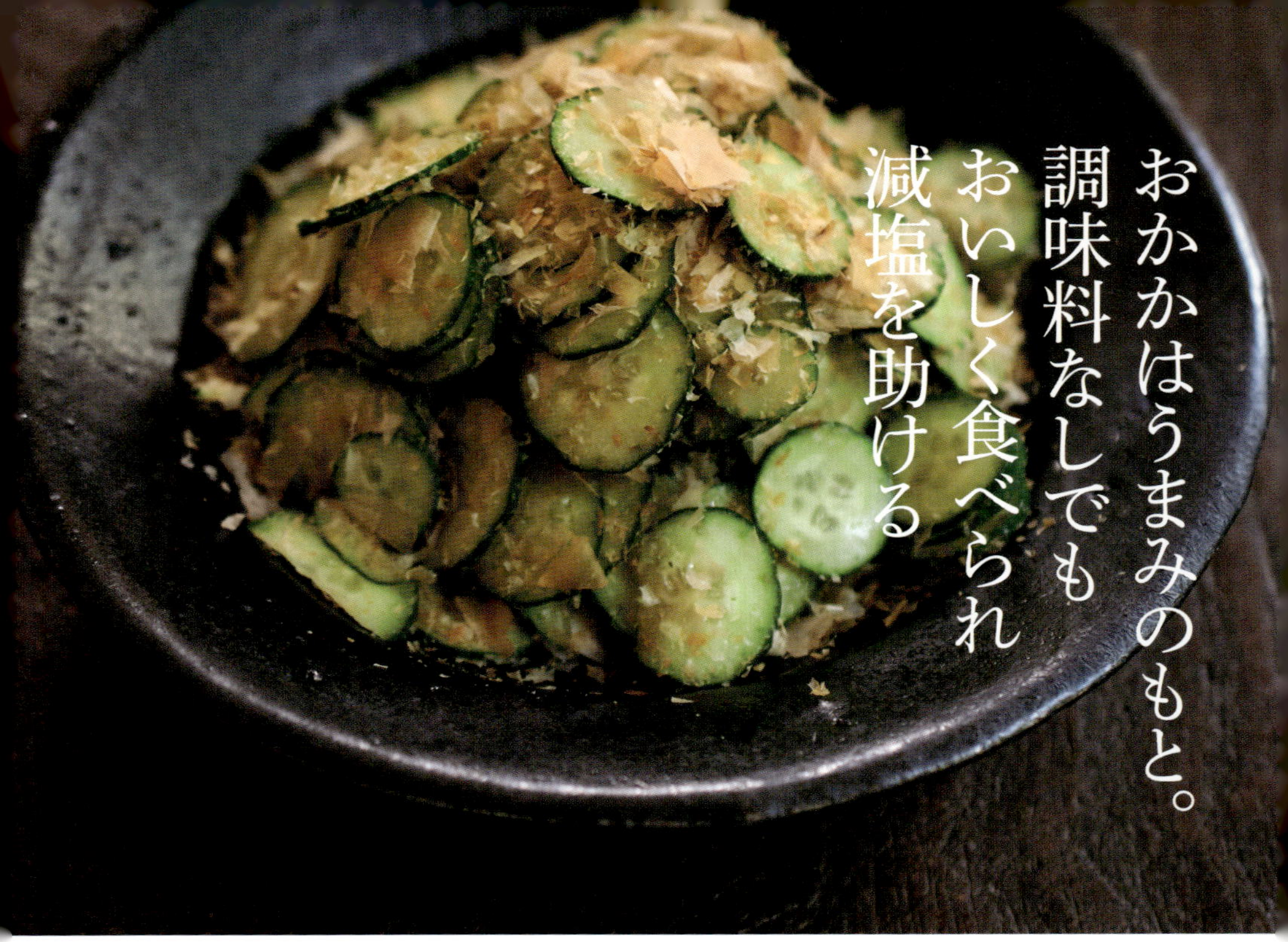

きゅうりのおかかあえ

材料（1〜2人分）
きゅうり——2本
削りがつお——15g

作り方

1. きゅうりは小口切りにする。削りがつおはフライパンでからいりし、さまして粗くほぐす。
2. ボウルにきゅうりを入れ、削りがつおを加えてまぶし、器に盛る。

プロのひと手間

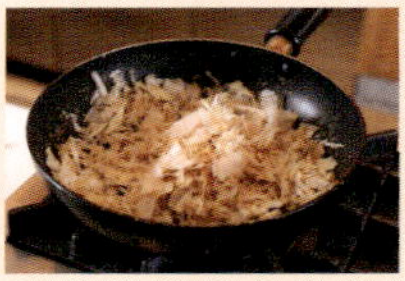

削りがつおはフライパンでからいりする。

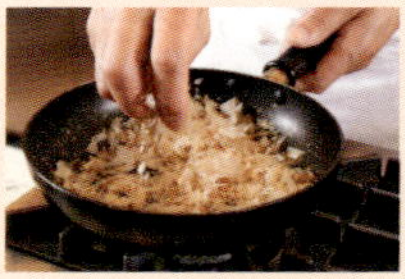

そのままさまし、手でほぐして粗い粉状にする。からいりすることで風味がよくなり、細かくすることできゅうりになじむ。

究極の簡単レシピ。
小腹がすいたとき、
口寂しいときにも
オススメ

たたききゅうりのさきいかあえ

材料（1～2人分）

きゅうり――2本
さきいか――25g

作り方

1 きゅうりは両端を切り落として5㎝長さに切り、縦半分に切ってふきんに包み、すりこ木でたたく。

2 ボウルにきゅうりと食べやすくちぎったさきいかを入れてあえる。

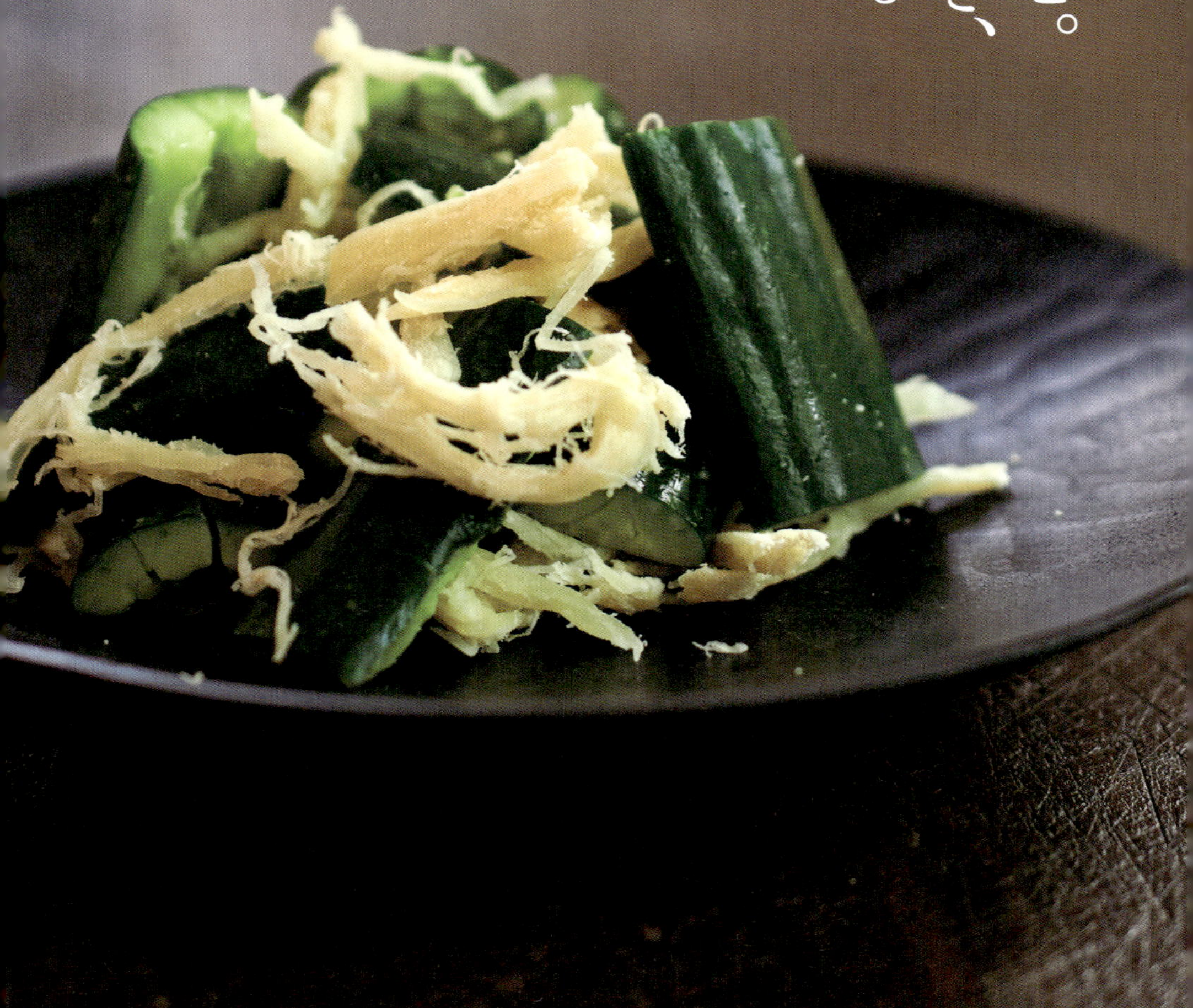

きゅうりとじゃこの酢のもの

材料（1～2人分）
きゅうり——2本
ちりめんじゃこ——50g
おろししょうが——小さじ1
［二杯酢］
酢（煮切ってさます）——大さじ1½
しょうゆ——大さじ1½

作り方
1. きゅうりは小口切りにする。ちりめんじゃこはフライパンで軽くからいりする。
2. ボウルにきゅうり、ちりめんじゃこを入れ、合わせた二杯酢であえて器に盛り、おろししょうがをのせる。

プロのひと手間

きゅうりの下ごしらえ
ひと手間かけると、色が鮮やかに、食感もよくなります。

塩をふって板ずりする。

熱湯に表面だけさっと通す。

冷水にさらす。

カルシウムたっぷり。イライラを予防し、骨や肌を健康に

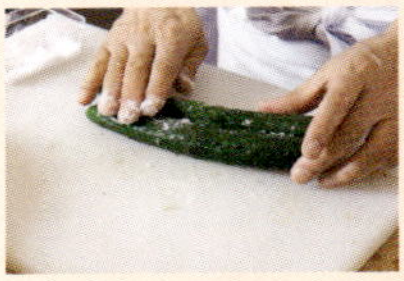

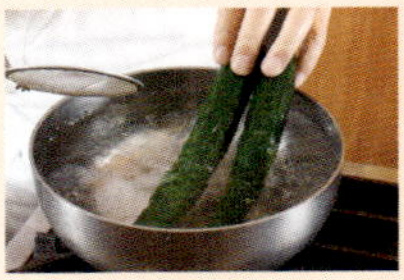

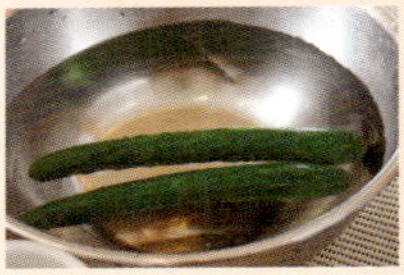

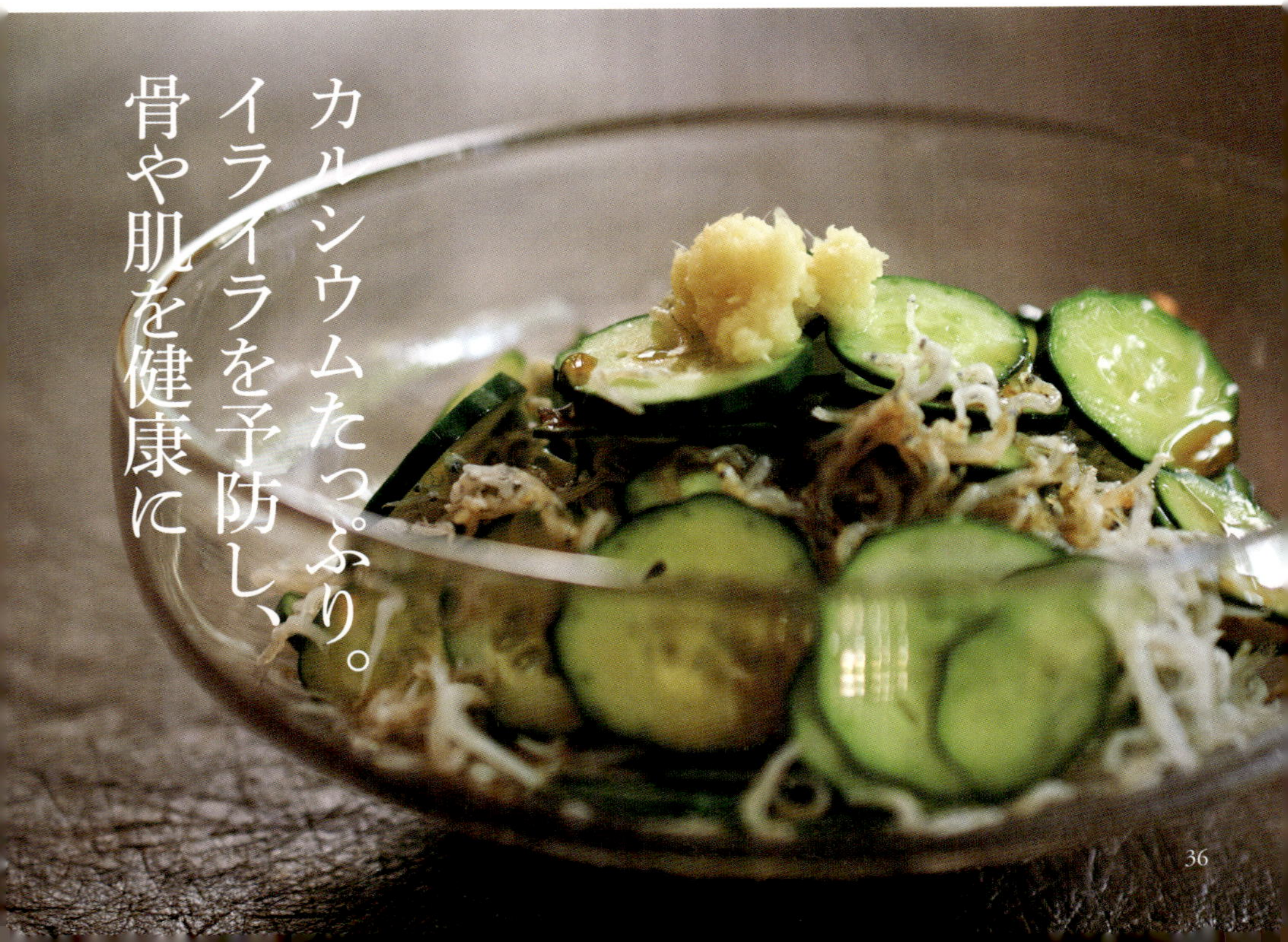

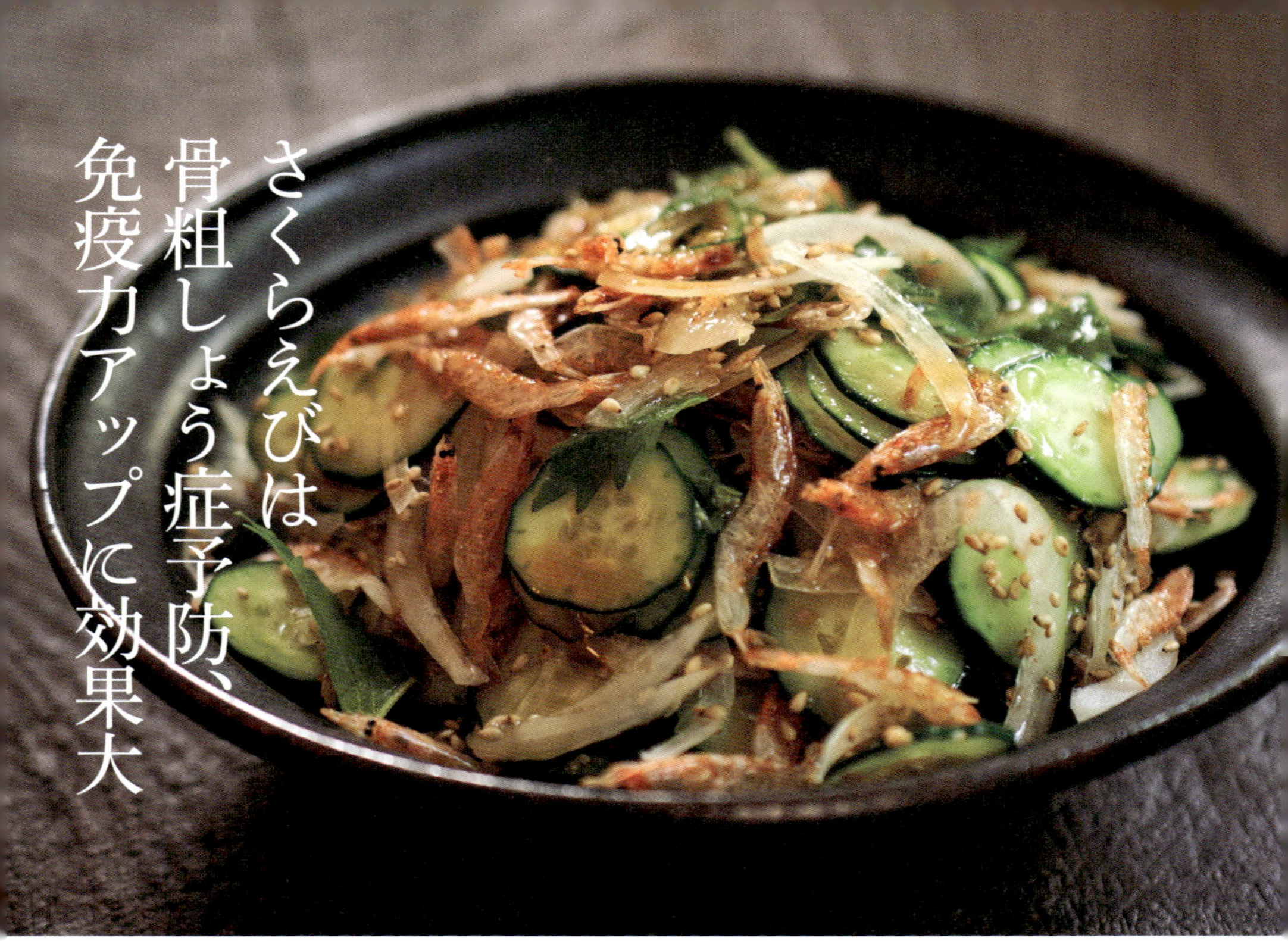

さくらえびは骨粗しょう症予防、免疫力アップに効果大

きゅうりとさくらえびのサラダ

材料（1～2人分）

きゅうり――2本
さくらえび――20g
玉ねぎ――⅛個（20g）
青じそ――5枚
［ドレッシング］
しょうゆ――大さじ1
水――小さじ2
酢（煮切ってさます）――小さじ2
ごま油――小さじ1
白いりごま――大さじ2

作り方

1 きゅうりは小口切りにする。玉ねぎは薄切りに、青じそは小さくちぎって水にさらし、水けをきる。

2 ドレッシングの材料を混ぜ合わせる。

3 ボウルにきゅうり、玉ねぎ、青じそを入れてあえ、器に盛る。

4 さくらえびを散らし、②のドレッシングをかける。

プロのひと手間

酢の種類は穀物酢でも米酢でもよい。酢は煮切ると味がまろやかになる。小さじ2～大さじ1など少量のときは600Wの電子レンジで20秒ほど加熱すればOK。

ツナのうまみで
きゅうり嫌いでも
食べられる。
ツナはノンオイルを

きゅうりのツナあえ

材料（1～2人分）

きゅうり──2本
長ねぎ──1本
青じそ──5枚
ツナ缶（ノンオイル）──1缶（70g）

作り方

1 きゅうりは小口切りにする。ねぎは白髪ねぎにする（P30参照）。青じそはせん切りにして水にさらし、水けをきる。

2 ボウルにきゅうり、ねぎ、青じそ、汁をきったツナを入れてあえ、器に盛る。

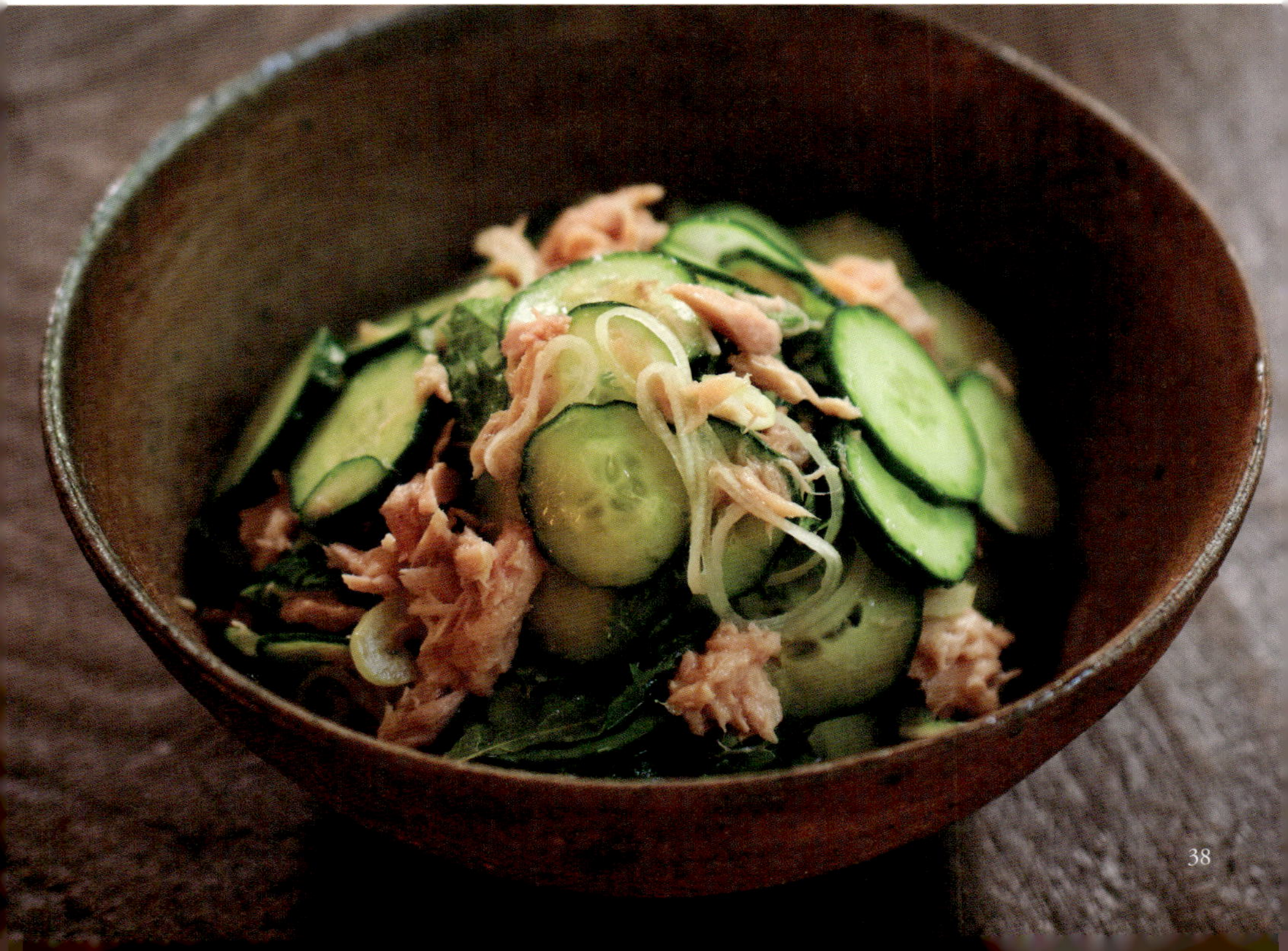

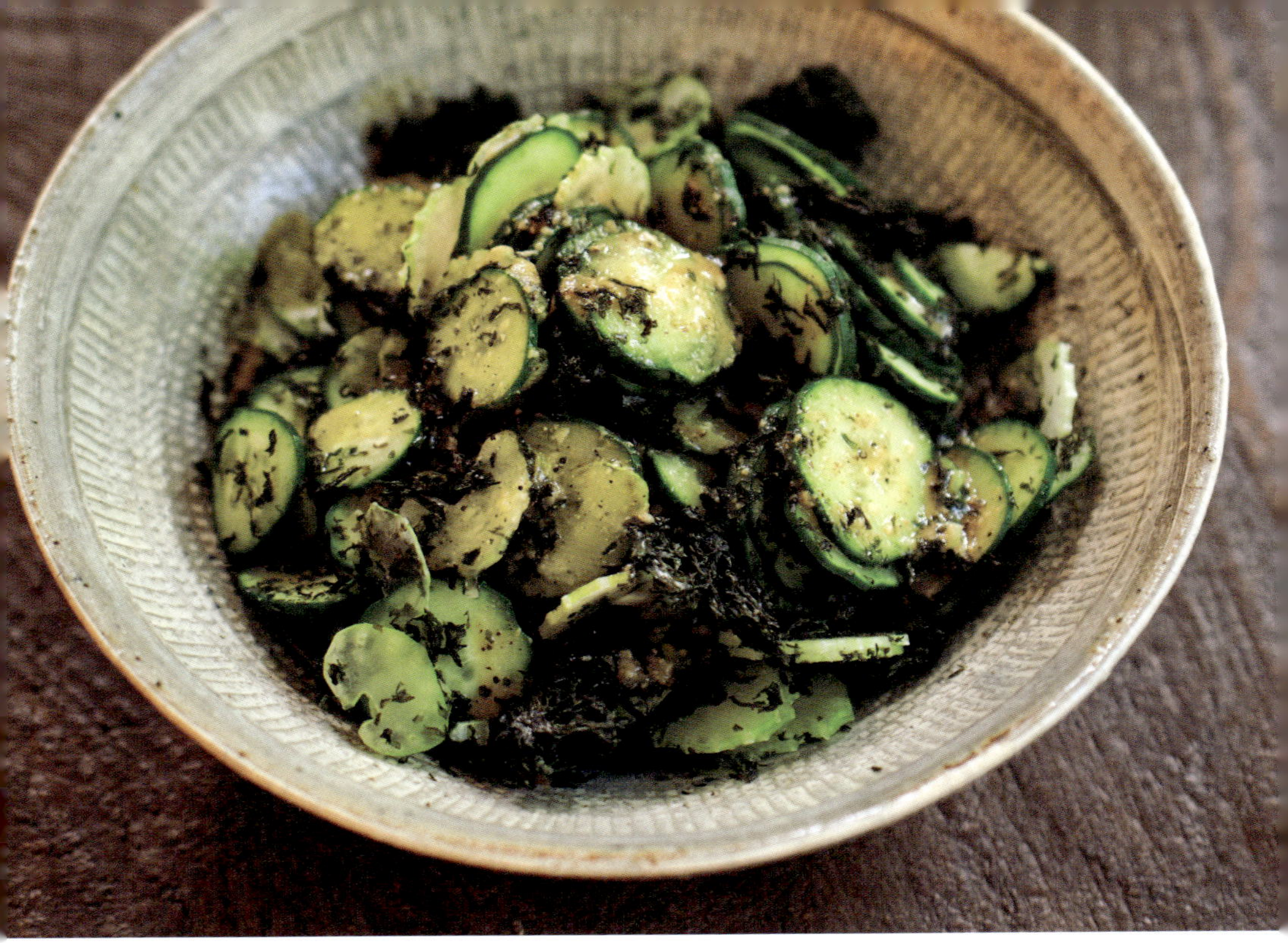

のりの風味と
酢みそのまろやかさが
マッチして
きゅうりを引き立てる

きゅうりののり酢みそあえ

材料（1〜2人分）

きゅうり──2本
セロリ──$\frac{1}{3}$本（50g）
のり──1枚

［酢みそ］
酢──大さじ3
みそ──10g
砂糖──2g
こしょう──少々

作り方

1 きゅうりは小口切りにする。セロリは薄切りにする。

2 耐熱容器に酢みその材料を入れ、600Wの電子レンジで20秒加熱して、よく混ぜ合わせ、さます。

3 ボウルにきゅうりとセロリを入れ、手で細かくちぎったのりを加えてあえ、②を加えてよくあえる。

白身魚のおろしきゅうりあえ

材料（1～2人分）

きゅうり――1本
白身魚（鯛など）――50g
ラディッシュ――2個
白いりごま――大さじ1
たれ――大さじ2

作り方

1 きゅうりはすりおろす。白身魚はひと口大にそぎ切りにし、低めの温度（65～70℃）の湯に15秒通し、冷水にとって水けをきる。ラディッシュは薄切りにする。

2 ボウルに白身魚、ラディッシュを入れ、きゅうりであえて器に盛り、ごまをふって、たれをかける。

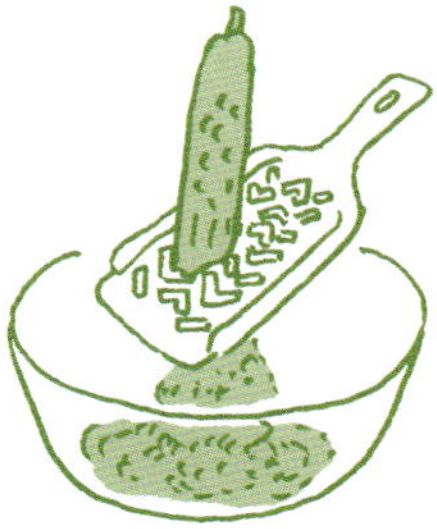

きゅうりは皮ごとおろし金でおろし、軽く水けを絞って使う。合わせ酢におろしたきゅうりを加えてあえ衣にしたものを緑酢という。

P40～45の

［たれの作り方］

しょうゆ大さじ1、酢（煮切ってさます）大さじ1を合わせる。

プロのひと手間

P40～45の　魚介の下ごしらえ

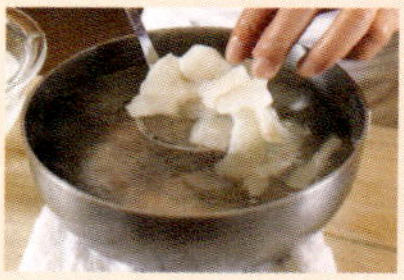

65～70℃の湯に魚介を15秒（まぐろのみ30秒）入れ、引き上げる。

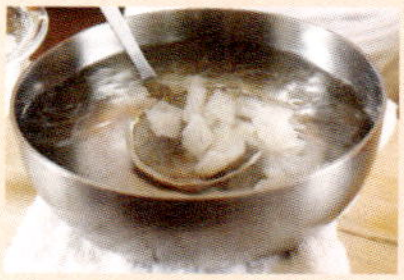

すぐに冷水にとって15秒ほどおく。

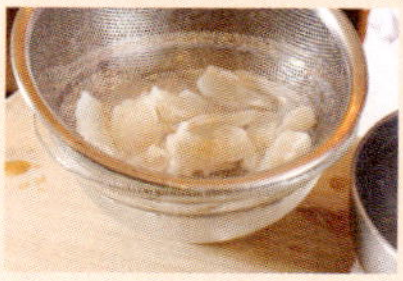

ざるに上げて水けをきる。

魚の中でも低カロリーの
白身魚は
イチオシ食材

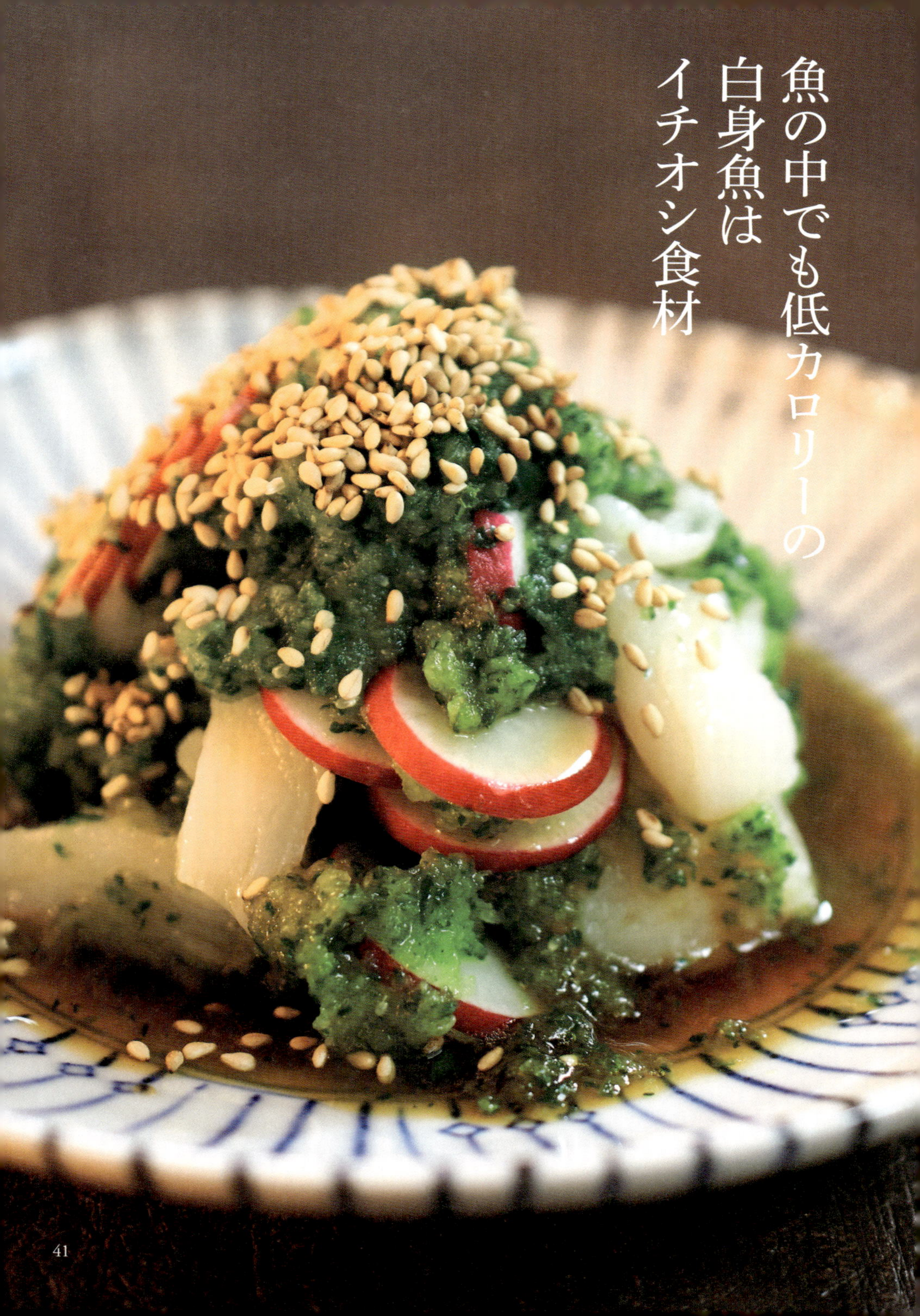

よくかむことで満足感を得られるたこはダイエット向きの食材

たこのおろしきゅうりあえ

材料（1〜2人分）

きゅうり――1本	長ねぎ――½本
ゆでたこ――50g	溶き辛子――適量
セロリ――¼本（30g）	たれ――大さじ2

作り方

1 きゅうりとセロリはすりおろす。たこはそぎ切りに、ねぎは白髪ねぎにする（P30参照）。

2 ボウルにたこ、ねぎを入れてきゅうりとセロリであえ、器に盛る。

3 たれをかけ、辛子をのせる。

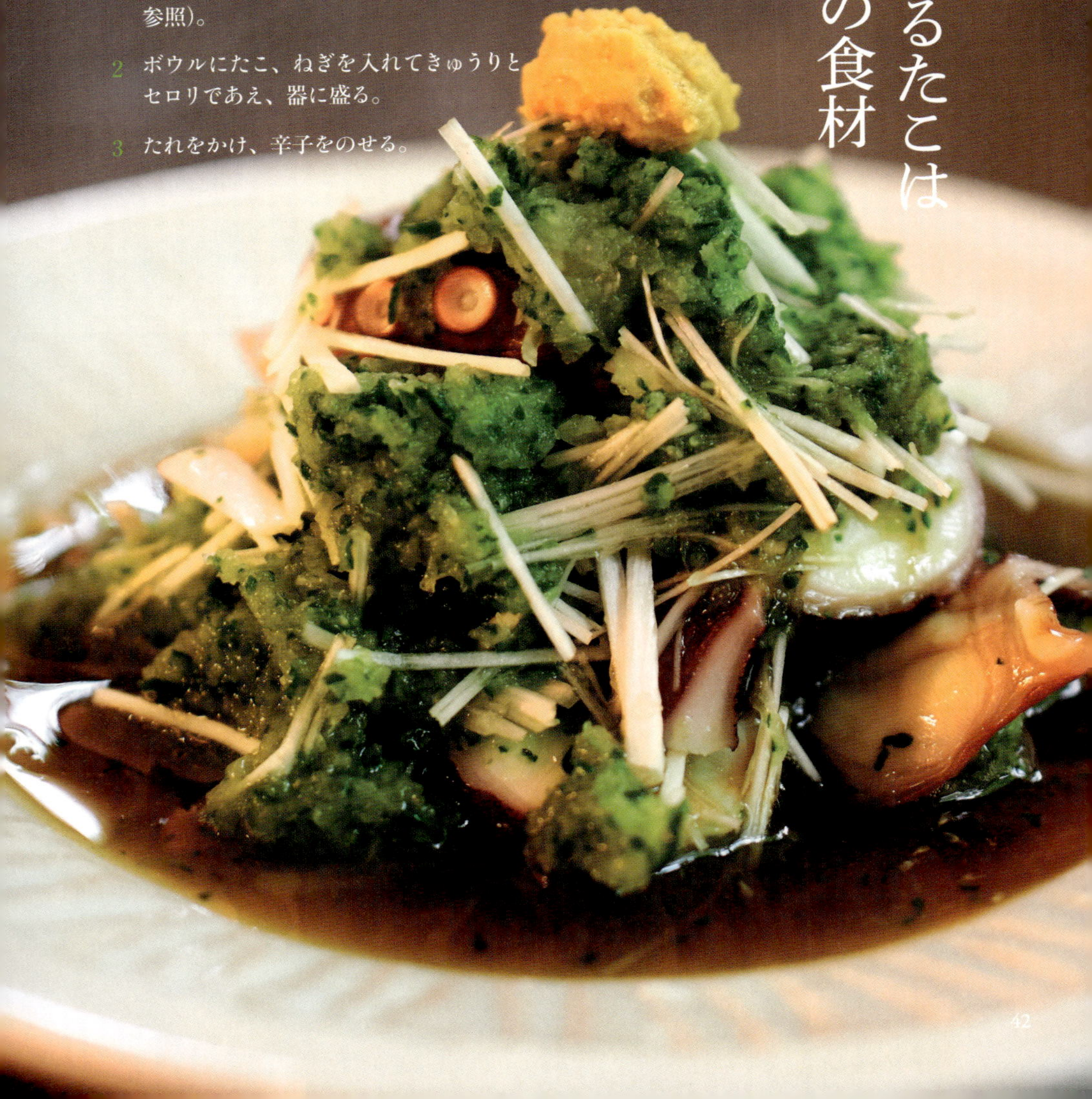

たんぱく質、ビタミンなどが
バランスよく入った
栄養豊富な組み合わせ

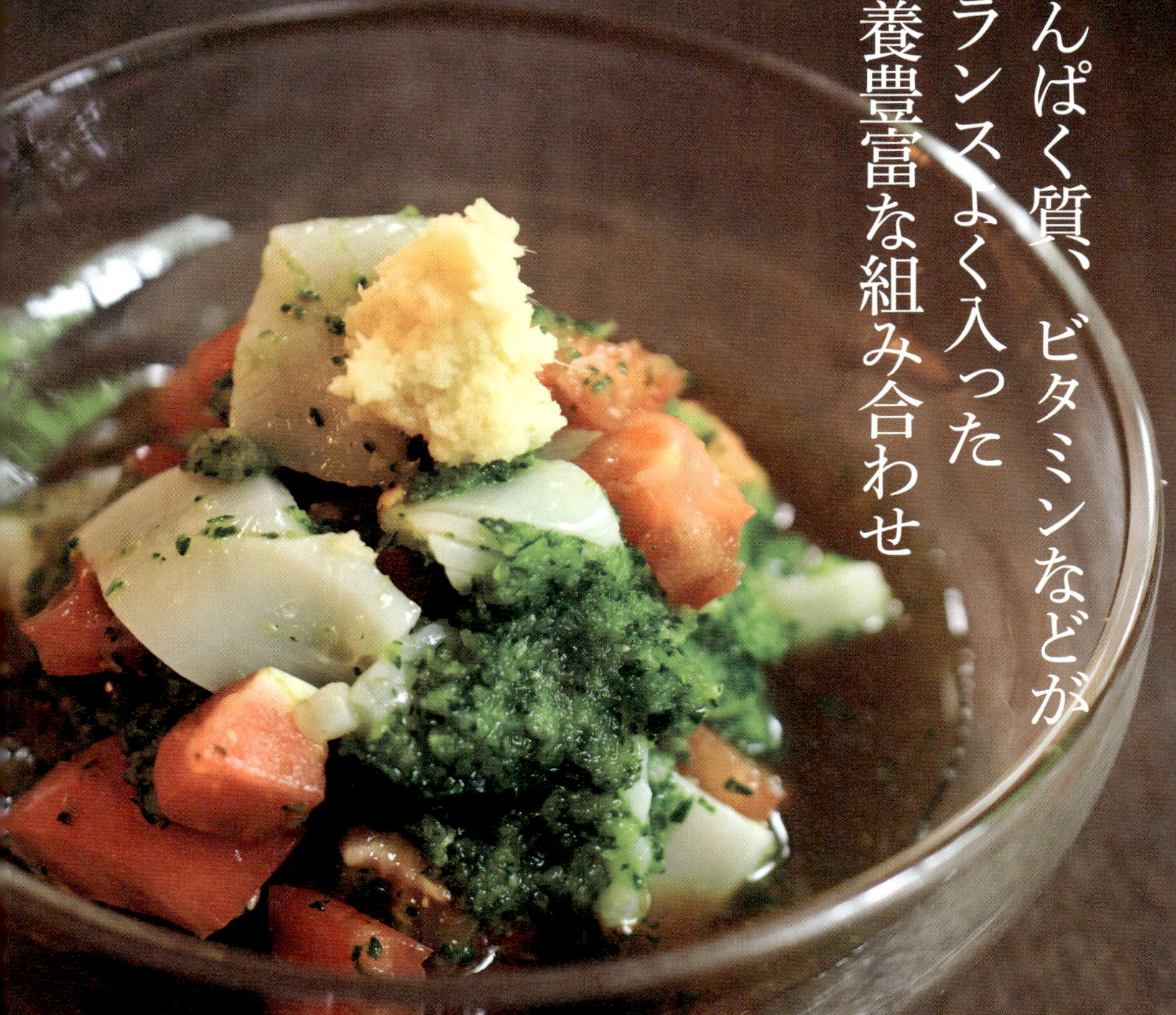

帆立とトマトのおろしきゅうりあえ

材料（1～2人分）

きゅうり──1本
帆立貝柱──50g
トマト──80g
おろししょうが──小さじ1
たれ──大さじ2

作り方

1 きゅうりはすりおろす。トマトは皮を湯むきし、四角に切る。

2 帆立は手で6等分に裂き、低めの温度（65～70℃）の湯に15秒通して冷水にとり、水けをきる。

3 ボウルにトマト、帆立を入れてきゅうりであえ、器に盛る。

4 たれをかけ、しょうがをのせる。

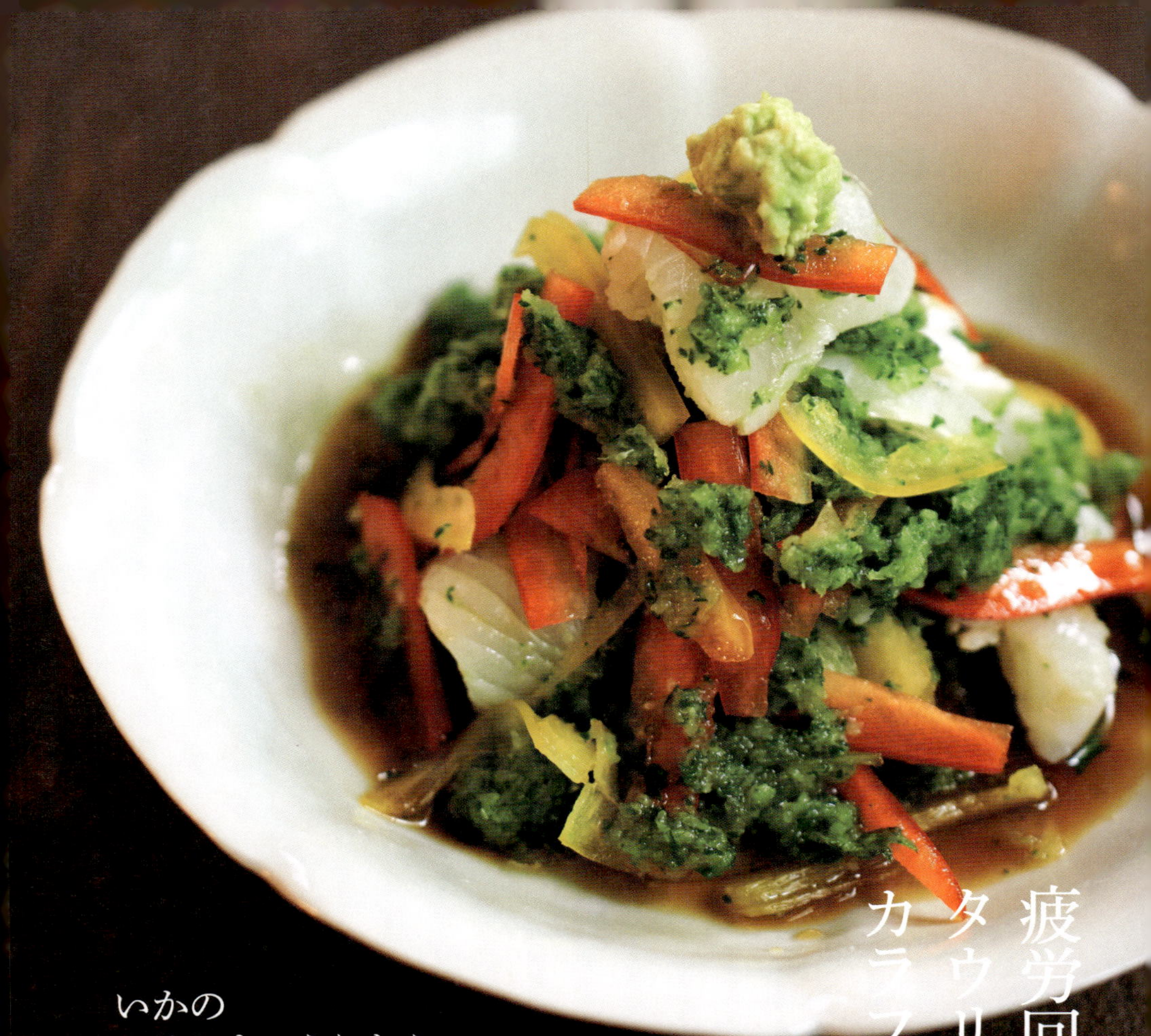

疲労回復効果のある
タウリンが豊富ないかと
カラフル野菜で元気に！

いかの
おろしきゅうりあえ

材料（1～2人分）

きゅうり──1本
いか（胴）──50g
パプリカ（赤・黄）
──各20g
おろしわさび──適量
たれ──大さじ2

作り方

1 きゅうりはすりおろす。パプリカは3cm長さの薄切りにする。

2 いかは胴の裏から切り込みを入れて開く。縦3cm幅に切り、格子状に切り目を入れて横2cm幅に切り、低めの温度（65～70℃）の湯に15秒通し、冷水にとって水けをきる。

3 ボウルにパプリカ、いかを入れてきゅうりであえ、器に盛る。

4 たれをかけ、わさびをのせる。

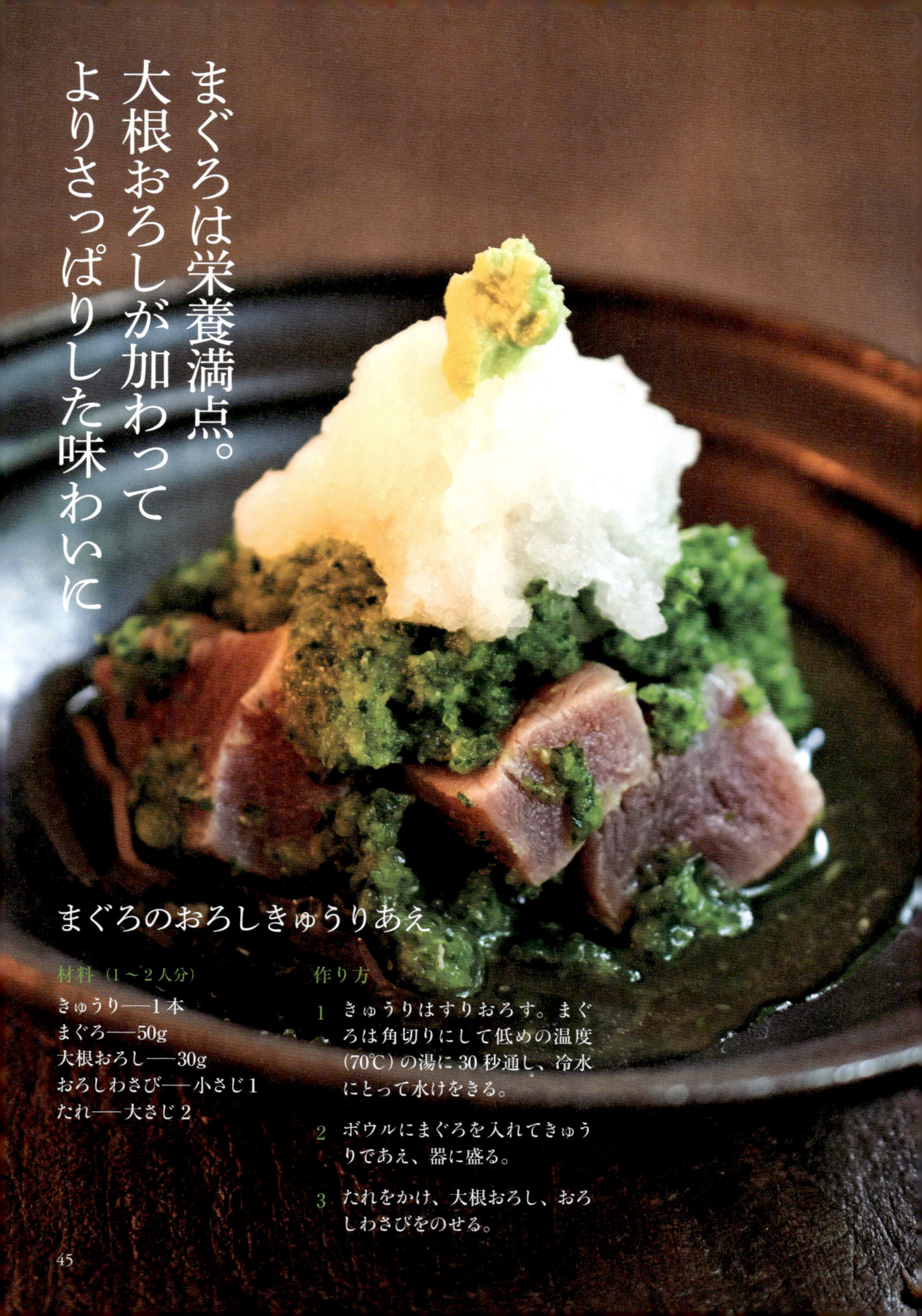

まぐろは栄養満点。
大根おろしが加わって
よりさっぱりした味わいに

まぐろのおろしきゅうりあえ

材料（1～2人分）

きゅうり──1本
まぐろ──50g
大根おろし──30g
おろしわさび──小さじ1
たれ──大さじ2

作り方

1 きゅうりはすりおろす。まぐろは角切りにして低めの温度（70℃）の湯に30秒通し、冷水にとって水けをきる。

2 ボウルにまぐろを入れてきゅうりであえ、器に盛る。

3 たれをかけ、大根おろし、おろしわさびをのせる。

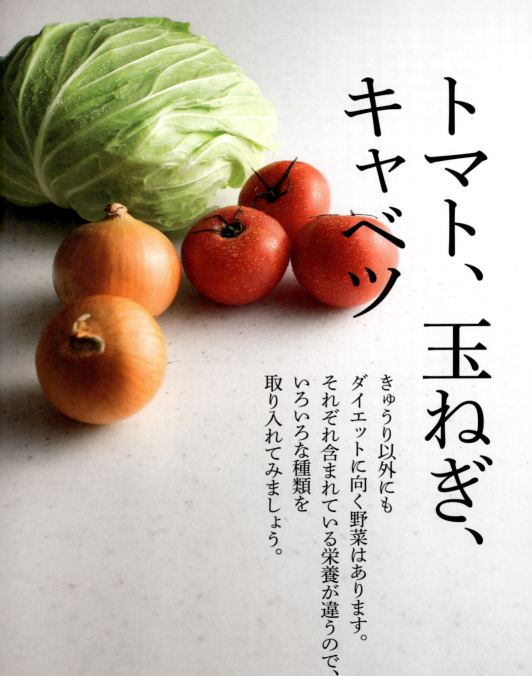

トマト、玉ねぎ、キャベツ

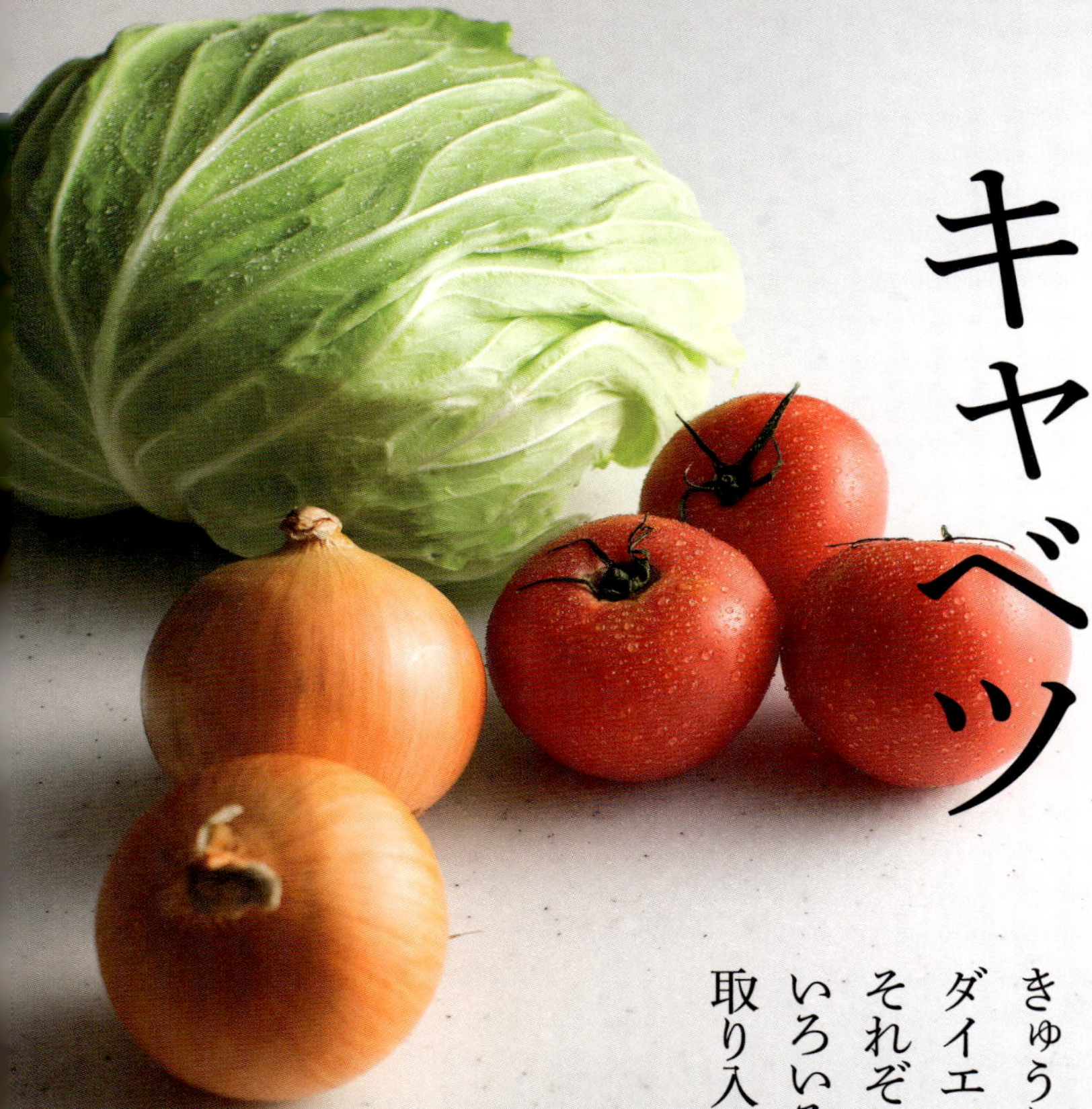

きゅうり以外にも
ダイエットに向く野菜はあります。
それぞれ含まれている栄養が違うので、
いろいろな種類を
取り入れてみましょう。

トマト

海藻を取り入れて食物繊維たっぷりに

ビタミン類が多く含まれ、特に脂質の代謝をよくするビタミンB_6がダイエットに効果的です。ビタミンCも含まれ、美容にも最適。カリウムがむくみを取ります。栄養豊富な中でも、特に注目されているのはリコピンという成分。生活習慣病予防にも期待されます。

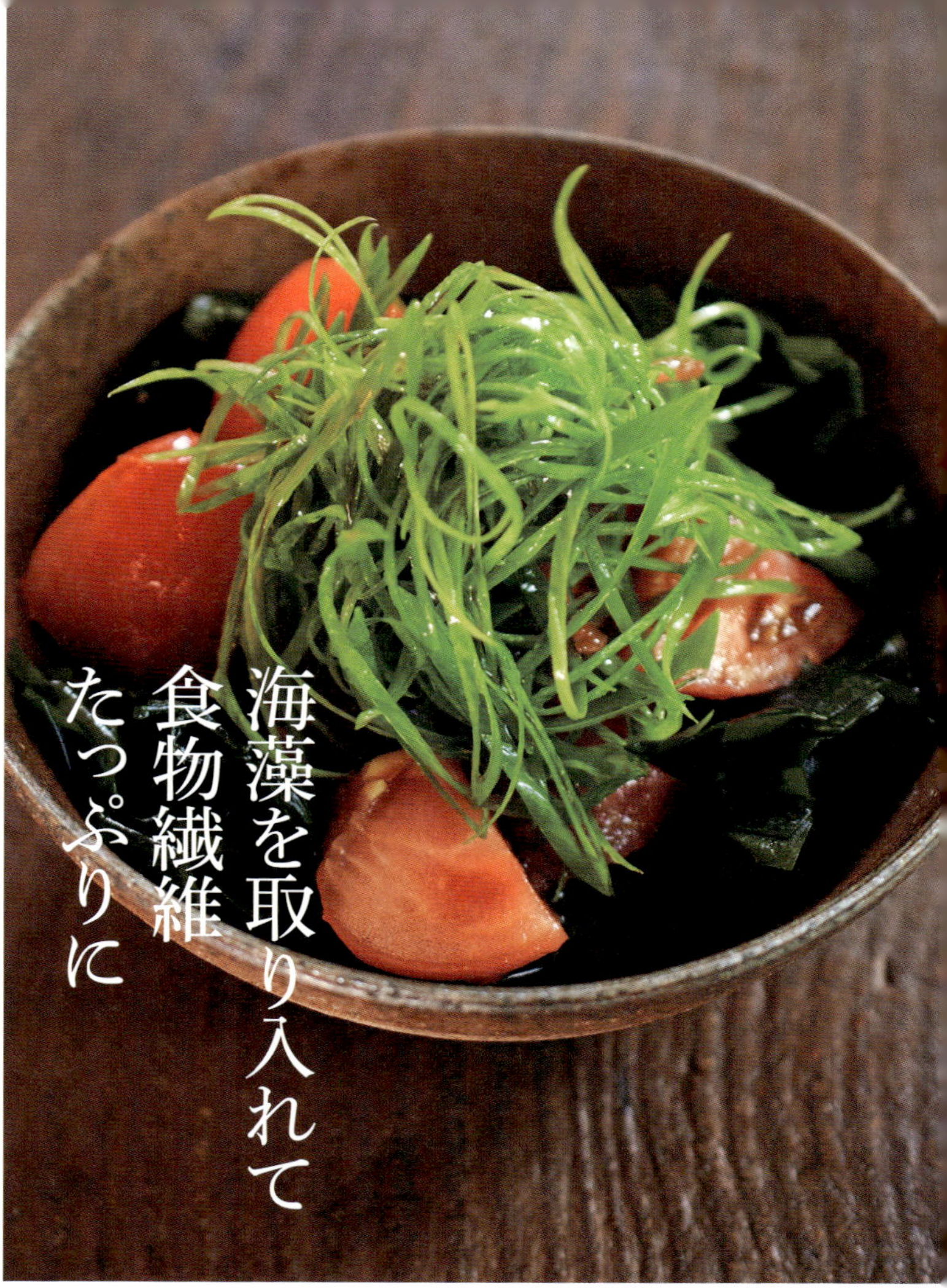

トマトのわかめサラダ

材料（1～2人分）

トマト──1個(200g)
生わかめ──70g
わけぎ──2本
［たれ］
酢（煮切ってさます）
──大さじ1
しょうゆ──大さじ1
おろししょうが──小さじ1

作り方

1 トマトはくし形に、わかめは5cm幅に切る。わけぎは斜めに細く切り、水にさらして水けをきる。

2 器にわかめとトマトを盛り、わけぎをのせてたれをかける。

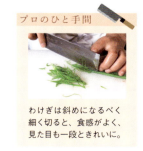

プロのひと手間

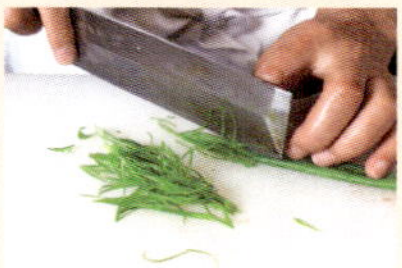

わけぎは斜めになるべく細く切ると、食感がよく、見た目も一段ときれいに。

たっぷりの生野菜で食べごたえもある

良質な植物性たんぱく質で主菜にも向く

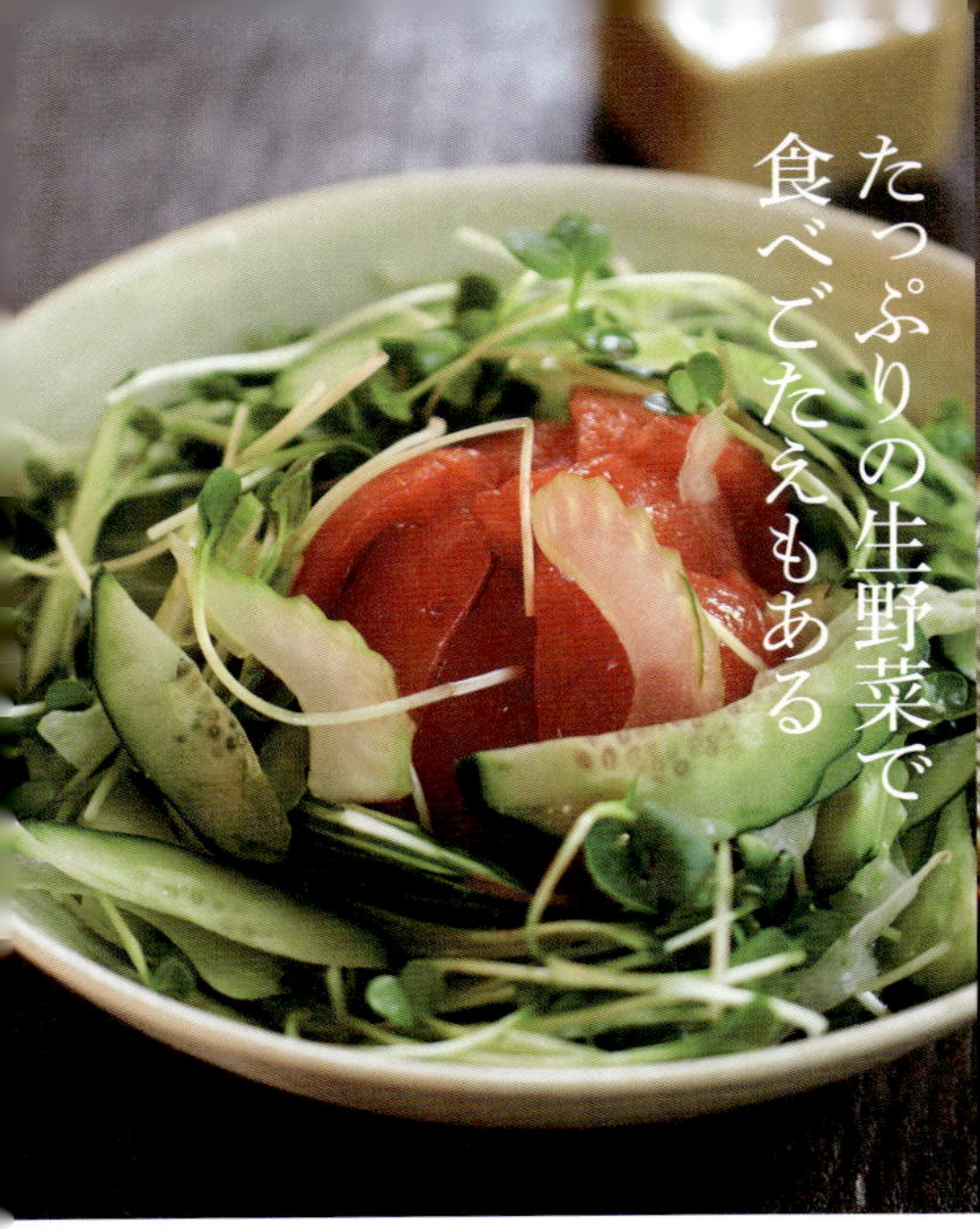

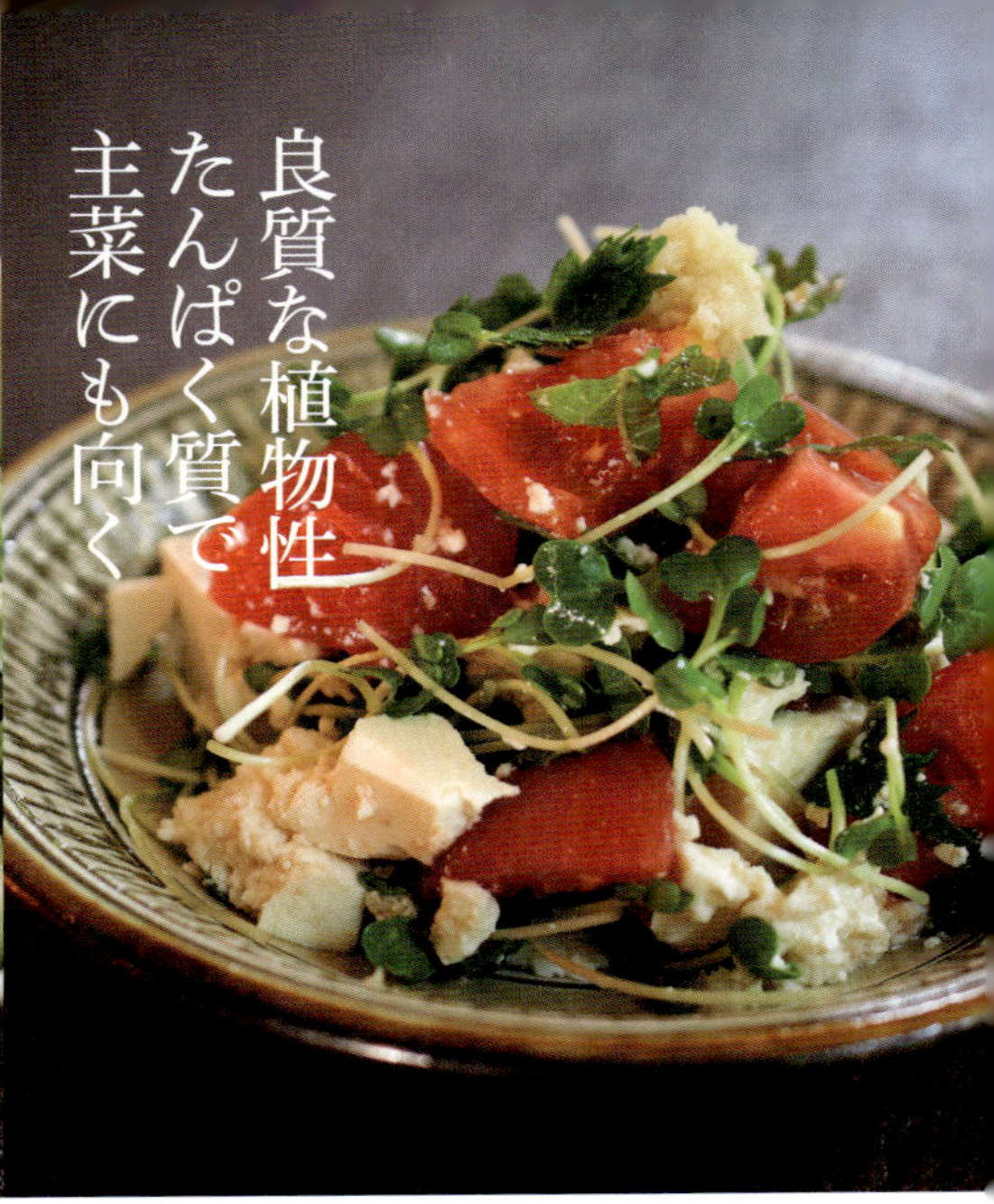

トマトとセロリのサラダ

材料（1〜2人分）
トマト──1個（200g）
きゅうり──1本
セロリ──⅓本（50g）
貝割れ菜──½パック

［豆乳ドレッシング］
豆乳──½カップ
しょうゆ──大さじ1⅓
砂糖──小さじ1
ラー油──小さじ½
練りごま──大さじ2
おろしにんにく──少々

作り方

1 トマトはくし形に切る。きゅうりは縦半分に切って斜め切りにする。セロリは薄切りに、貝割れは根元を切り、半分の長さに切る。

2 豆乳ドレッシングの材料を混ぜる。

3 器にトマト、きゅうり、セロリ、貝割れを盛り合わせ、②をかける。

> ［豆乳ドレッシング］
> しゃぶしゃぶサラダなどにも向くので、多めに作っても。冷蔵庫に入れて3日ほど保存できる。

トマトの崩し豆腐

材料（1〜2人分）
トマト──1個（200g）
豆腐──100g
貝割れ菜──½パック
青じそ──5枚
おろししょうが──小さじ1
しょうゆ──少々

作り方

1 トマトはくし形に切る。豆腐は手で崩す。貝割れは根元を切り、半分の長さに切る。青じそは小さくちぎる。

2 ボウルにトマト、豆腐、貝割れ、青じそを入れて混ぜ、器に盛る。

3 おろししょうがをのせ、しょうゆをかける。

> **プロのひと手間**
> トマトは湯むきすると食べやすくなり、見た目もきれい。ただし、ダイエットのときは皮つきのほうが食べごたえがあるので、皮つきでもよい。

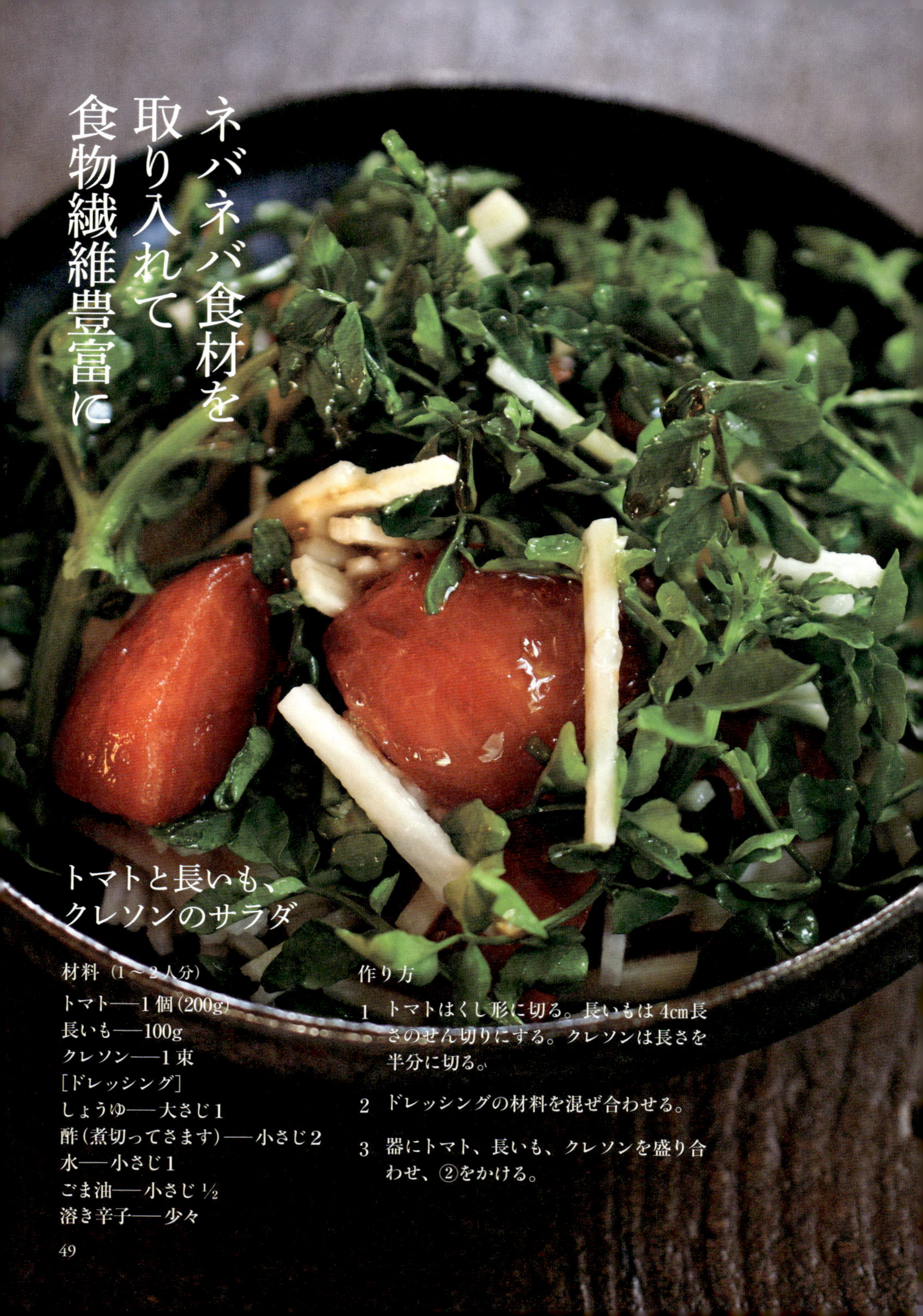

ネバネバ食材を取り入れて食物繊維豊富に

トマトと長いも、クレソンのサラダ

材料（1～2人分）

トマト――1個(200g)
長いも――100g
クレソン――1束
[ドレッシング]
しょうゆ――大さじ1
酢（煮切ってさます）――小さじ2
水――小さじ1
ごま油――小さじ1/2
溶き辛子――少々

作り方

1 トマトはくし形に切る。長いもは4cm長さのせん切りにする。クレソンは長さを半分に切る。

2 ドレッシングの材料を混ぜ合わせる。

3 器にトマト、長いも、クレソンを盛り合わせ、②をかける。

玉ねぎ

血液をさらさらにするほか、便秘解消、血圧や血糖値を下げる、などの効果が。ケルセチンという成分に脂肪の吸収を抑える作用があるので、ダイエットにはもってこいです。ツンとする成分・硫化アリルは新陳代謝を高め、体内の老廃物を排出します。

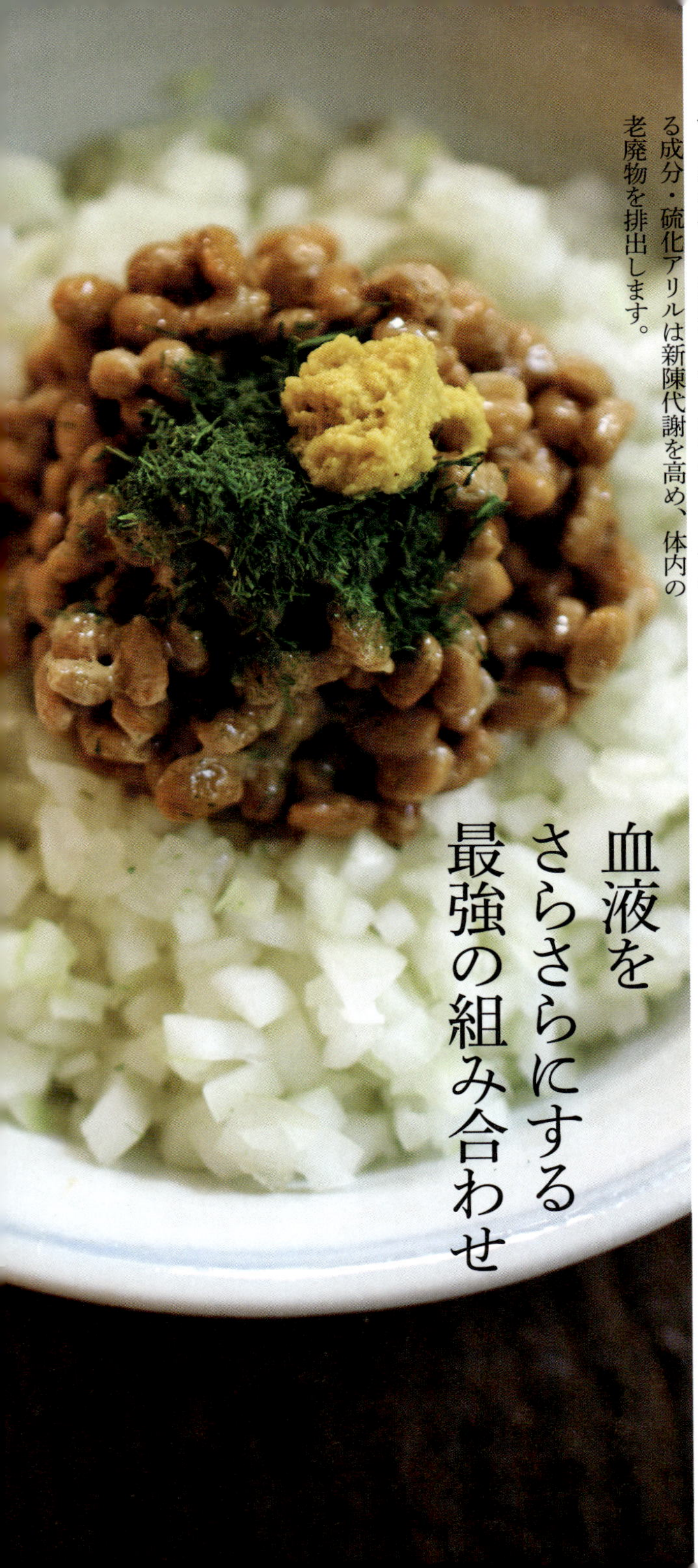

血液をさらさらにする最強の組み合わせ

玉ねぎの納豆あえ

材料（1～2人分）

玉ねぎ――小1個（200g）
納豆――60g
青のり――適量
溶き辛子――少々

作り方

1 玉ねぎは粗みじん切りにし、水にさらして水けをきる。

2 器に①を盛り、納豆をのせ、青のり、辛子をのせて、好みでしょうゆ適量（分量外）をかける。

まろやかな黄身で
玉ねぎを
食べやすく

スライス玉ねぎの黄身じょうゆ

材料（1〜2人分）

玉ねぎ——小1個（200g）
しめじ——50g
卵黄——1個
しょうゆ——適量

作り方

1 玉ねぎは薄切りにして水にさらし、水けをきる。しめじは小房に分けフライパンに入れ、ふたをして弱火で5分ほどゆっくり蒸し、火を通す。

2 器に玉ねぎ、しめじを盛り、卵黄をのせてしょうゆをたらす。

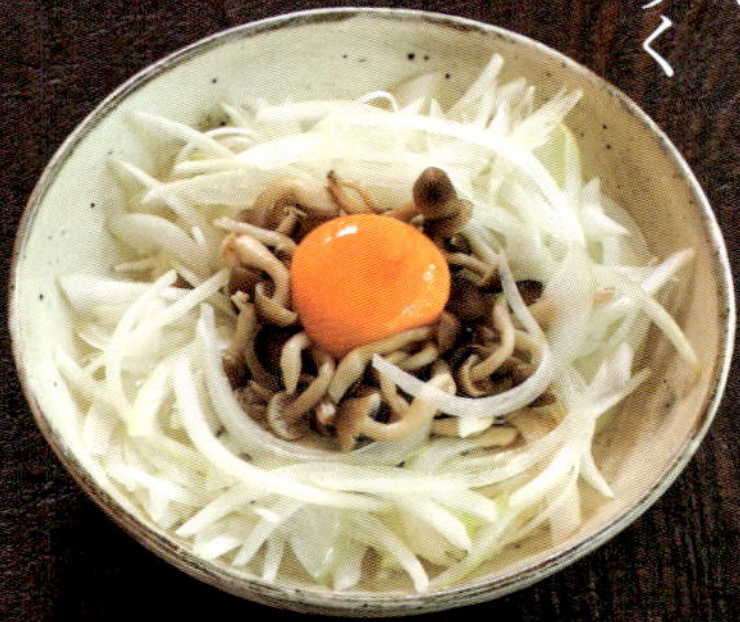

体を温め、
代謝を上げる
効果が

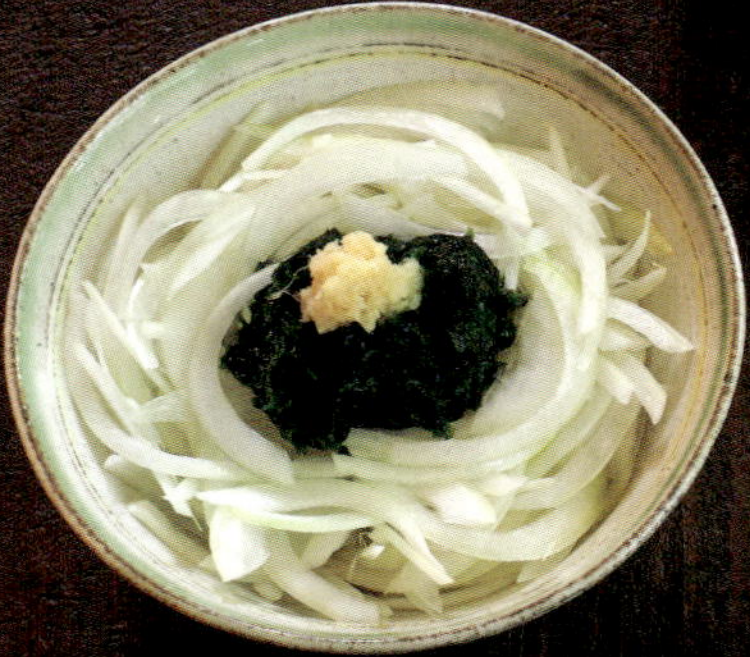

スライス玉ねぎののりしょうがあえ

材料（1〜2人分）

玉ねぎ——小1個（200g）
生のり——50g
（なければ焼きのり——1枚）
おろししょうが——適量
しょうゆ——適量

作り方

1 玉ねぎは薄切りにして水にさらし、水けをきる。

2 器に①を盛り、生のりとしょうがをのせ、しょうゆをかける。

血糖値や
コレステロールが
高めの方にも最適

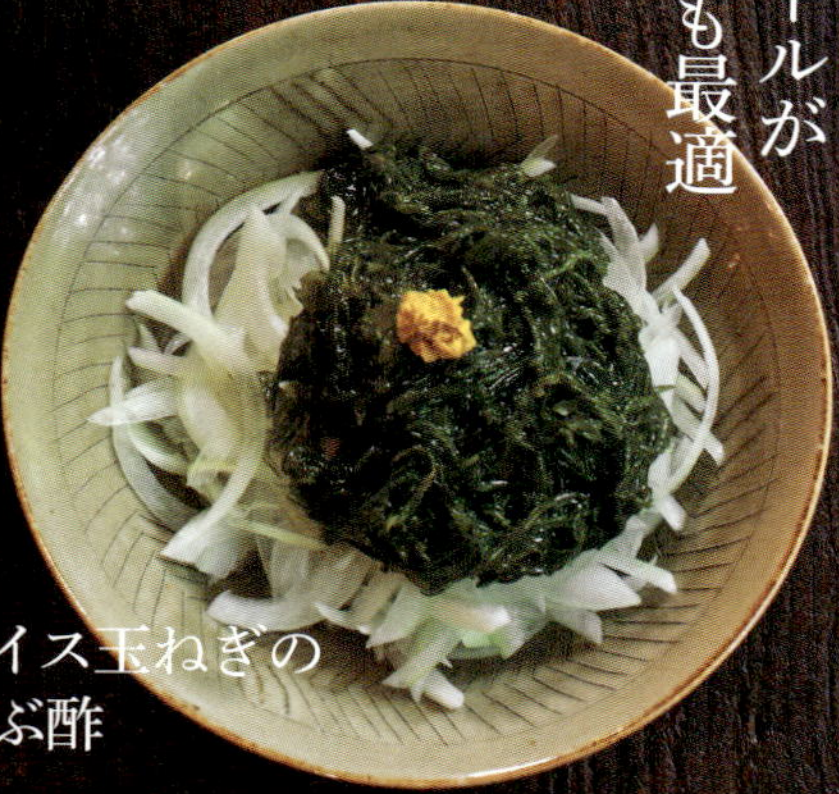

スライス玉ねぎのめかぶ酢

材料（1〜2人分）

玉ねぎ——小1個（200g）
めかぶ——50g
溶き辛子　少々
［二杯酢］
しょうゆ——大さじ1½
酢（煮切ってさます）
——大さじ1½

作り方

1 玉ねぎは薄切りにして水にさらし、水けをきる。

2 器に①を盛り、めかぶをのせて二杯酢をかけ、辛子をのせる。

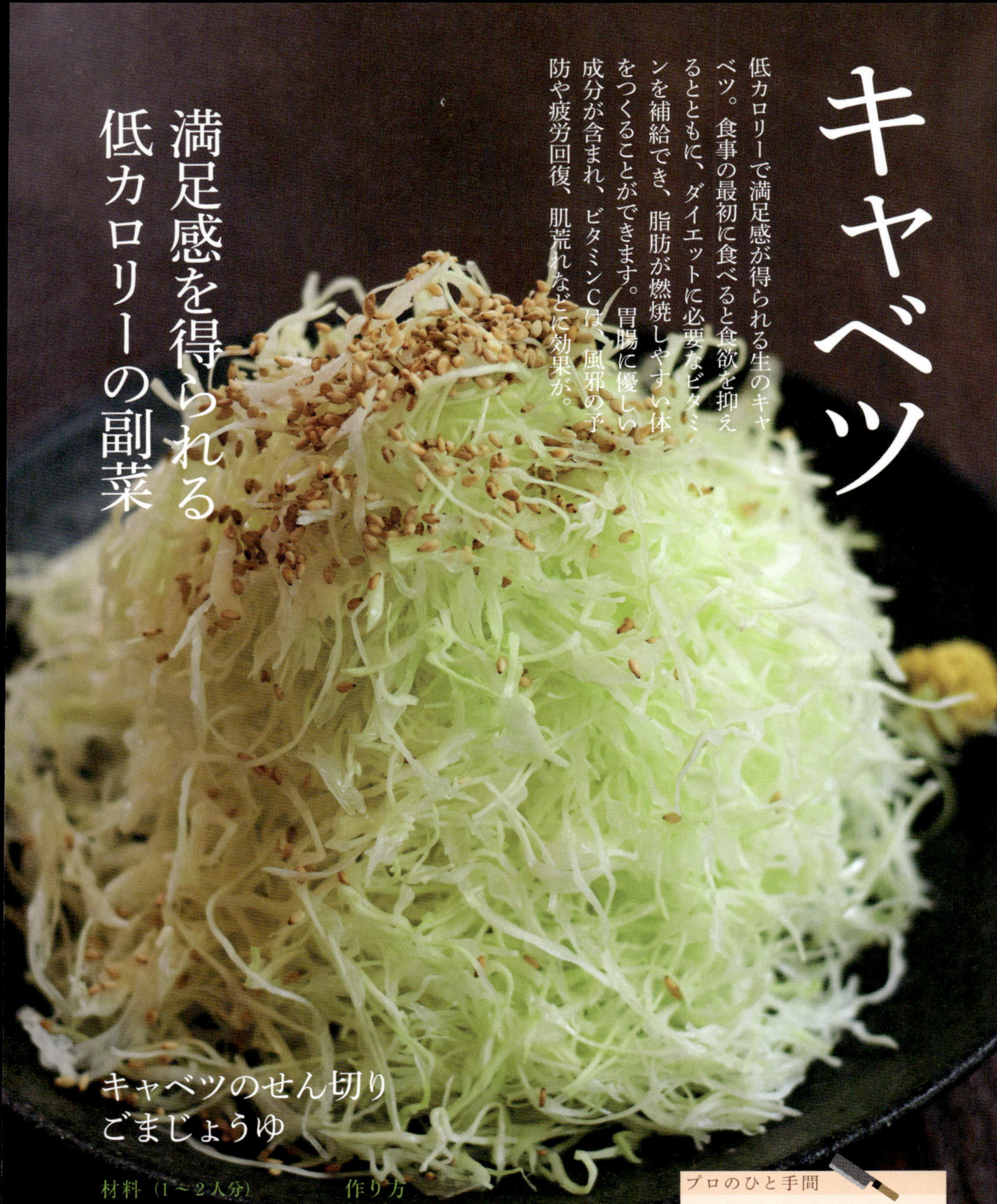

キャベツ

低カロリーで満足感が得られる生のキャベツ。食事の最初に食べると食欲を抑えるとともに、ダイエットに必要なビタミンを補給でき、脂肪が燃焼しやすい体をつくることができます。胃腸に優しい成分が含まれ、ビタミンCは、風邪の予防や疲労回復、肌荒れなどに効果が。

満足感を得られる 低カロリーの副菜

キャベツのせん切り ごまじょうゆ

材料（1〜2人分）

キャベツ――3枚（200g）
白いりごま――大さじ2
溶き辛子――少々
しょうゆ――適量

作り方

1 キャベツはせん切りにし、水にさらして水けをきる。

2 器に①を盛り、ごまをふって辛子を添え、しょうゆをかける。

プロのひと手間

葉は芯を除いて半分に切り、何枚か重ね、葉脈を断ち切るようになるべく細く切るとふんわりとしたせん切りになる。よく切れる包丁を使うことがポイント。

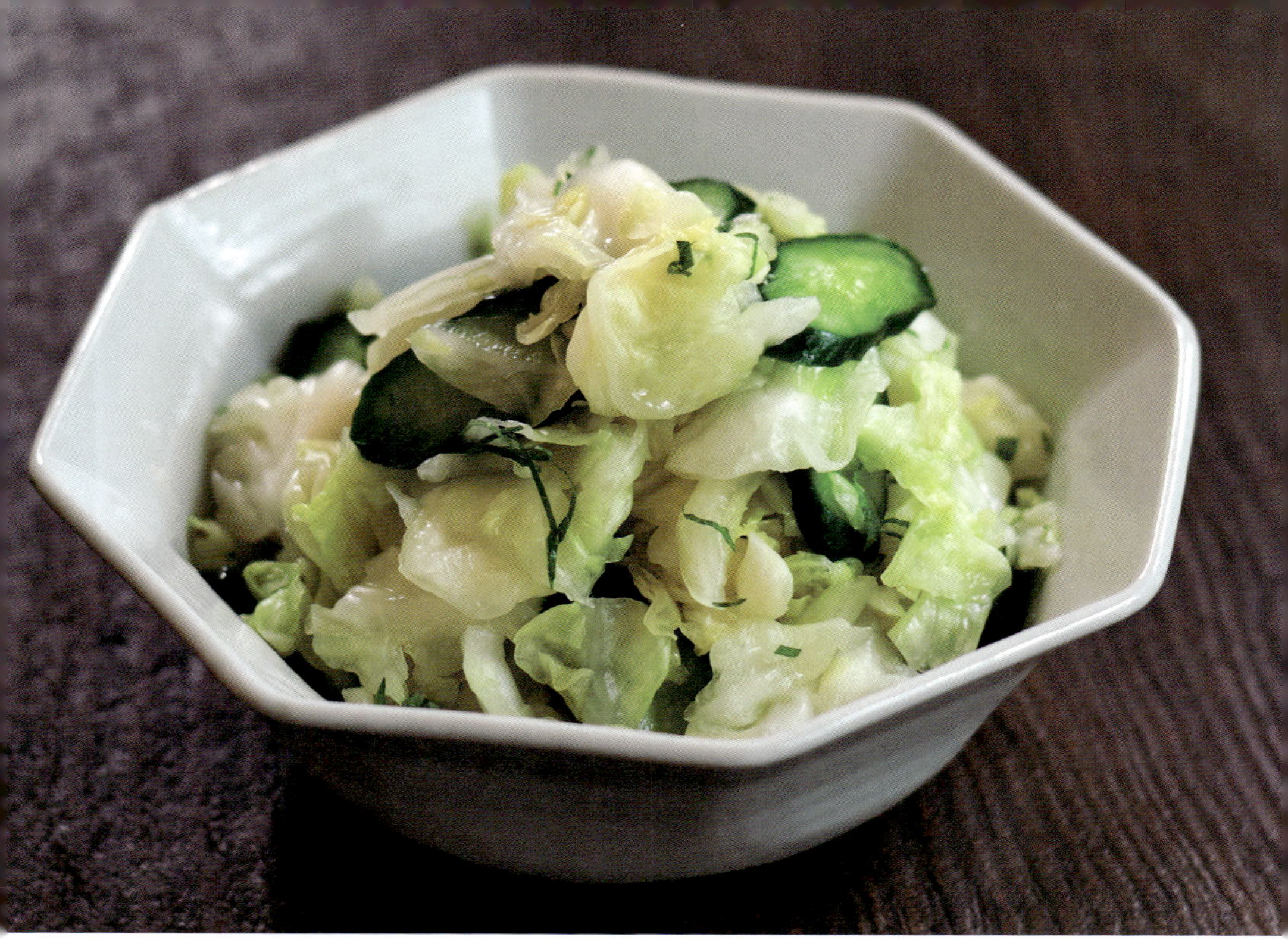

作りおきすればお腹がすいたときにも重宝

キャベツときゅうりの浅漬け

材料
（作りやすい分量）

キャベツ――1 個（1 ～ 1.5kg）
きゅうり――2 本
青じそ――3～4 枚
塩――25g
［漬け汁］
水―― $1\frac{1}{4}$ カップ
塩――小さじ 1
昆布――3g

作り方

1 キャベツはざく切りに、きゅうりは 3 ㎜幅の斜め切りに、しそはせん切りにしてともに塩をまぶし、10 分おいてもみ、ざるに上げる。

2 漬け汁をひと煮立ちさせ、さます。

3 低めの温度（70℃）の湯に①をざるごと 15 秒浸し、冷水にとってもみ洗いし、水けを絞る。

4 ポリ袋に②を入れて③を浸し、30 分おく。

プロのひと手間

キャベツときゅうりは漬け汁に浸す前に低温の湯にさっと通して水けを絞る。それによって塩けがとれ、短時間でまろやかな味に漬けることができる。

むくみを緩和し、疲れも取る

リコピンと酢のパワーで効果倍増

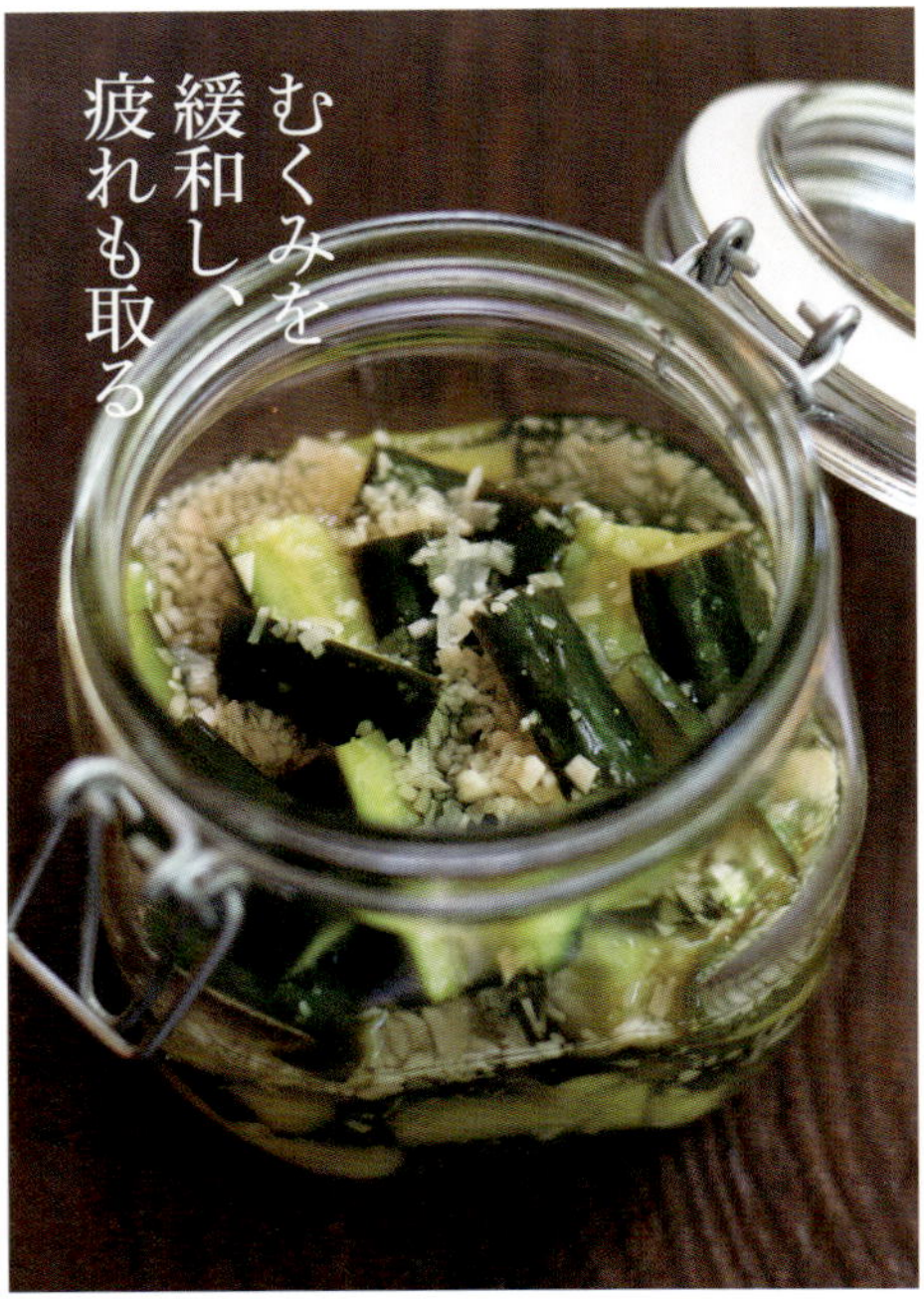

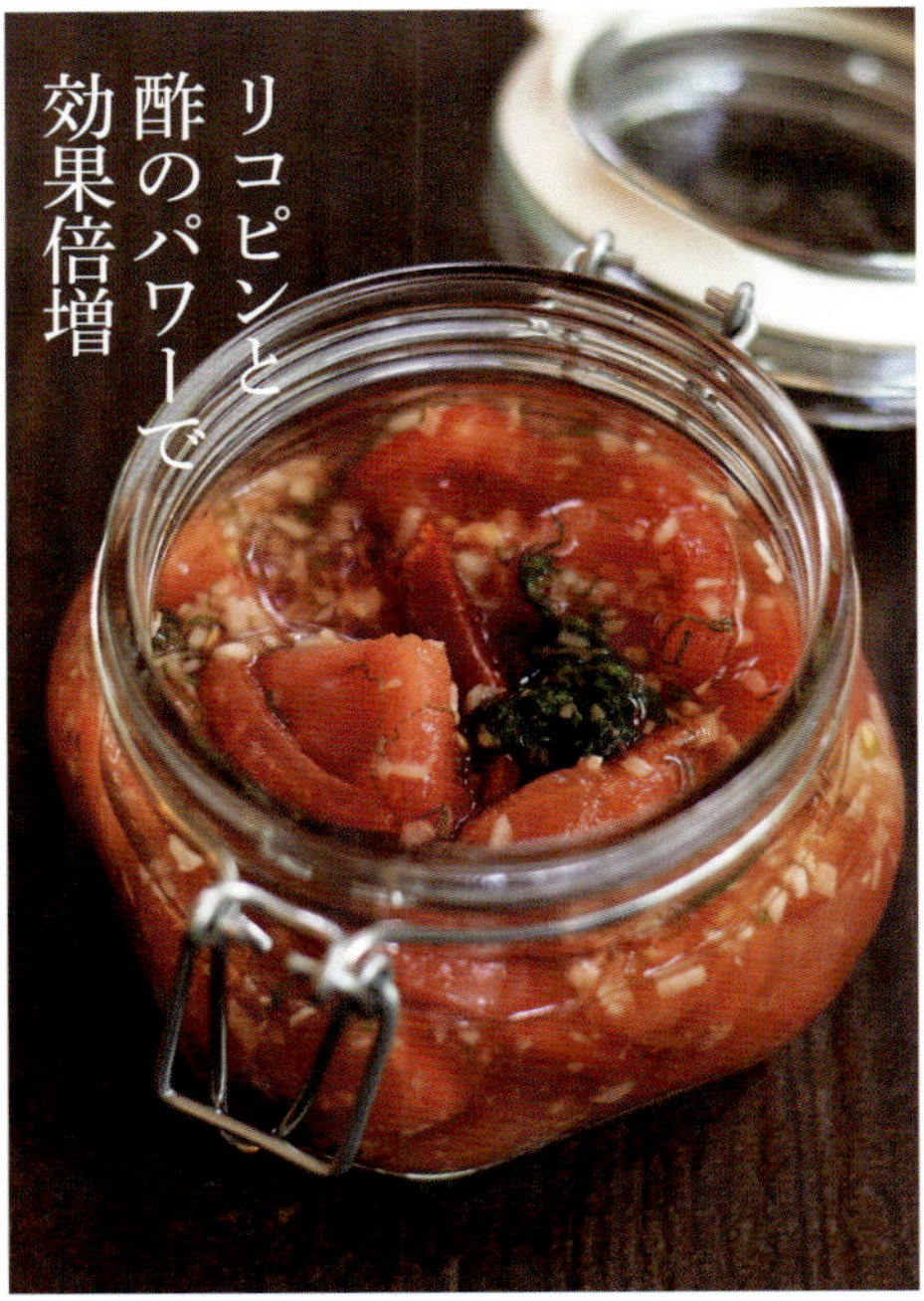

きゅうりの甘酢漬け

材料（作りやすい分量）
きゅうり——3本（300g）
しょうがのみじん切り——30g
［甘酢］（共通）
水——½カップ
酢——½カップ
砂糖——大さじ1⅓
塩——小さじ1⅓

作り方

1 甘酢はすべての材料を合わせてひと煮立ちさせ、さましておく。

2 きゅうりは縦4等分に切り、3cmに切る。熱湯にさっと通し、ざるに上げてうちわであおいでさます。

3 甘酢にきゅうり、しょうがを加えて漬ける。2時間ほどで食べられる。

トマトの甘酢漬け

材料（作りやすい分量）
トマト——300g
赤唐辛子——1本
青じそのせん切り——2枚分
しょうがのみじん切り——30g
［甘酢］（共通）
水——½カップ
酢——½カップ
砂糖——大さじ1⅓
塩——小さじ1⅓

作り方

1 甘酢はすべての材料を合わせてひと煮立ちさせ、さましておく。

2 トマトは皮を湯むきし、ひと口大に切る。

3 甘酢にトマト、赤唐辛子、青じそ、しょうがを加えて漬ける。2時間ほどで食べられる。

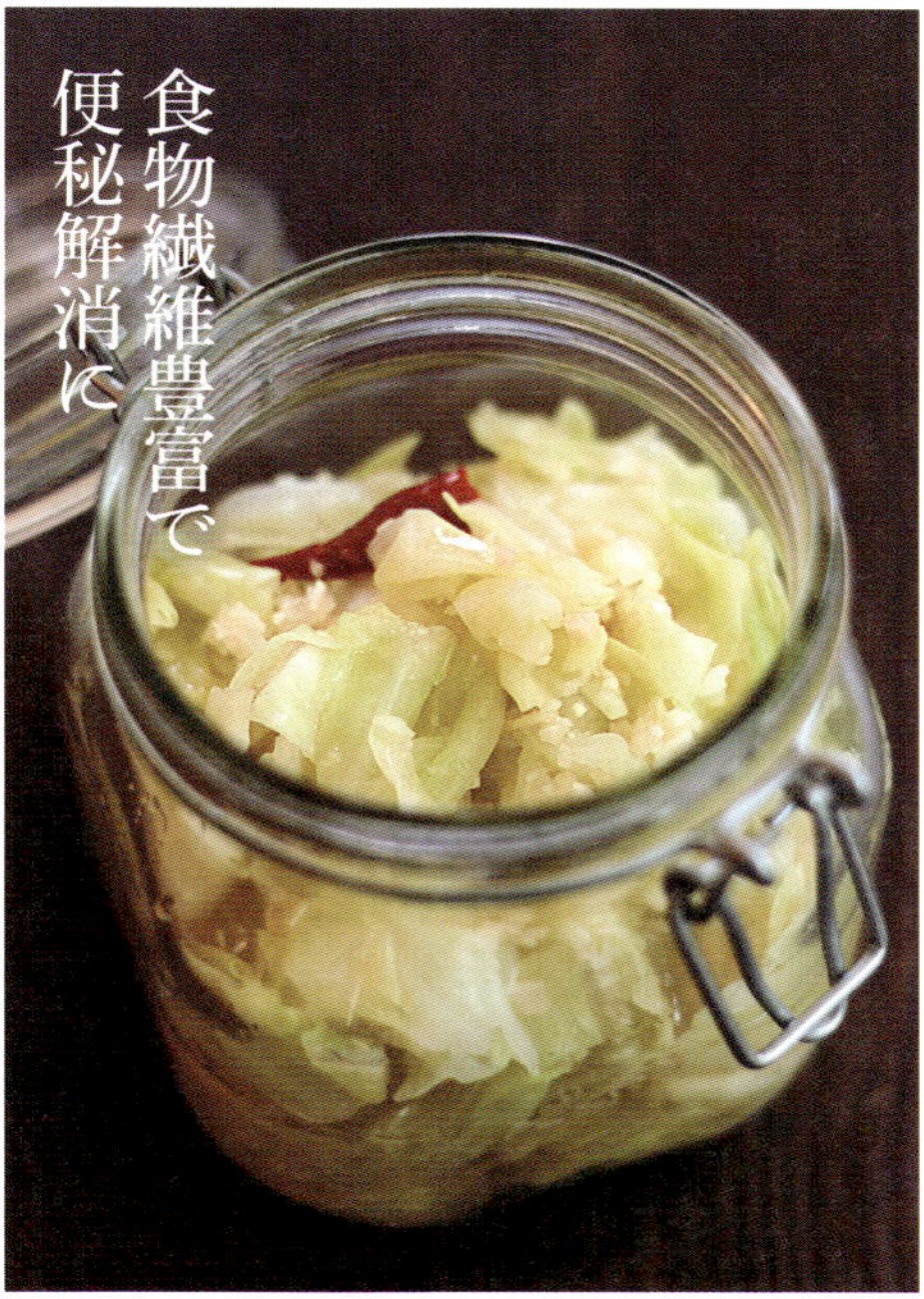
食物繊維豊富で
便秘解消に

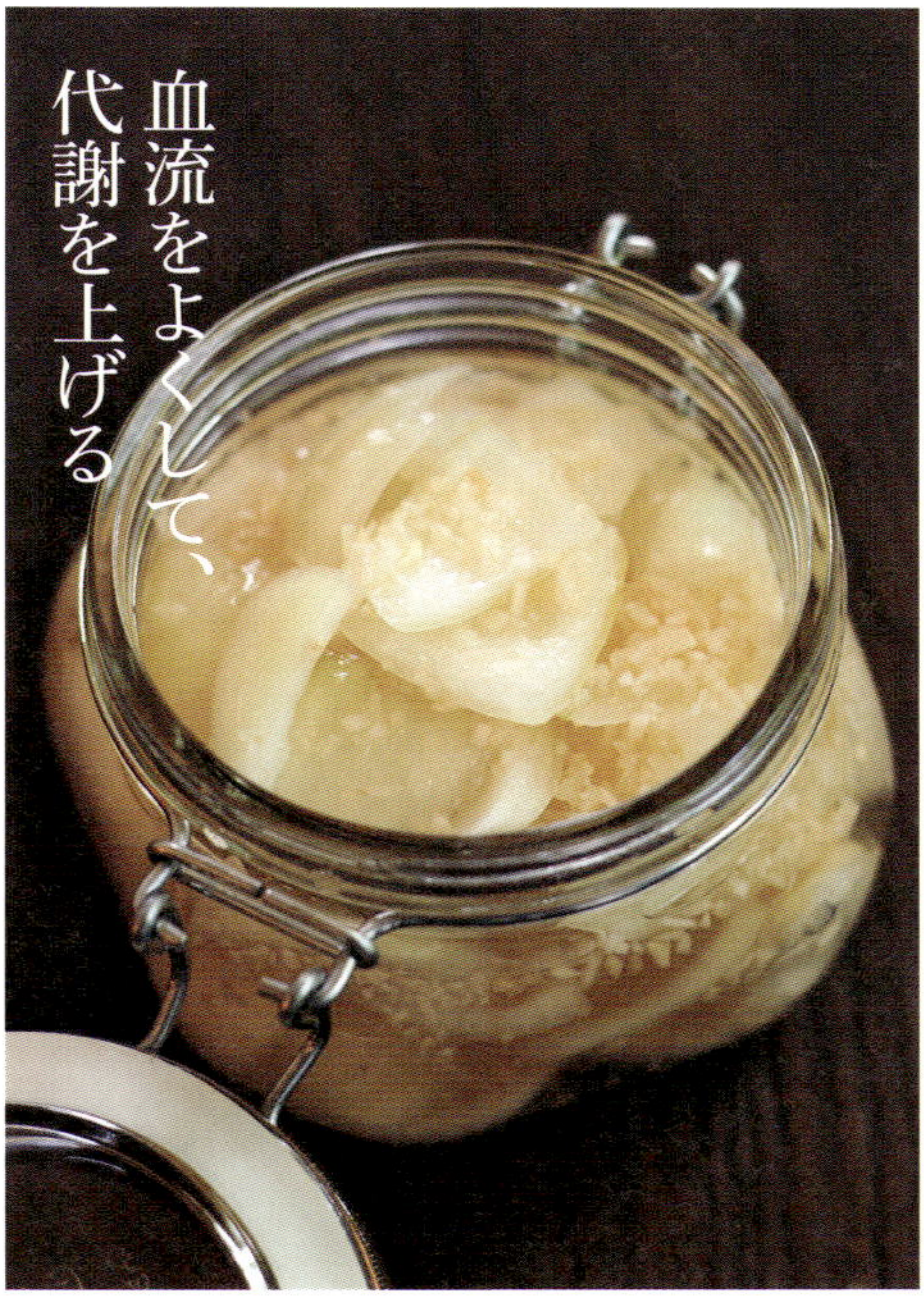
血流をよくして、
代謝を上げる

キャベツの甘酢漬け

材料（作りやすい分量）

キャベツ──5枚（300g）
赤唐辛子──1本
しょうがのみじん切り──30g
［甘酢］（共通）
水──$\frac{1}{2}$カップ
酢──$\frac{1}{2}$カップ
砂糖──大さじ1$\frac{1}{3}$
塩──小さじ1$\frac{1}{3}$

作り方

1 甘酢はすべての材料を合わせてひと煮立ちさせ、さましておく。

2 キャベツはざく切りにし、熱湯にさっと通し、ざるに上げてうちわであおいでさます。

3 甘酢にキャベツ、赤唐辛子、しょうがを加えて漬ける。2時間ほどで食べられる。

玉ねぎの甘酢漬け

材料（作りやすい分量）

玉ねぎ──大1個（300g）
しょうがのみじん切り──30g
［甘酢］（共通）
水──$\frac{1}{2}$カップ
酢──$\frac{1}{2}$カップ
砂糖──大さじ1$\frac{1}{3}$
塩──小さじ1$\frac{1}{3}$

作り方

1 甘酢はすべての材料を合わせてひと煮立ちさせ、さましておく。

2 玉ねぎは3cm角に切り、熱湯にさっと通し、ざるに上げてうちわであおいでさます。

3 甘酢に玉ねぎ、しょうがを加えて漬ける。3時間ほどで食べられる。

野崎流

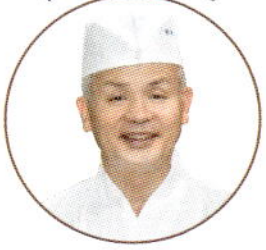

おいしく食べてやせる調理のコツ

ダイエット向きの献立になる、調理のひと工夫をご紹介します。素材の味を楽しみ、おいしく食べることができる方法です。

大きく切る

↓

よくかむ

食材は大きめに切って咀嚼に時間がかかるようにします。かんでいるうちに満腹中枢が刺激され、食欲が満たされます。

火を通しすぎない

↓

よくかむ

加熱時間を短くして、かみごたえがあるように仕上げます。よくかむことで素材の味を楽しむことができ、一石二鳥です。

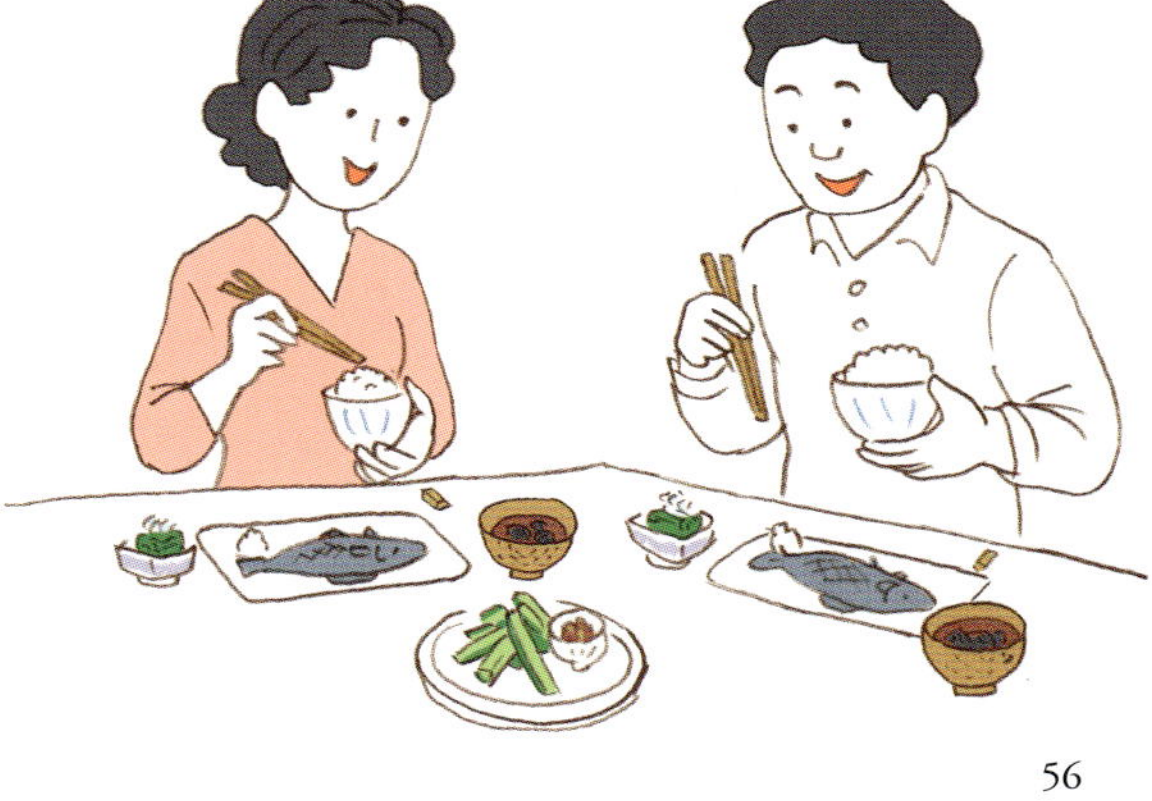

丸ごと使う

早食い防止

食材はなるべく殻つき、骨つきのまま使います。食べるのに手間がかかると、ゆっくり食べる習慣が身につきます。

薄味を心がける

ご飯の食べすぎ防止

濃い味つけは食べすぎのもと。特に白米が進んでしまうのでなるべく薄味にします。香味野菜を使うなどで減塩の工夫を。

オススメの食材

きゅうり、トマト、玉ねぎ、キャベツ、小松菜、ブロッコリー、かぶ、もやし、ごぼう

納豆、豆腐、刺身、ささみ、海藻類、きのこ類

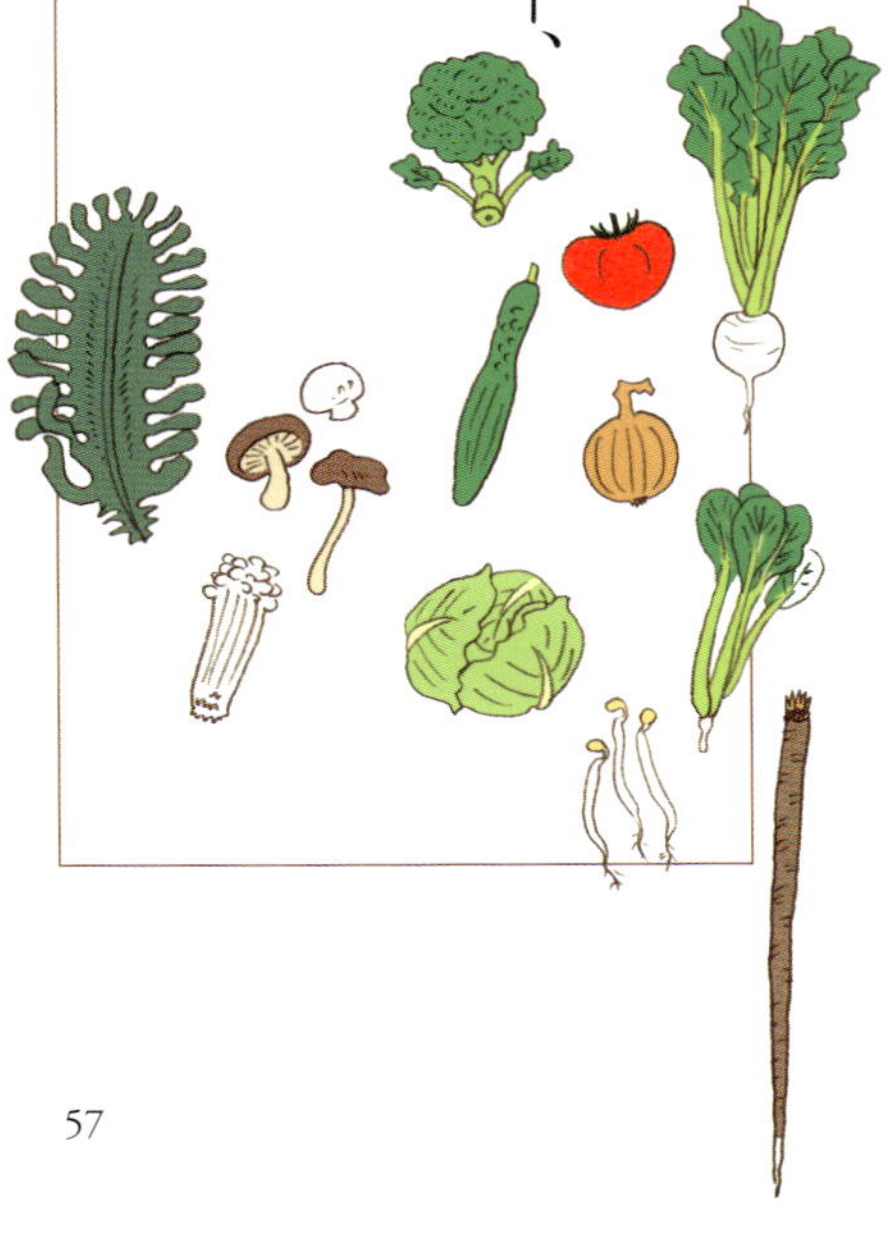

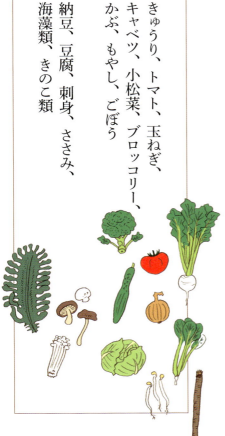

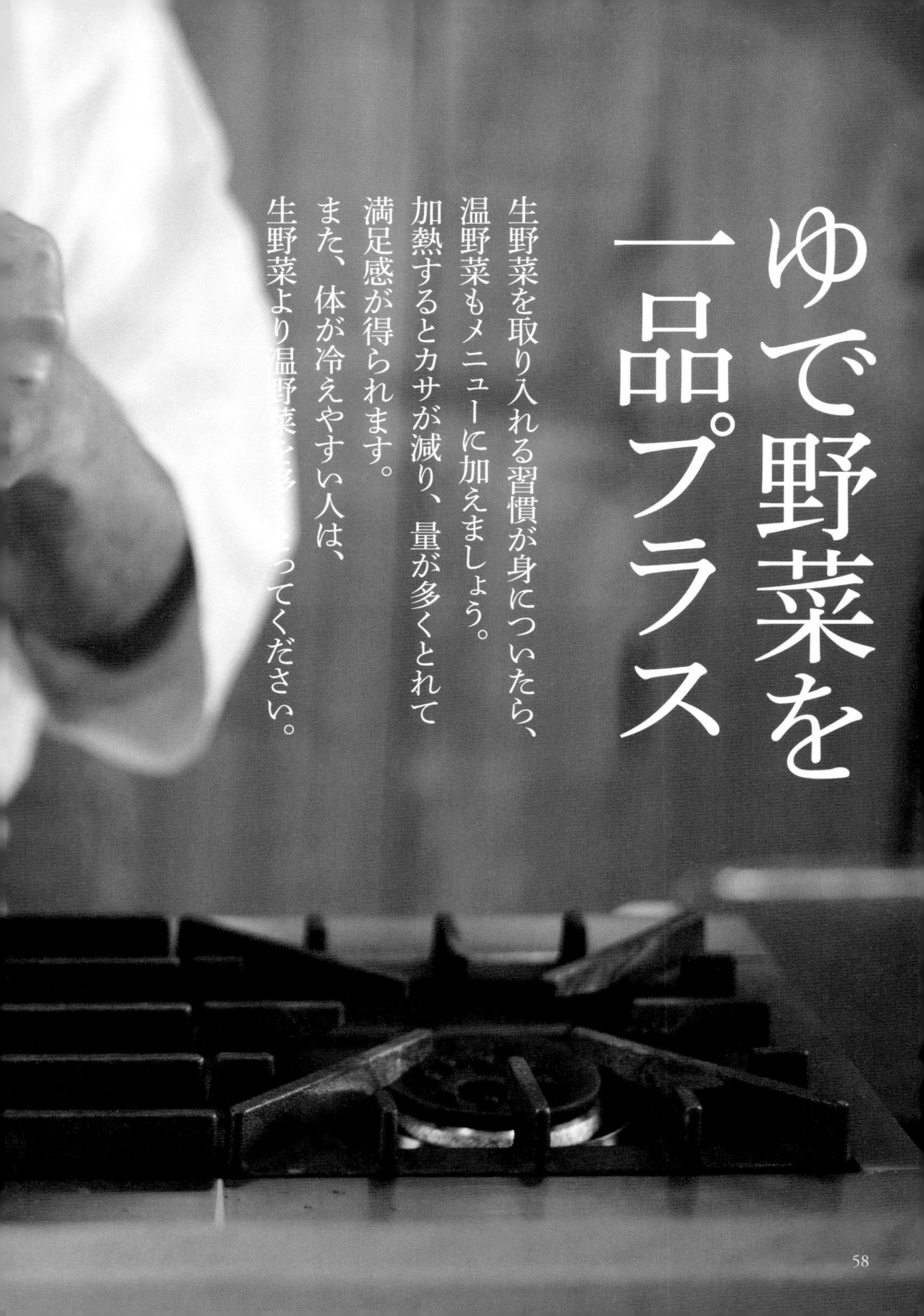

ゆで野菜を一品プラス

生野菜を取り入れる習慣が身についたら、
温野菜もメニューに加えましょう。
加熱するとカサが減り、量が多くとれて
満足感が得られます。
また、体が冷えやすい人は、
生野菜より温野菜を多くとってください。

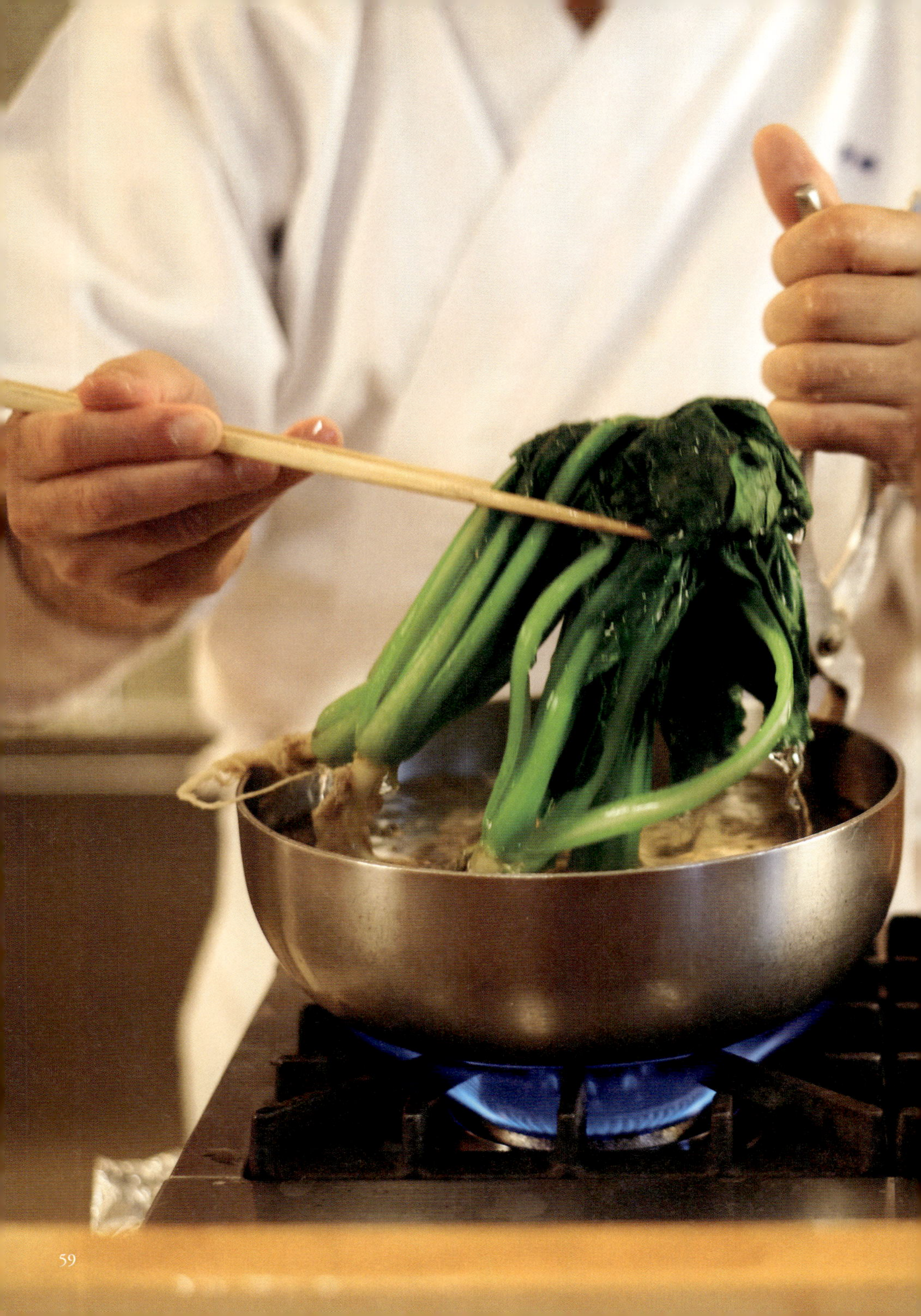

ブロッコリー

免疫力を高めるビタミンC、抗酸化作用のあるβカロテンを含みます。また、脂質の代謝に欠かせないビタミンB_2も豊富なので、脂肪を体内にため込まないように働きます。そのほかビタミンB_1、亜鉛や葉酸など多くの栄養をまんべんなく含む健康野菜です。

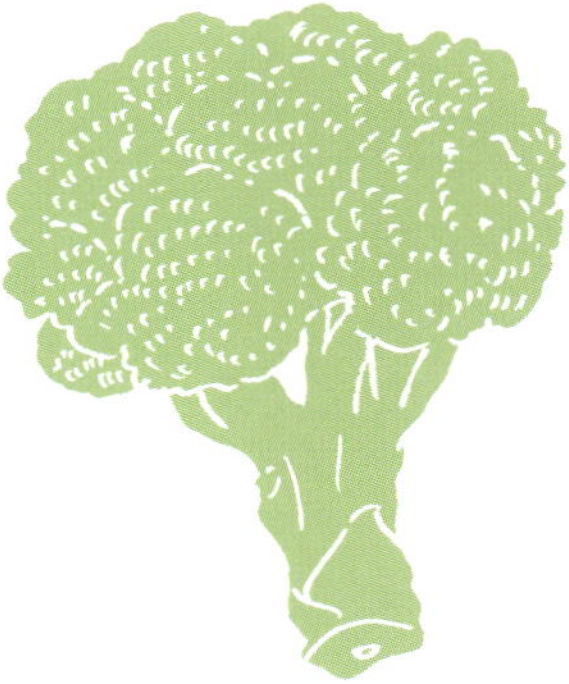

プロのひと手間

基本のゆで方とさまし方

[ゆで方]

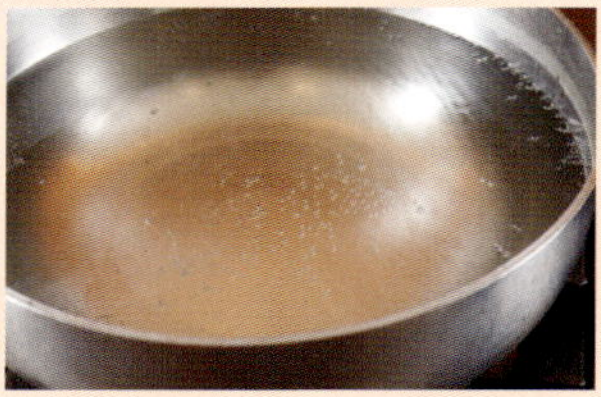

1　たっぷりの湯を沸騰直前の80℃ぐらいに沸かす。
＊鍋底に泡が出てきたぐらいが80℃の目安。

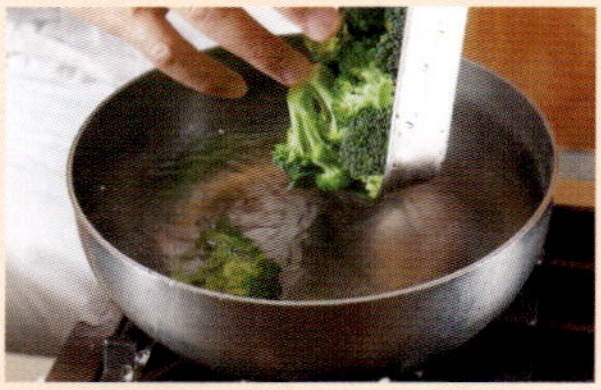

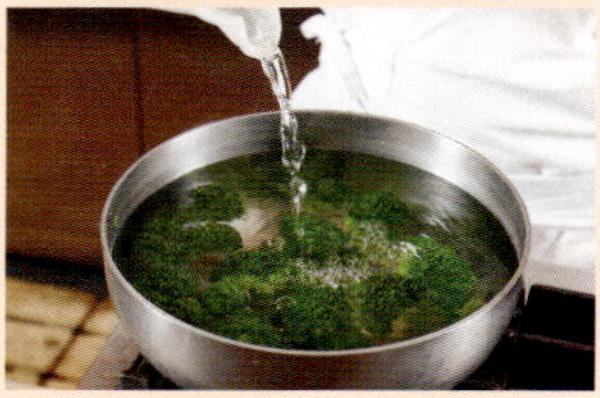

2　ブロッコリーを入れて2～3分ゆでる。温度が上がるようなら水を加える。

[さまし方]

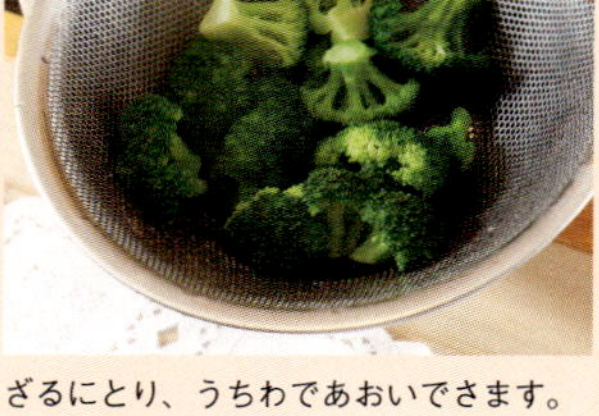

ざるにとり、うちわであおいでさます。

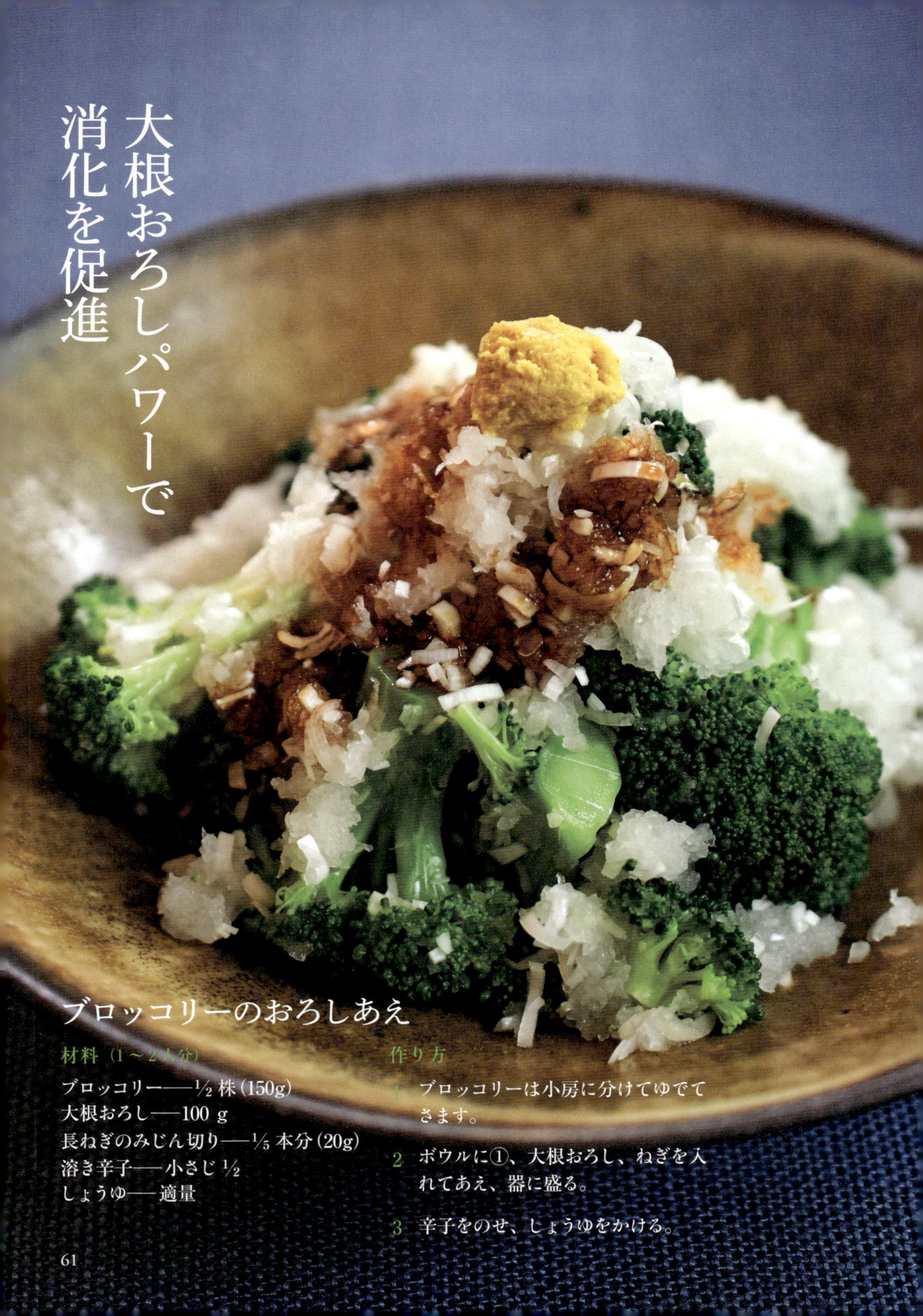

大根おろしパワーで消化を促進

ブロッコリーのおろしあえ

材料（1～2人分）

ブロッコリー——½株（150g）
大根おろし——100 g
長ねぎのみじん切り——⅕本分（20g）
溶き辛子——小さじ½
しょうゆ——適量

作り方

1. ブロッコリーは小房に分けてゆでてさます。
2. ボウルに①、大根おろし、ねぎを入れてあえ、器に盛る。
3. 辛子をのせ、しょうゆをかける。

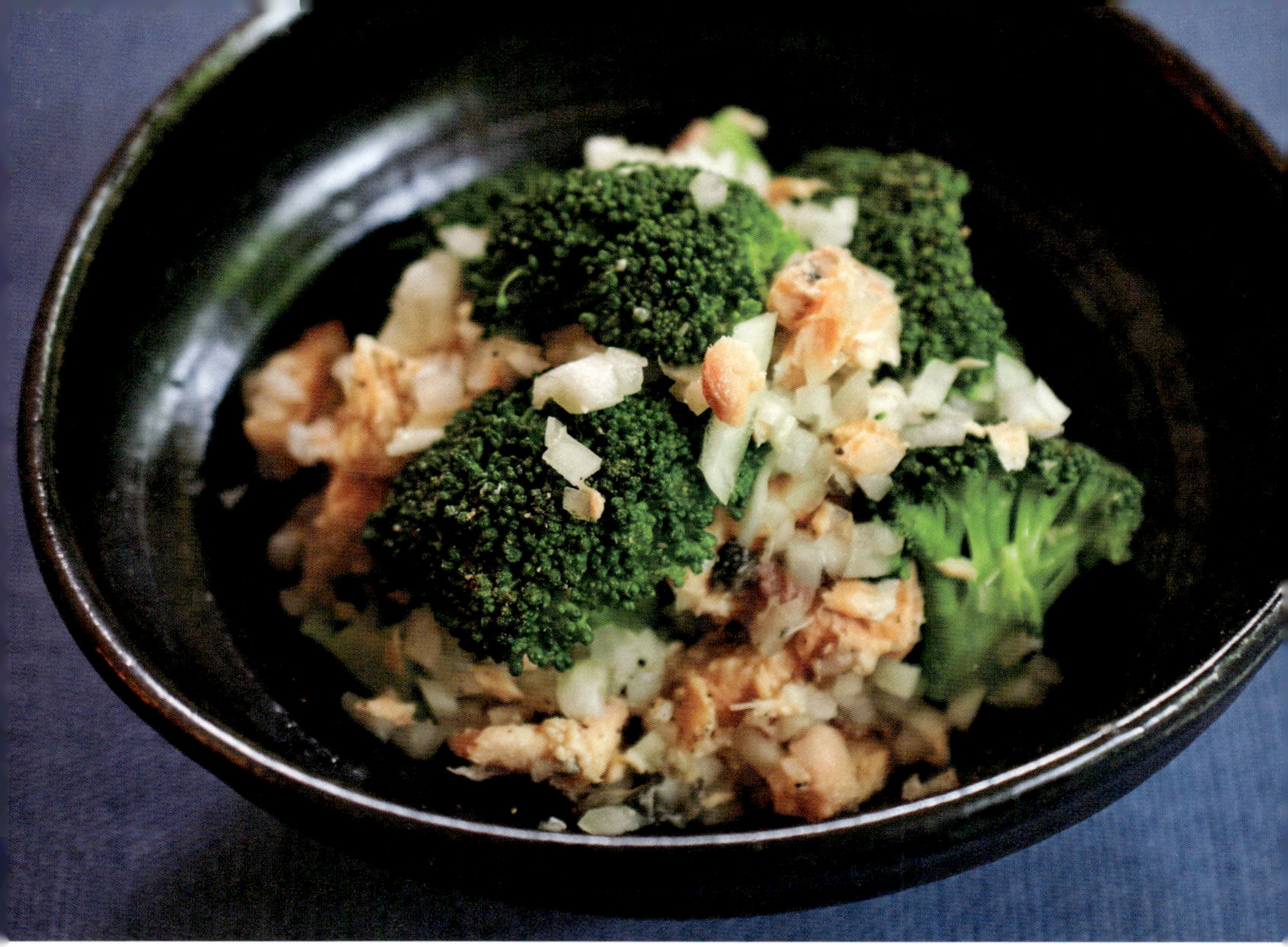

鮭のアスタキサンチンと合わせ、免疫力アップ

ブロッコリーの鮭缶あえ

材料（1～2人分）

ブロッコリー——½株（150g）
鮭缶詰——小1缶（90g）
玉ねぎのみじん切り——50g
こしょう——少々

作り方

1 ブロッコリーは小房に分けてゆでて、さます。

2 ボウルに①、身をほぐした鮭、玉ねぎを入れてあえ、こしょうをふる。
※好みでしょうゆをかけても。

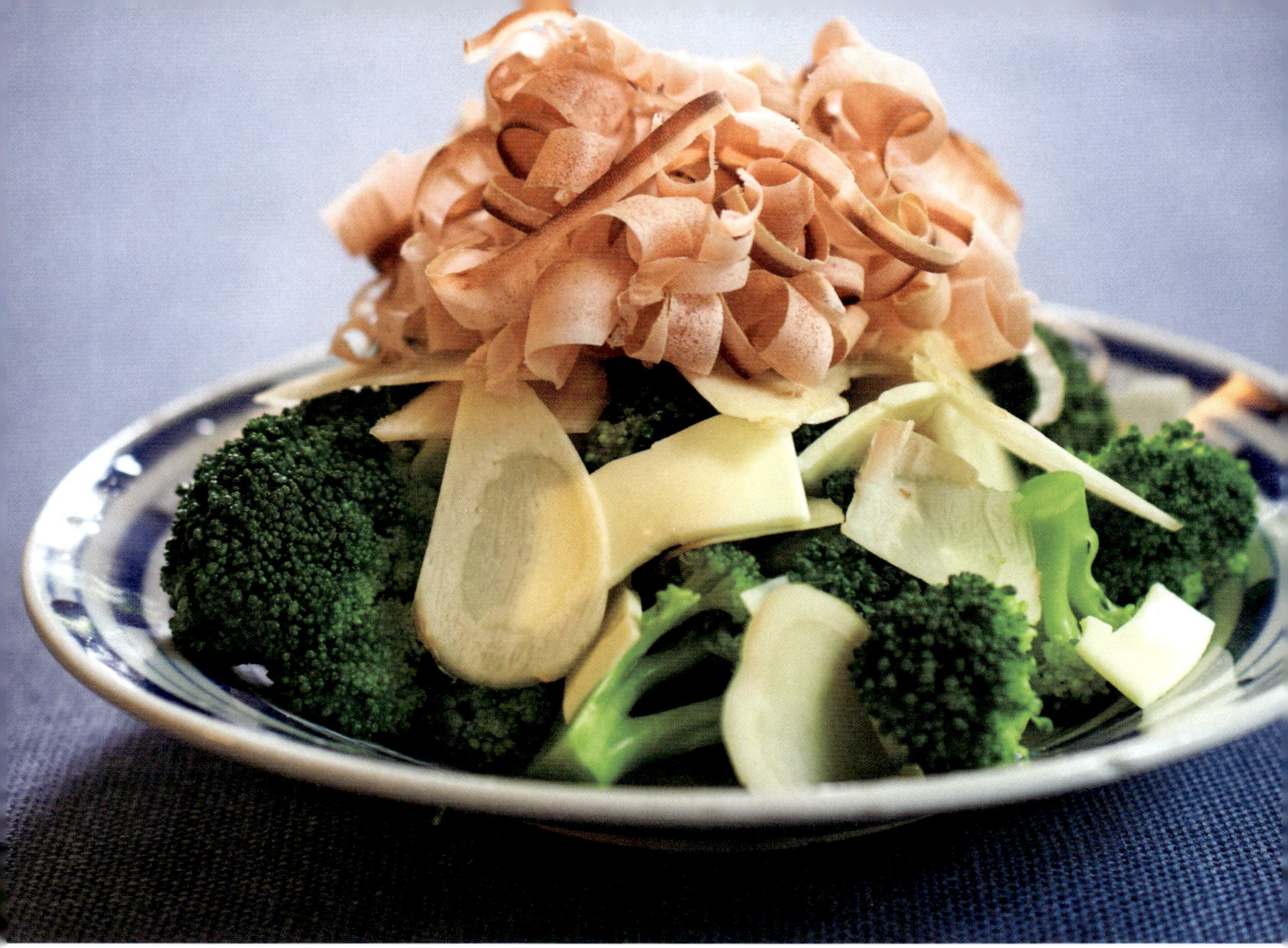

ミネラルたっぷりで満足感も充分

ブロッコリーのチーズおかかサラダ

材料（1～2人分）

ブロッコリー——½株（150g）
スライスチーズ——1枚（20g）
しょうがの薄切り——20g
削りがつお——3g

作り方

1 ブロッコリーは小房に分けてゆでて、さます。

2 器に①を盛り、チーズをちぎって入れ、しょうがを散らし、削りがつおをのせる。
※好みでしょうゆをかけても。

プロのひと手間

かつお節は食べる直前に削ると風味がよく、おいしさが格段に違う。パックされた削りがつおを使う場合は、P34の方法で。

小松菜

100gあたり14キロカロリーと低カロリー。食物繊維も含まれ、ダイエットの敵・便秘の解消になります。糖質や脂質の代謝をスムーズにするビタミンB群も豊富。カルシウムを多く含むので、不足しやすいダイエット中には意識して取り入れたい野菜です。

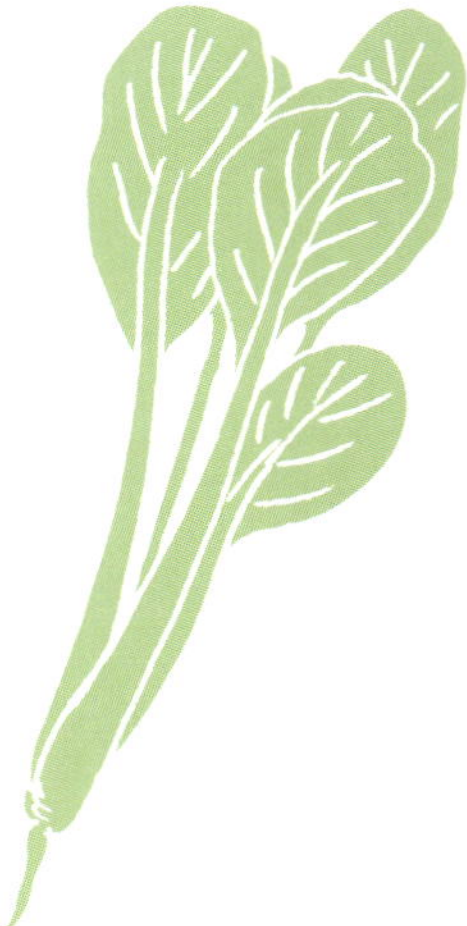

プロのひと手間

基本のゆで方とさまし方

[ゆで方]

1 茎と葉に分けて切る。根は切り落とし、砂を洗い流す。

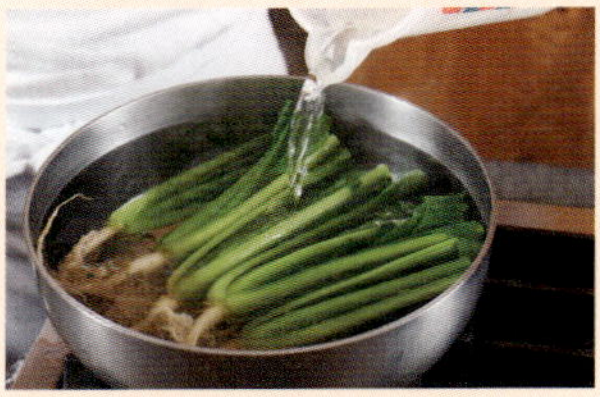

2 たっぷりの80℃の湯に茎を入れて2分ゆでる。温度が上がったら、水を加える。

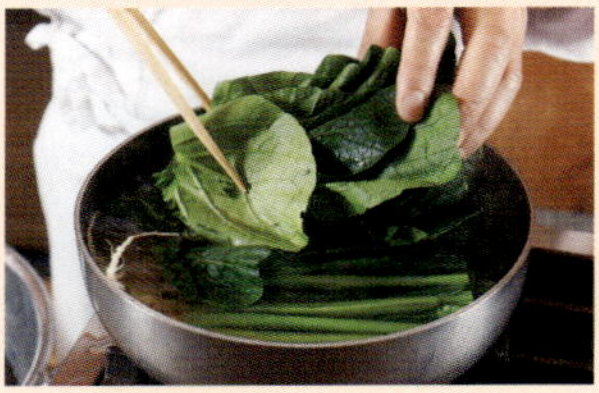

3 葉を加えて1分ゆでる。

[さまし方]

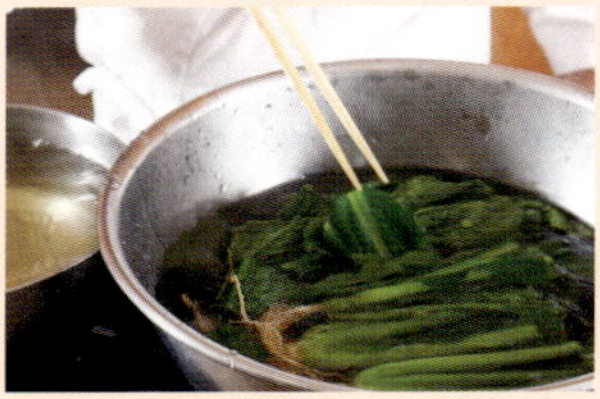

冷水に入れて粗熱をとり、ざるに広げてさます。

低カロリーが うれしい 和の定番おかず

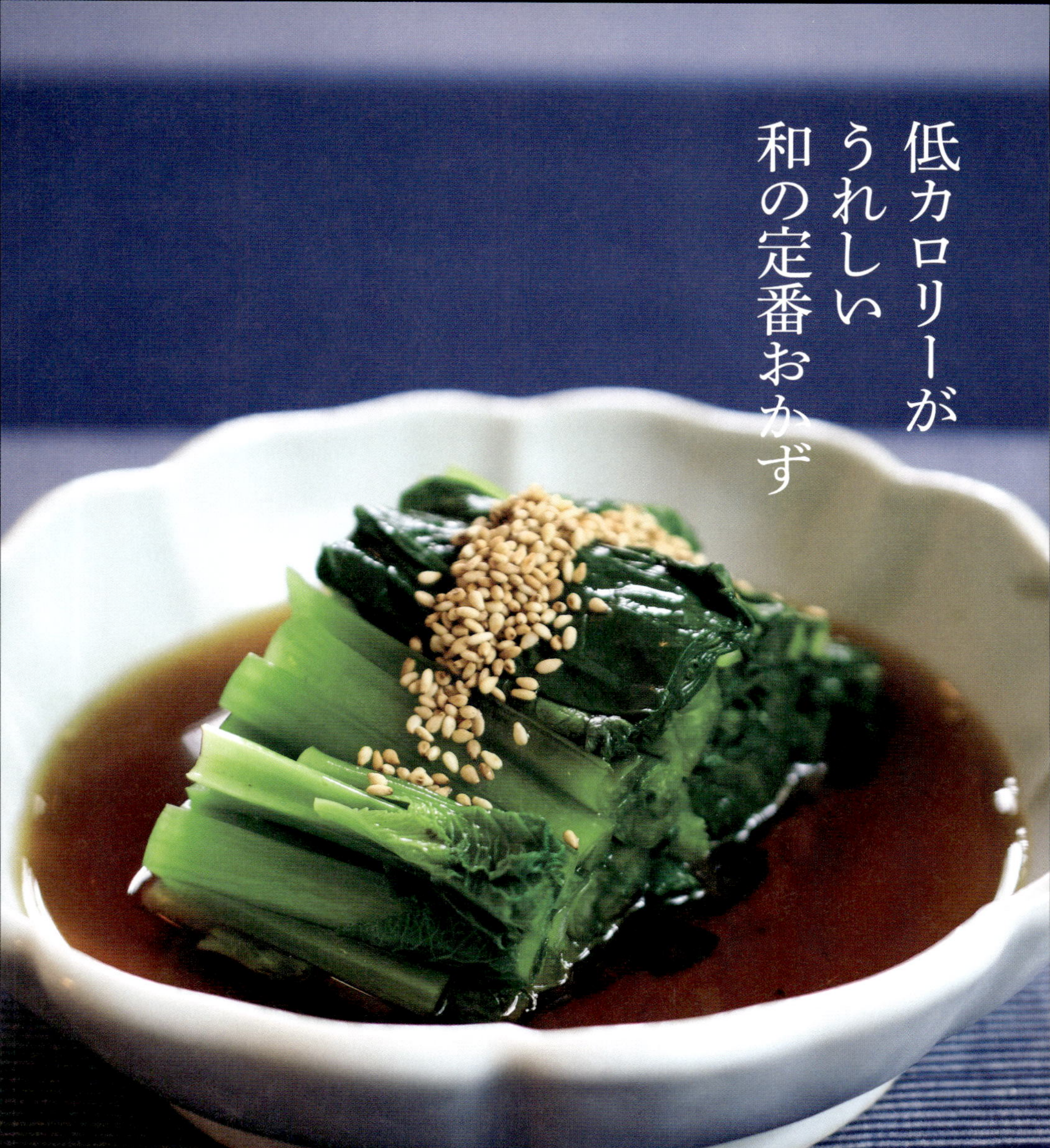

小松菜のおひたし

材料（1～2人分）

小松菜――小1束（200 g）

A
- だし汁――75mℓ
- しょうゆ――大さじ1
- 酢――大さじ1

白いりごま――小さじ1

作り方

1 小松菜はゆでてさまし、5cm長さに切る。

2 鍋にAを入れてひと煮立ちさせ、さます。

3 小松菜を器に盛り、②をかけて浸し、ごまをふる。

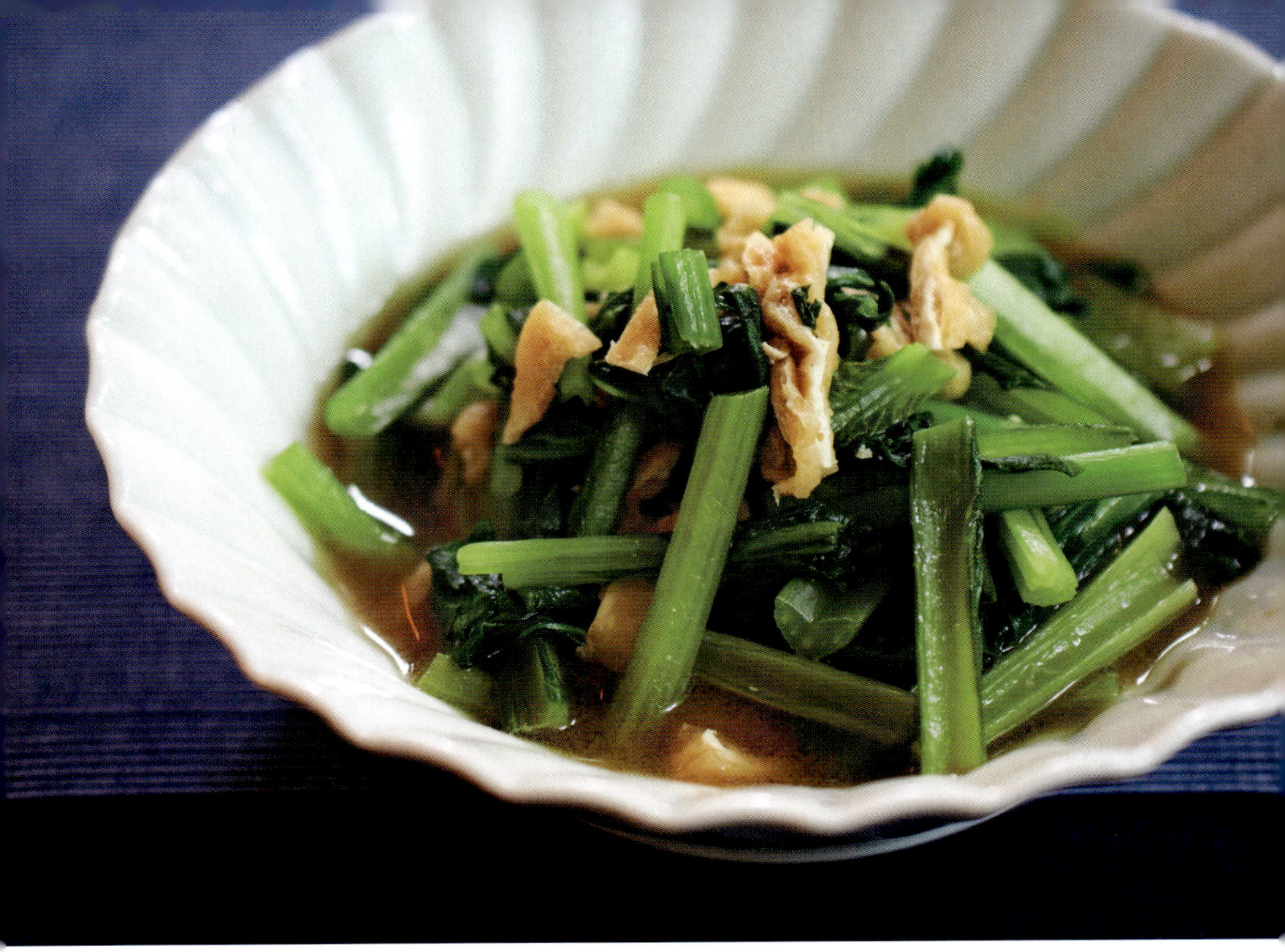

油揚げで コクとうまみを プラス

小松菜の信田煮

材料（1～2人分）

小松菜――小１束（200g）
油揚げ――１枚（30g）
A ┌ だし汁――2/3カップ
　 │ うす口しょうゆ――大さじ2/3
　 └ 酒――大さじ2/3

作り方

1　小松菜はゆでてさまし、5cm長さに切る。

2　油揚げは熱湯を通し、半分に切って短冊切りにする。

3　鍋にA、油揚げを入れてひと煮立ちさせ、①を加えて弱火で２分ほど煮る。

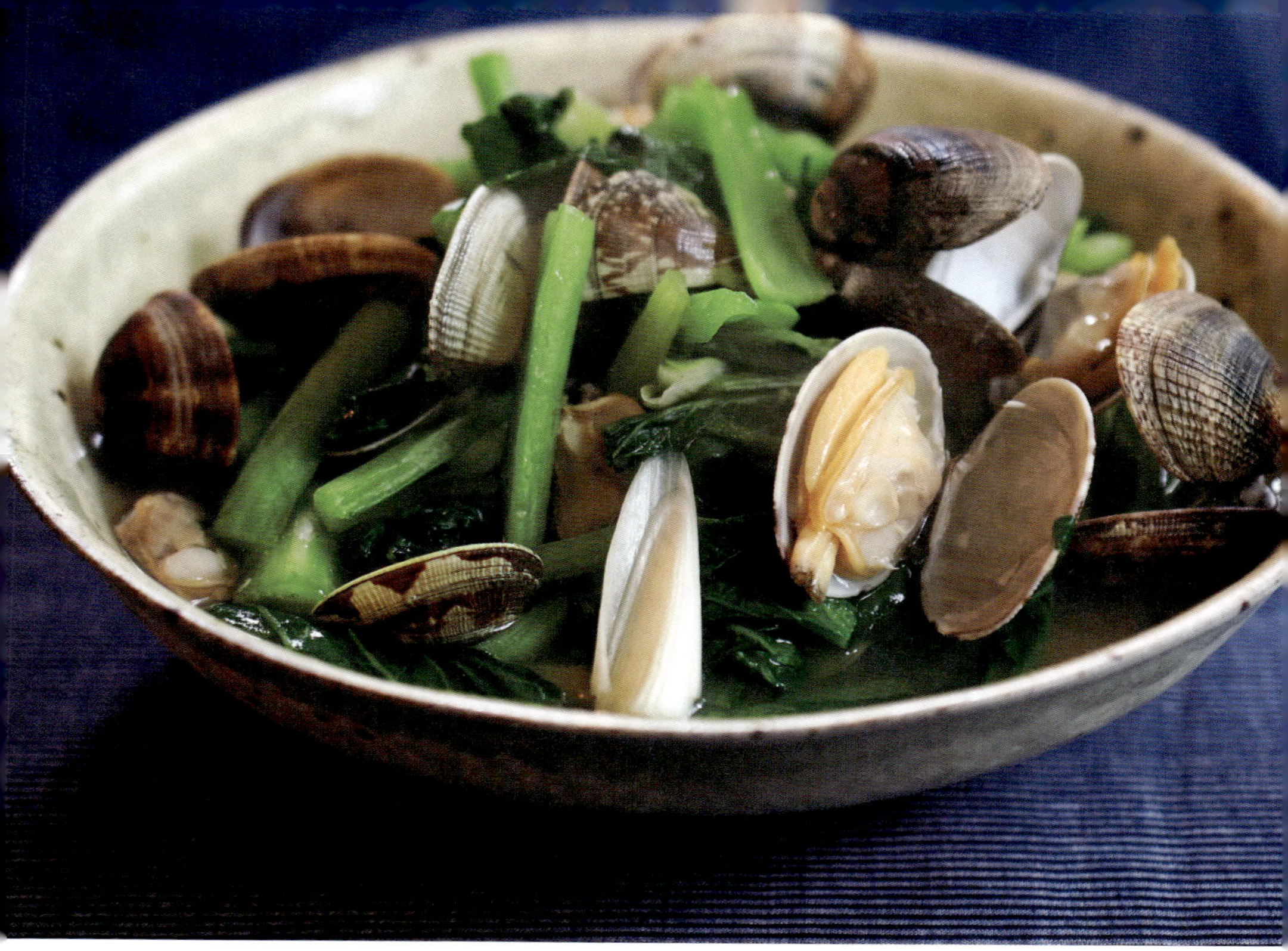

低脂肪高たんぱくのあさりと組み合わせてヘルシーに

小松菜とあさりの煮びたし

材料（1～2人分）

小松菜――1束（300g）
あさり（殻つき）――350g

A
- だし汁――2/3カップ
- うす口しょうゆ――大さじ2/3
- 酒――大さじ2/3

作り方

1. 小松菜は根を除き、5cm長さに切る。あさりは砂抜きをし、水の中で殻をこすりつけて洗い、水に2分浸し、水けをきる。
2. フライパンにあさりを入れ、小松菜をかぶせてAを注ぎ、ふたをして煮る。沸騰したら火を弱め、火を通す。

［殻つきあさり］

殻つきあさりは低カロリーで食べるのに手間もかかり、ダイエット向きの食材。海水程度の塩水につけ、冷暗所において砂抜きをする。

冷凍小松菜がすごい！

「小松菜は冷凍するとゆでたように使えます。解凍すればシャキッとした感じが残るので、おひたしにしてもおいしくできます」と野崎さん。生のまま冷凍すると小松菜の細胞壁は壊れて、ゆでたものと同じ状態になります。調理いらずで手軽なうえ、ゆでるとビタミンCなどの栄養成分が水に溶け出しますが、生のまま冷凍すれば栄養成分をそのまま丸ごと取ることができて一石二鳥。目からウロコの新しい食べ方です。

生のまま袋に入れて冷凍

1食分ずつ小分け冷凍すると便利

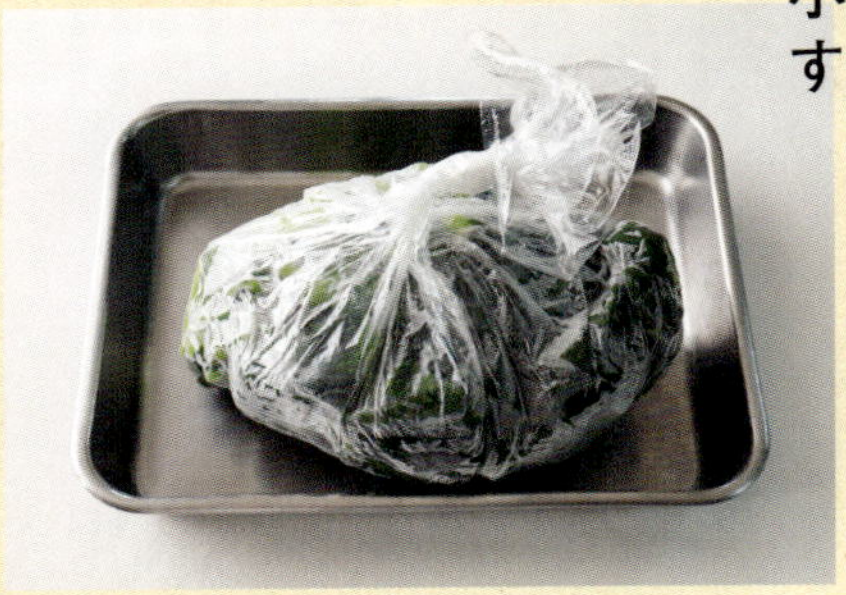

小松菜は洗い、水けをしっかり拭きとり、根元を切り落として、食べやすい大きさにカット。それをポリ袋などに入れて、中の空気をよく抜いたら冷凍庫へ入れて保存。

↓

ざるに入れて自然解凍

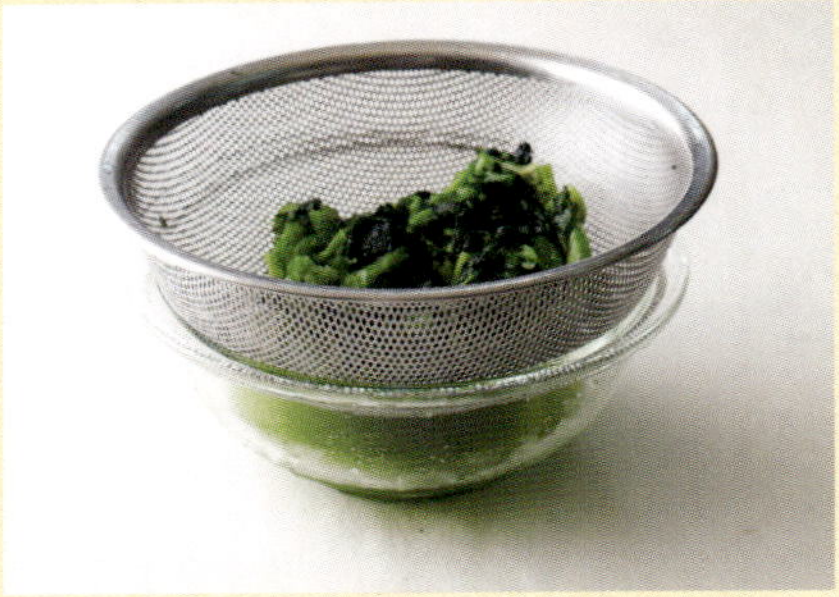

解凍するときは、ざるに入れ、ボウルを下に重ねてそのままおく。しばらくすると水分がボウルにたまる。

葉の部分はおかかとしょうゆで食べる

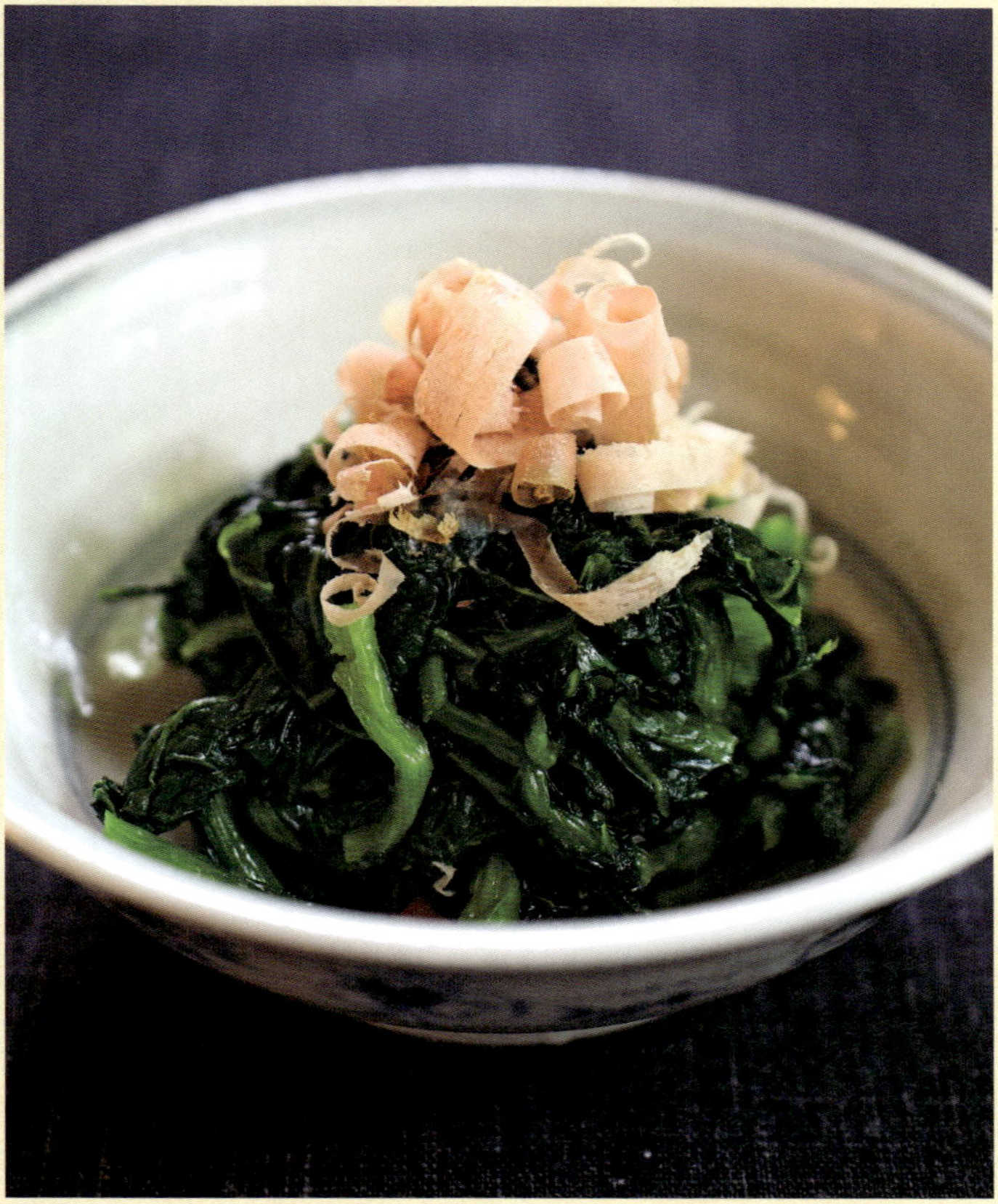

解凍したら水けをきり、削りがつおとしょうゆをかけていただく。ゆでた小松菜とも違う食感が新鮮。半解凍で食べてもシャリシャリしておいしい！

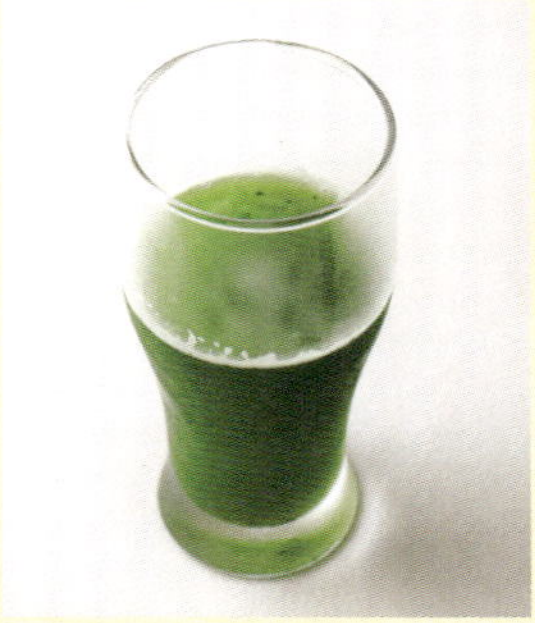

汁は捨てずにジュースやスープに

解凍して出た水分は栄養の宝庫。そのままジュースとして飲んでも甘みがあって美味。塩とこしょうで味を調え、冷たいスープにしてもよい。

ほうれん草

代表的な栄養素は鉄分です。鉄分は赤血球をつくる材料になり、貧血予防や脂肪燃焼に役立ちます。ただ、シュウ酸というアクの成分があり、多くとりすぎるとカルシウムと結びつき結石や骨粗しょう症の原因になるといわれます。ゆでることでシュウ酸は少なくなるので、ゆでて食べましょう。

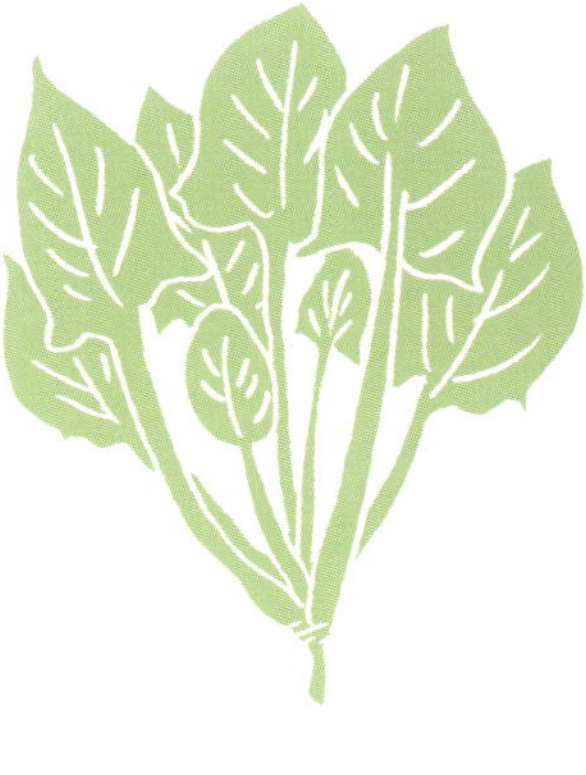

プロのひと手間

基本のゆで方とさまし方

[ゆで方]

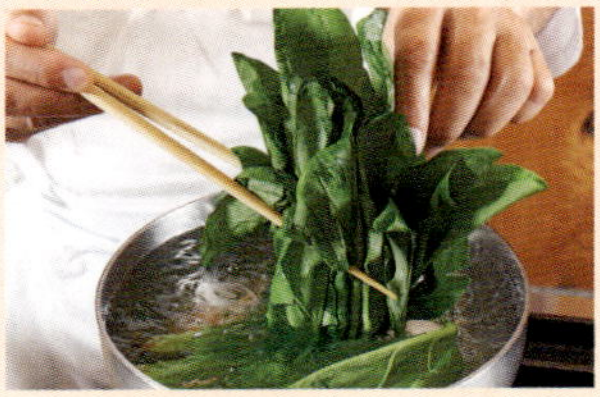

1　たっぷりの熱湯に根元から入れて20秒ゆでる。

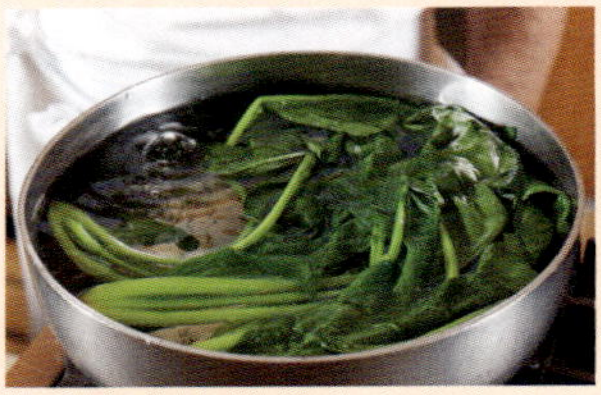

2　葉も浸し、30秒ゆでる。

[さまし方]

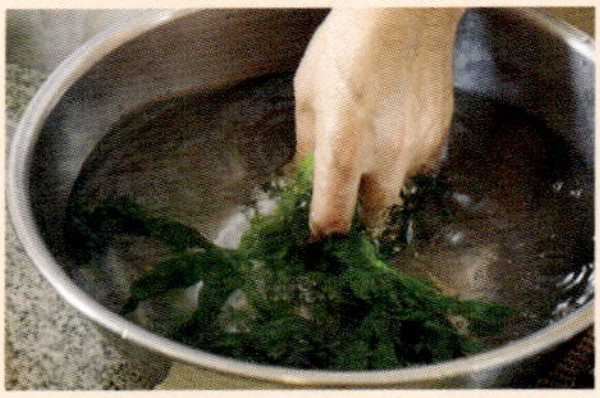

1　冷水にとり、2分ほどさらす。

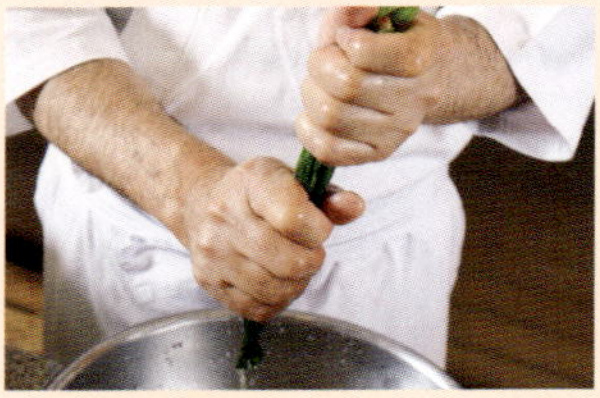

2　水けを絞る。

カルシウムを加えてさらに栄養豊富な一品に

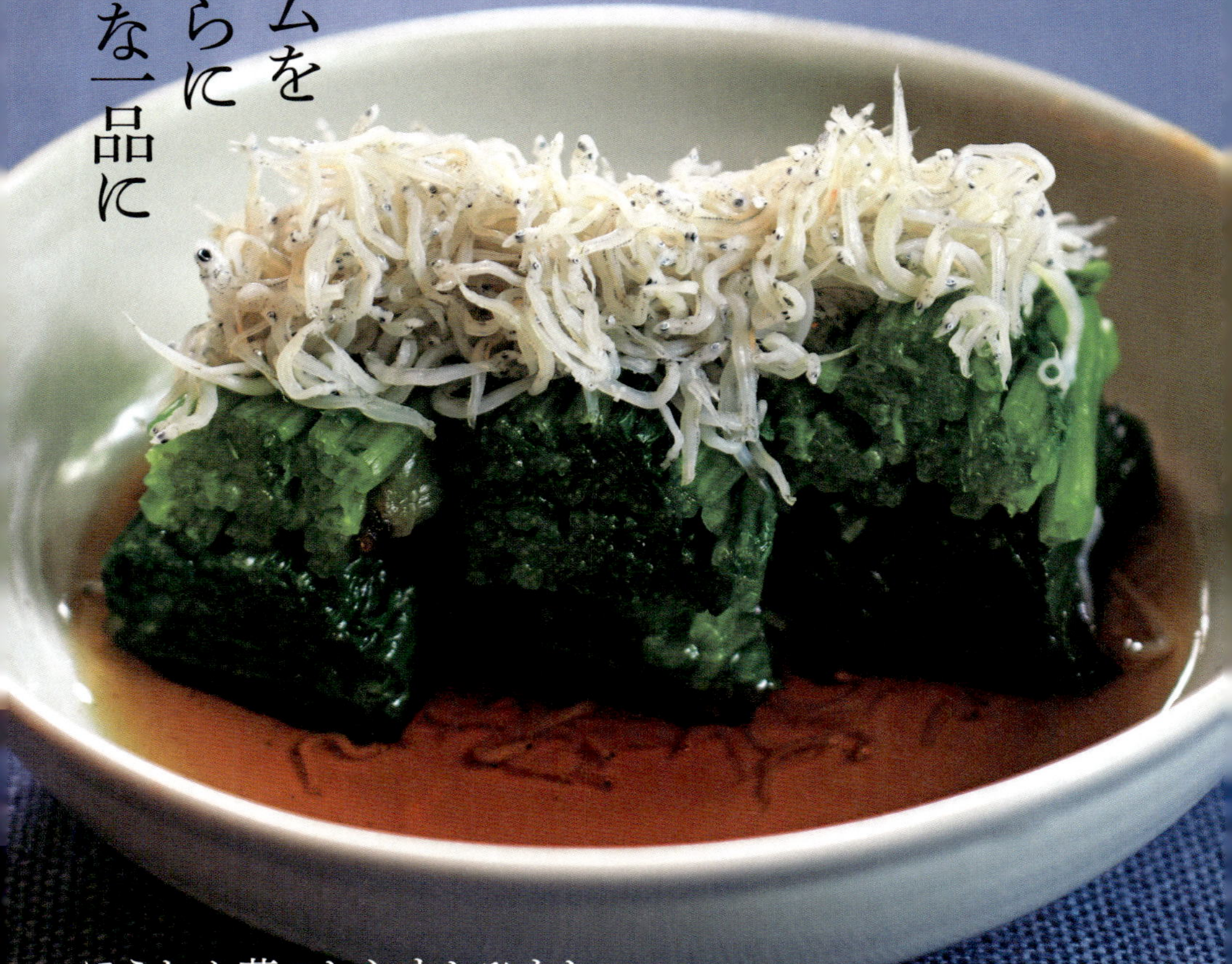

ほうれん草のしらすおひたし

材料（1～2人分）

ほうれん草――2/3束（150 g）
しらす――10 g
A ┌ だし汁――1/4カップ
　 │ しょうゆ――大さじ2/3
　 └ しょうがの絞り汁――小さじ1

作り方

1 ほうれん草はゆでて水にさらして水けを絞り、4cm長さに切る。

2 ①を器に盛り、合わせたAをかけ、しらすをのせる。

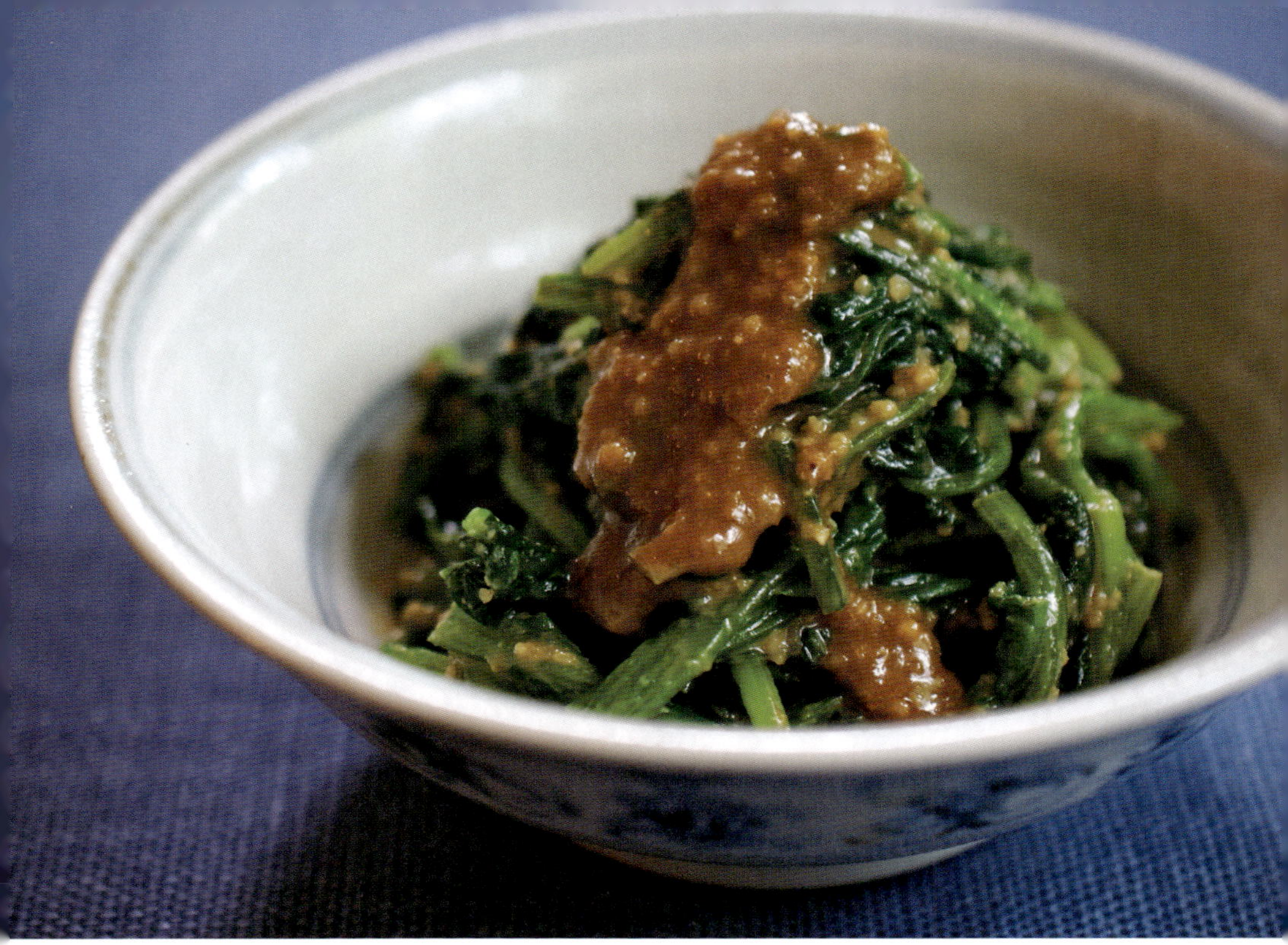

ナッツのビタミンEで血液さらさらに

ほうれん草のカシューナッツあえ

材料（1～2人分）

ほうれん草――$\frac{2}{3}$束（150g）
カシューナッツ――25g

A
- 酢（煮切ってさます）――大さじ1
- しょうゆ――大さじ2
- 黒砂糖（包丁で細かく刻む。または砂糖）――10g

作り方

1. ほうれん草はゆでて水にさらし、水けを絞って4cm長さに切る。
2. すり鉢にカシューナッツを入れてすり、Aを加えて①をあえる。

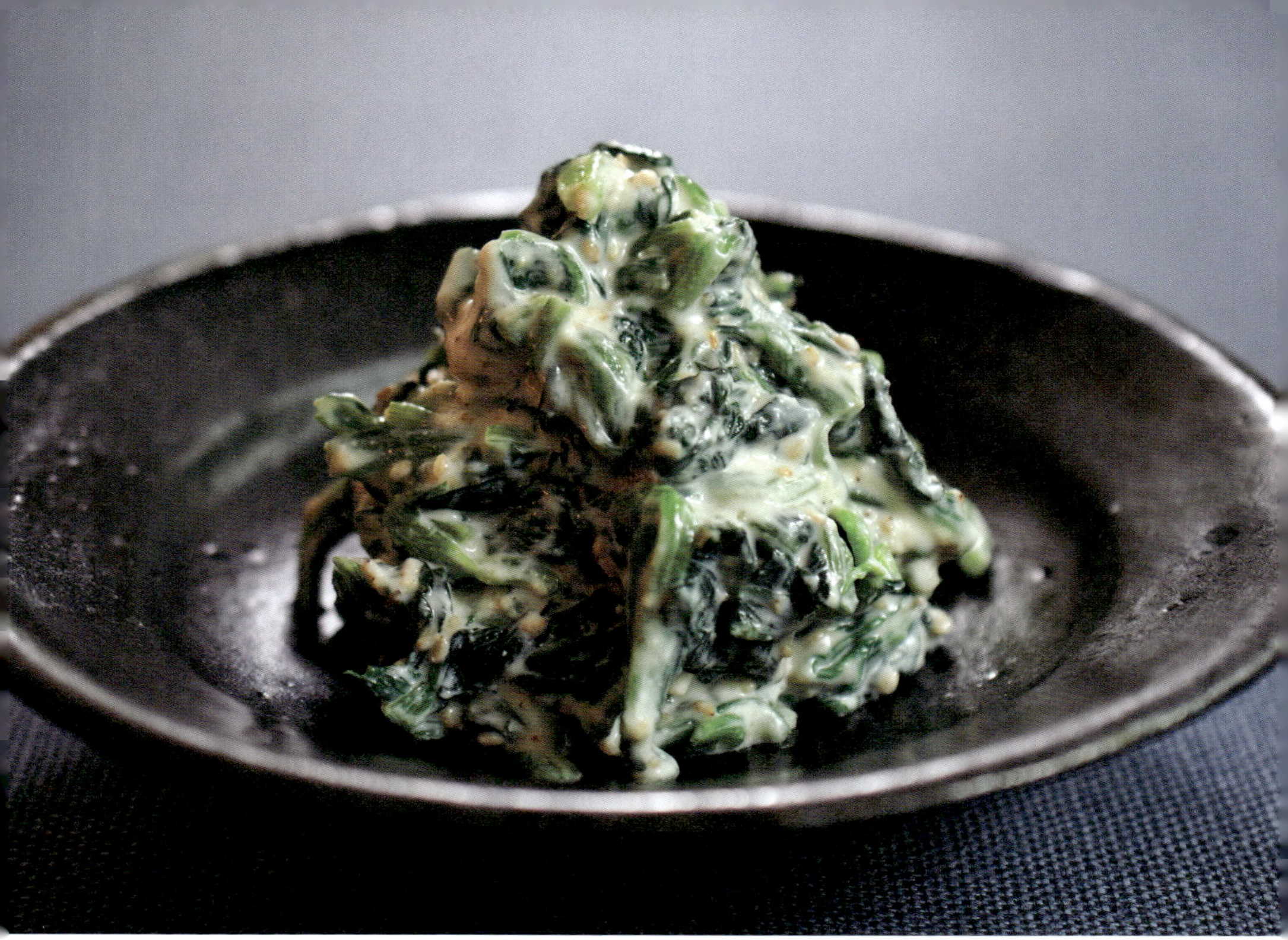

豆腐でたんぱく質を摂取

ほうれん草の白あえ

材料（1～2人分）

ほうれん草——$^{2}/_{3}$束（150g）

A
- 豆腐（軽く絞ったもの）——$^{1}/_{3}$丁（100g）
- 砂糖——大さじ1
- うす口しょうゆ——小さじ2
- 白いりごま——10g

作り方

1. ほうれん草はゆでて水にさらし、しょうゆ小さじ2（分量外）でもみ、汁けを絞る。
2. Aを合わせ、①をあえる。

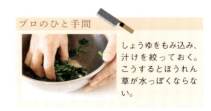

プロのひと手間

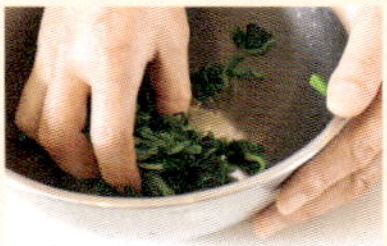

しょうゆをもみ込み、汁けを絞っておく。こうするとほうれん草が水っぽくならない。

かぶ

かぶの実には消化を助ける酵素が含まれ、生では胸やけなどに効果があり、加熱すれば胃腸を温め、冷えを予防します。そのほか葉酸は細胞を活性化させ、新陳代謝を活発にしてくれます。かぶの葉もβカロテン、ビタミンB_1・B_2・Cなどが多く含まれて栄養豊富。残さず食べたいものです。

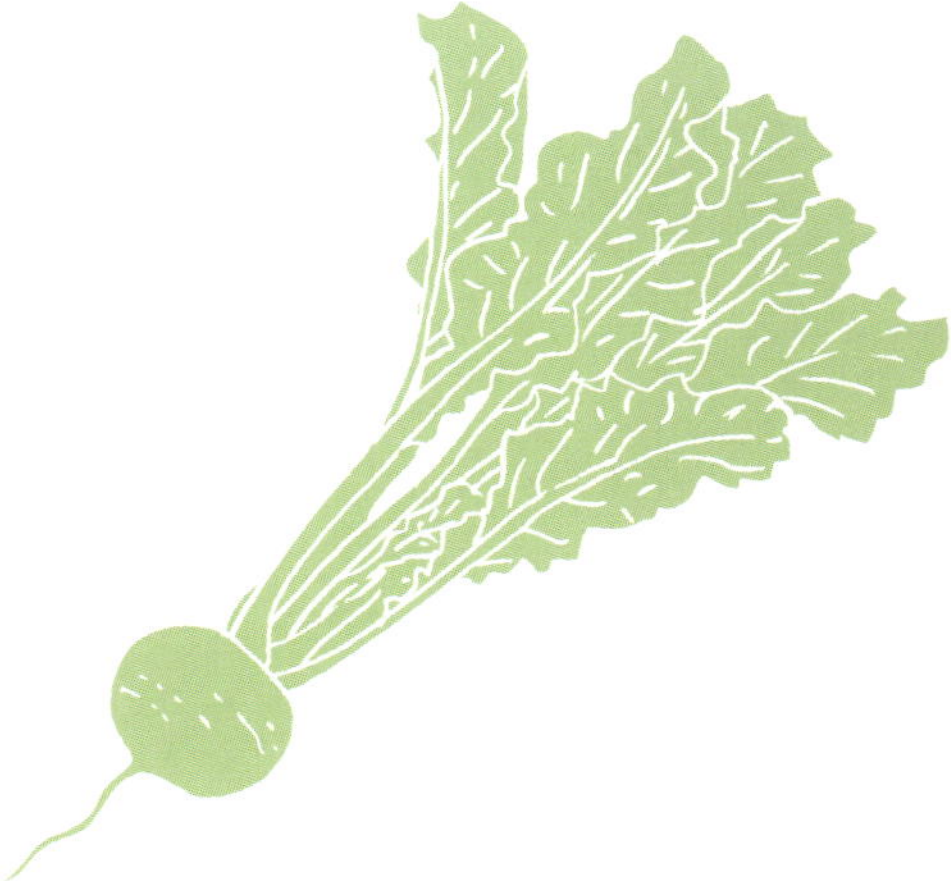

プロのひと手間

基本のゆで方とさまし方

[ゆで方]

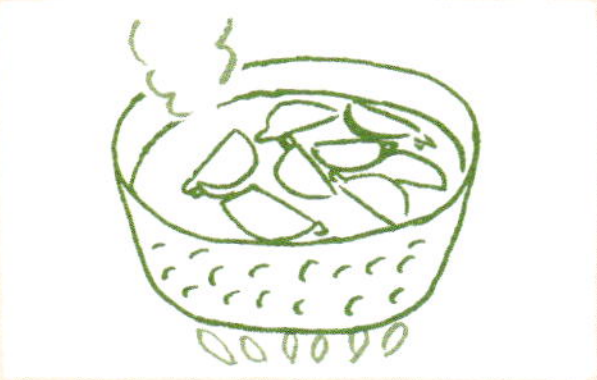

1 実は茎を2〜3㎝残して皮をむき、8等分にしてたっぷりの80℃の湯でゆでる。

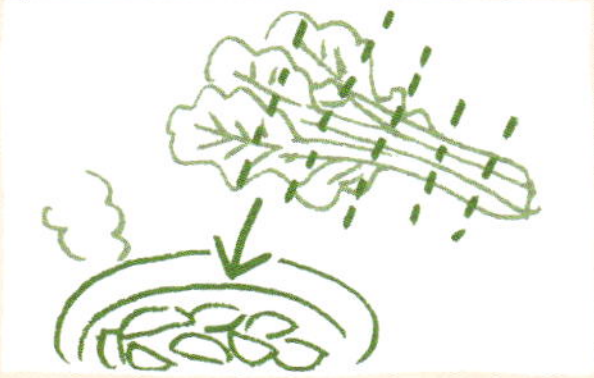

2 5分たったら、4㎝長さに切った茎と葉を加えて2分ゆでる。

[さまし方]

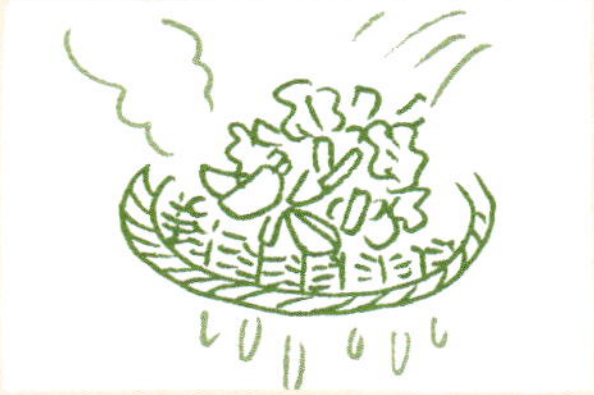

ざるに上げてさます。

[トマトだれ]

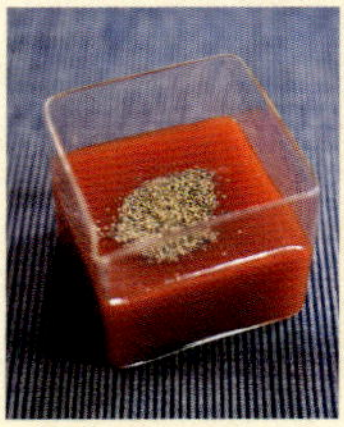

うまみのあるトマトジュースはたれのベースに最適。粗びき黒こしょうをきかせて。シーフードサラダなどにもよく合う。

油揚げは油を落とすように焼いて

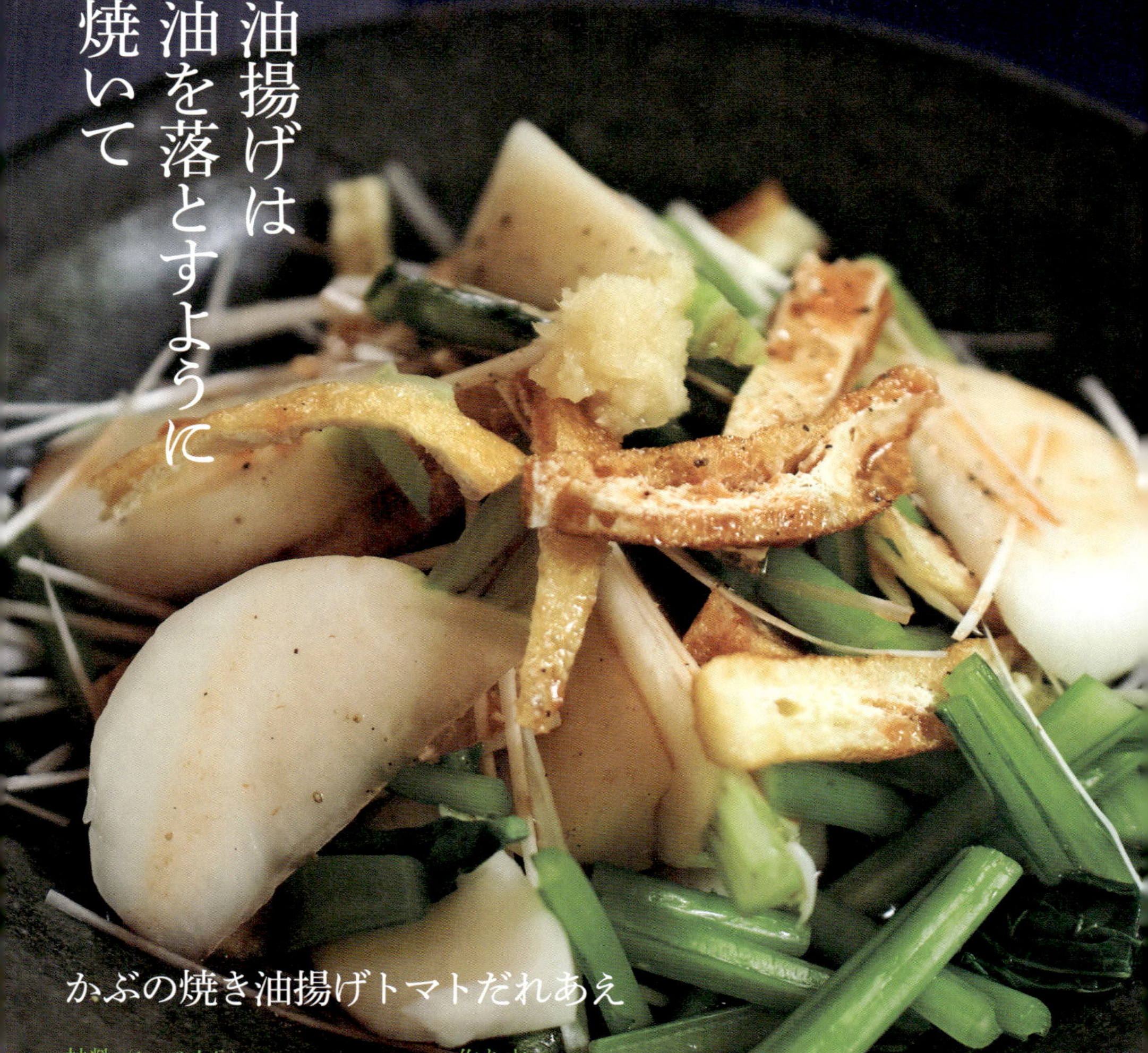

かぶの焼き油揚げトマトだれあえ

材料（1～2人分）

かぶ――小2個（150g）
かぶの茎と葉――50g
油揚げ――1枚（30g）
長ねぎ――½本
おろししょうが――小さじ1

A
- トマトジュース――60mℓ
- 水――大さじ2
- うす口しょうゆ――小さじ1
- 長ねぎのみじん切り――15g
- 粗びき黒こしょう――適量

作り方

1 かぶは茎を2～3cm残して皮をむき、8等分に切る。茎と葉は4cm長さに切り、ともにゆでてざるにとる。

2 ねぎは白髪ねぎにする（P30参照）。油揚げは網でかりっと焼き、短冊に切る。

3 かぶ、茎と葉、ねぎ、油揚げを混ぜ、器に盛っておろししょうがをのせ、合わせたAをかける。

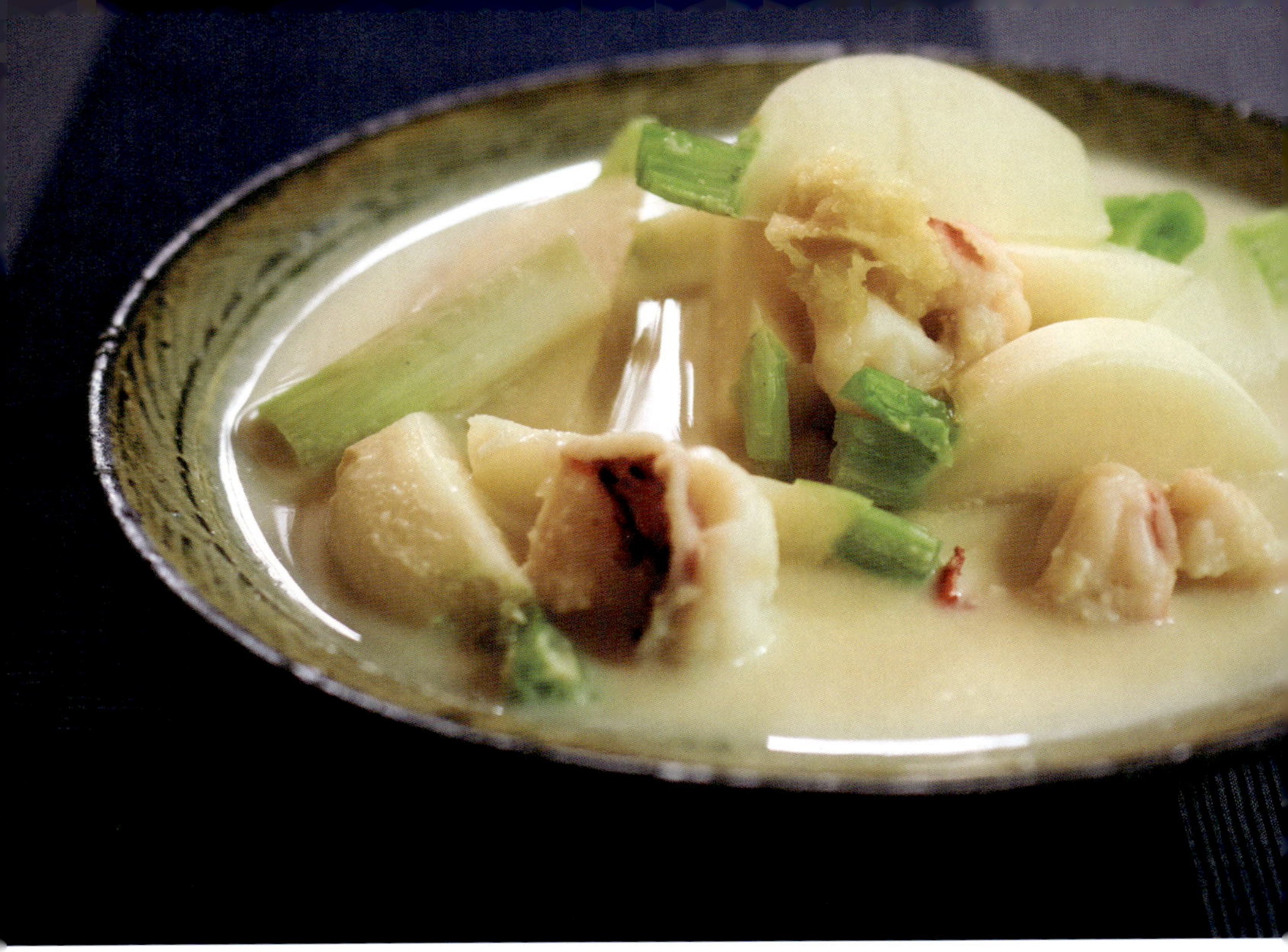

えびと豆乳の
うまみが詰まった
やさしい味

かぶとえびの豆乳煮

材料（1〜2人分）

かぶ——小2個（150g）
えび——3尾
長ねぎ——8cm
おろししょうが——小さじ1

A
- 豆乳——⅔カップ
- 水——¼カップ
- うす口しょうゆ——大さじ⅔

作り方

1 かぶは茎を2〜3cm残して皮をむき、8等分に切り、ゆでてざるにとる。

2 えびは殻をむき、背開きにして背わたを除き、水洗いして水けをきる。ねぎは長さを半分に切り、両側面に4〜5カ所浅く包丁を入れる。

3 鍋にA、①、②を入れて火にかけ、弱火で沸騰させずに5〜6分煮て、おろししょうがを加える。

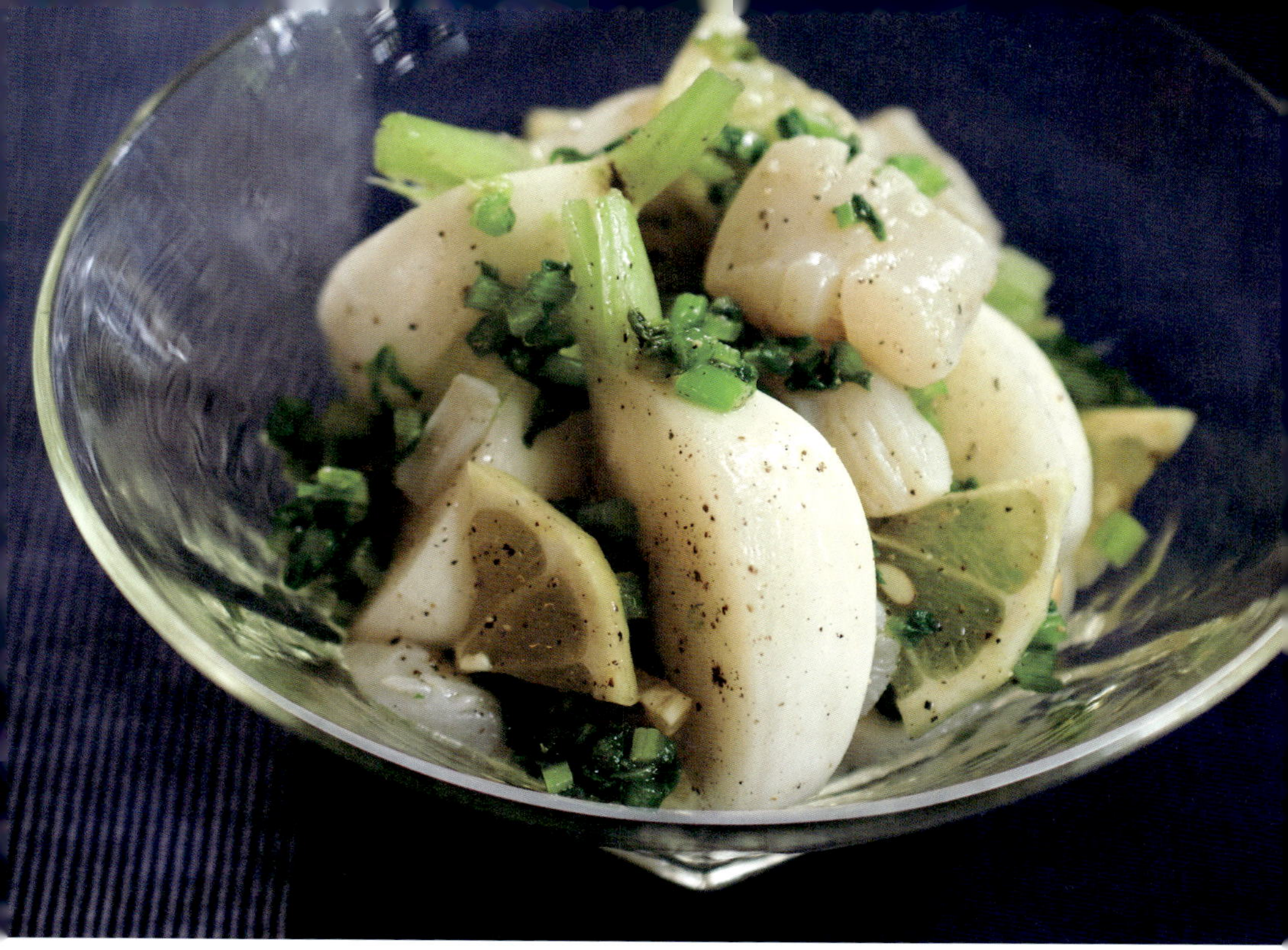

帆立のタウリンとレモンのクエン酸で疲労回復

かぶと帆立のレモンあえ

材料（1～2人分）

かぶ──小2個（150g）
かぶの茎と葉──30g
帆立貝柱──2個
レモン──½個
ごま油──小さじ1
塩、粗びき黒こしょう──各適量

作り方

1 かぶは茎を2～3㎝残して皮をむき、8等分に切り、茎と葉は4㎝長さに切り、ともにゆでてざるにとる。茎と葉は小口切りにする。

2 帆立は手で4等分に裂き、70℃の湯に20秒浸して冷水にとり、水けをきる。

3 レモンは皮をむき、いちょう切りにする。

4 かぶ、茎と葉、帆立をレモンとあえ、ごま油を加えて塩、こしょうで味を調える。

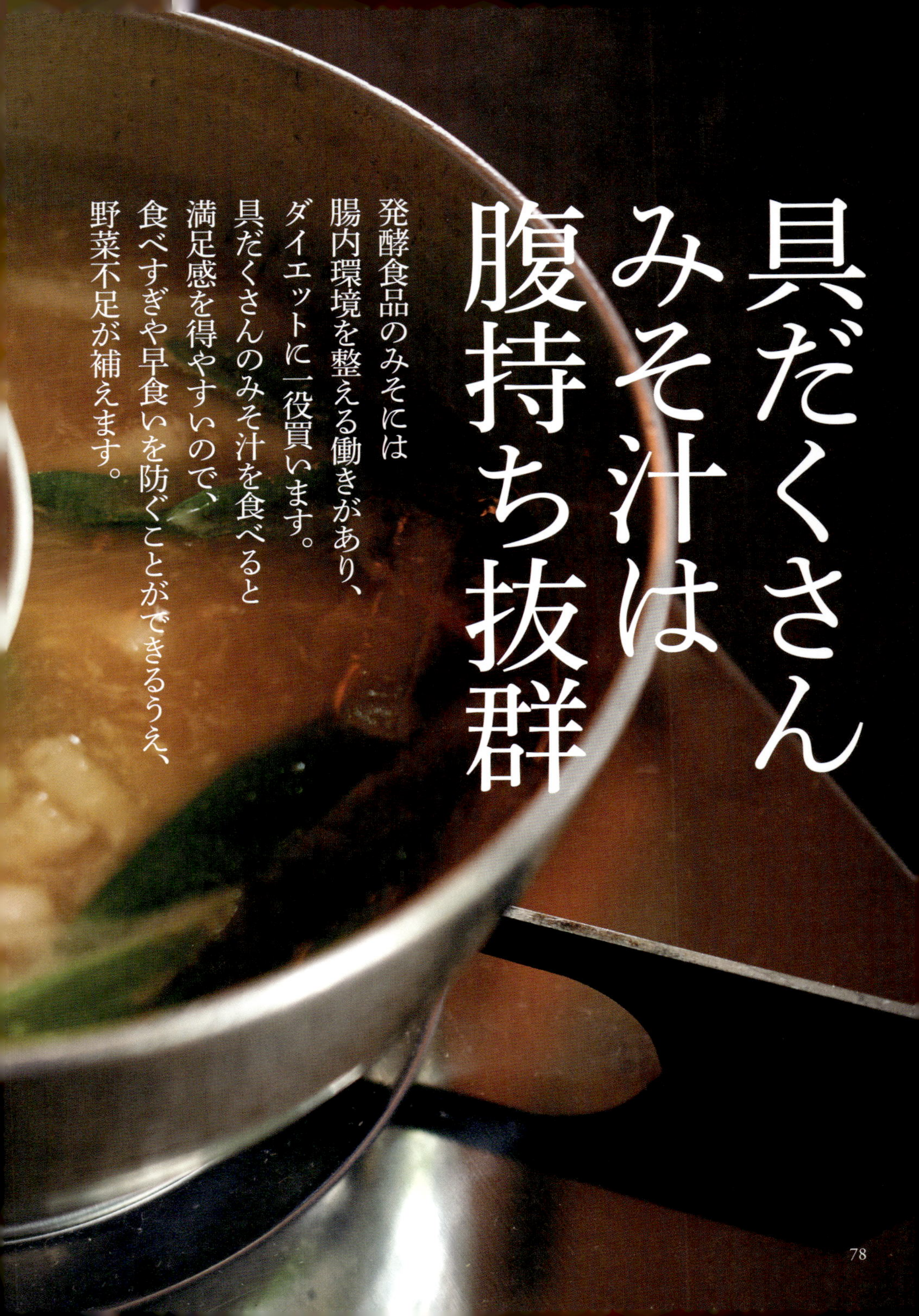

具だくさんみそ汁は腹持ち抜群

発酵食品のみそには腸内環境を整える働きがあり、ダイエットに一役買います。具だくさんのみそ汁を食べると満足感を得やすいので、食べすぎや早食いを防ぐことができるうえ、野菜不足が補えます。

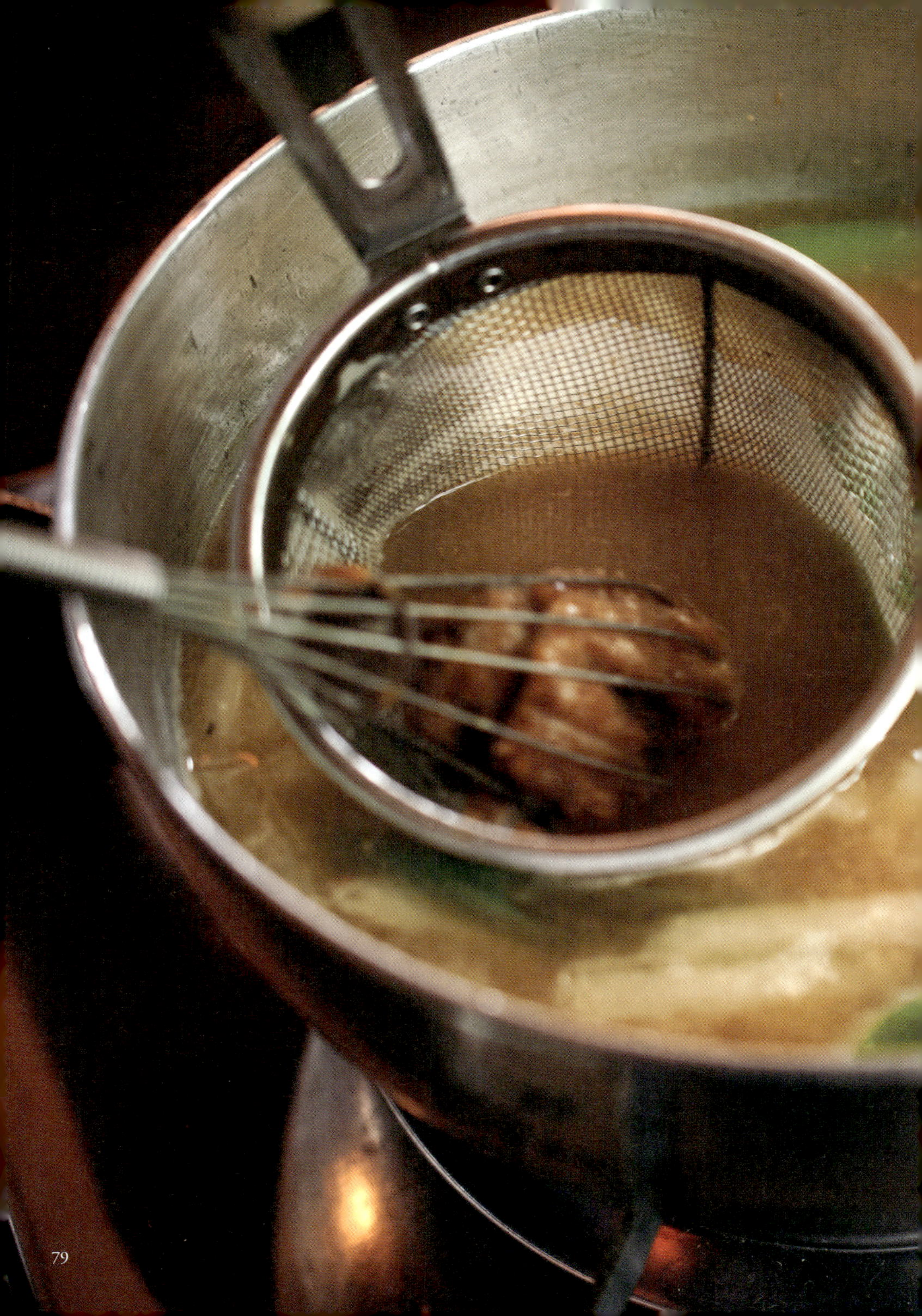

基本のだし

だしのとり方

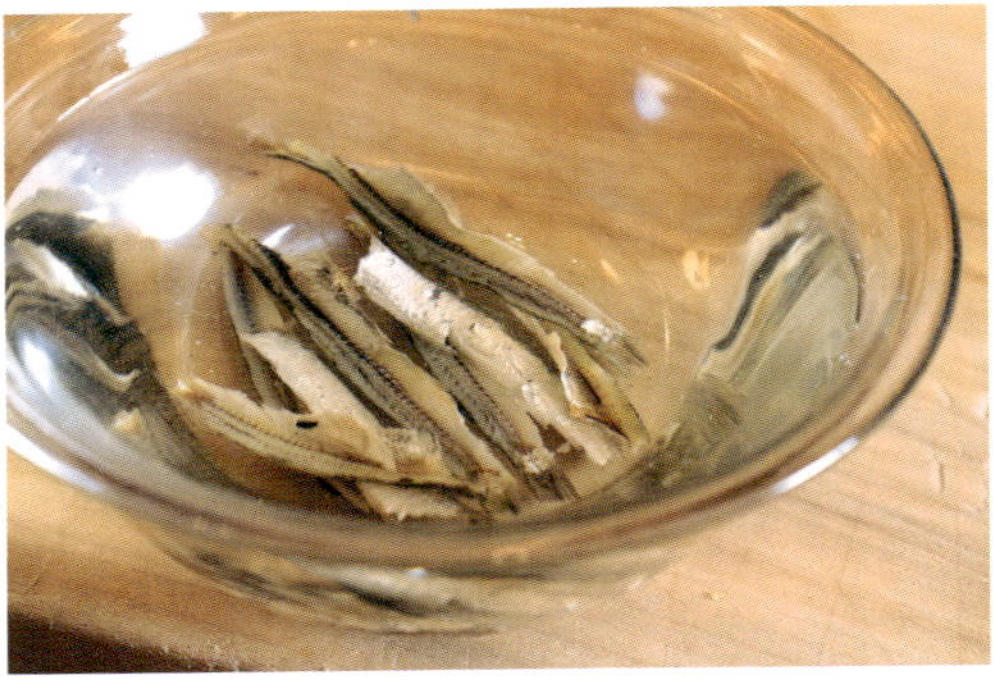

だし汁は水に頭と内臓を除いた煮干しを入れて、1時間以上おいたものを使う。水2½カップ(500mℓ)に煮干し6尾(10g)程度の割合で。
＊時間がなければ一緒に火にかけてもよい。

プロのひと手間　P81~91の

[下ごしらえ]

シャキッとした食感を残したいもやし、にんじんや、煮込むとやわらかくなりやすいしいたけなどは、あらかじめ熱湯でさっとゆでる。

[みそ]

みそに含まれるサポニンとコリンという成分には、脂肪を減らす働きがある。整腸作用もあり、ダイエットの強い味方。

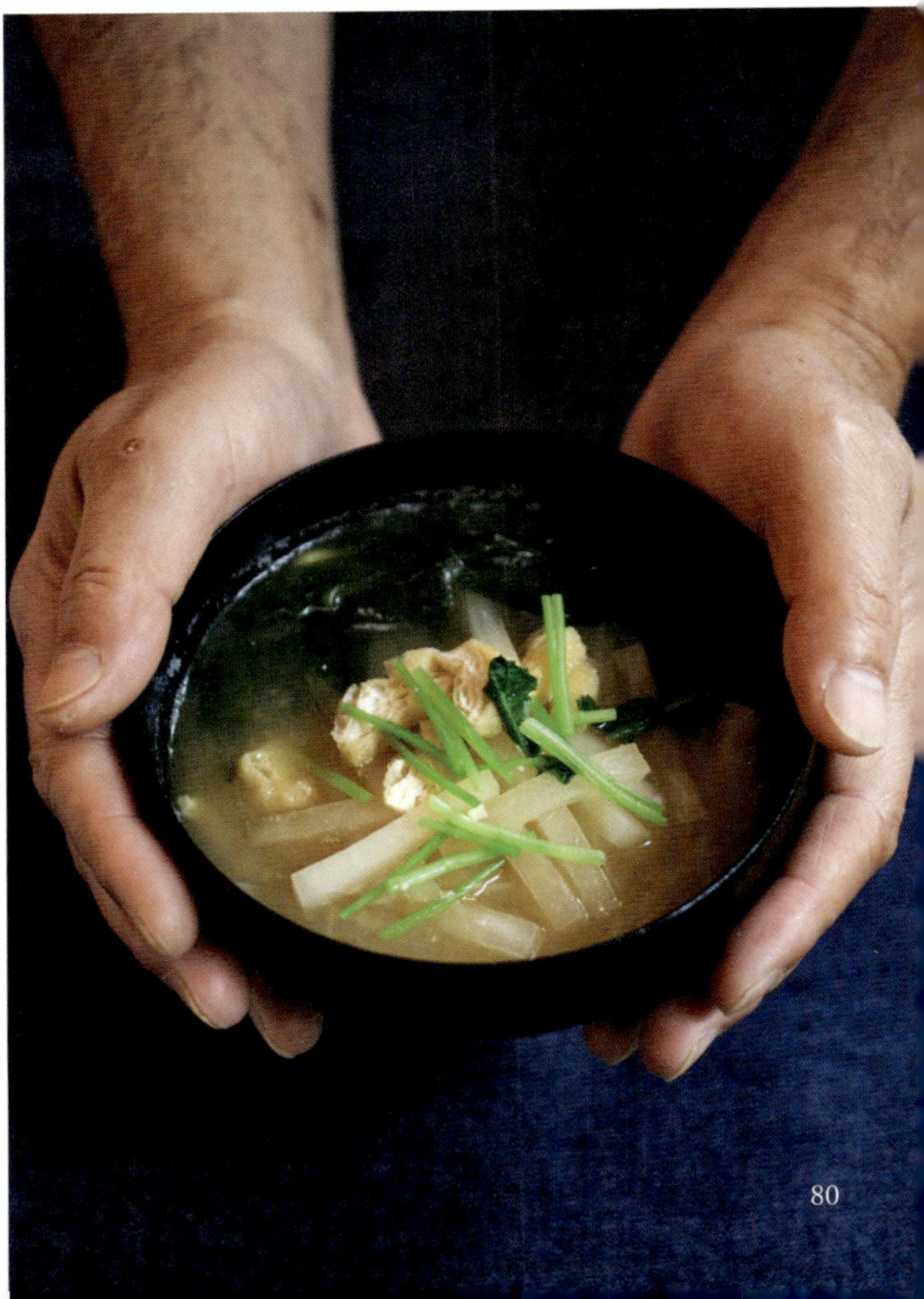

野﨑さんおすすめのだし汁250mℓ＋野菜150gのみそ汁。一椀で食べごたえ充分。

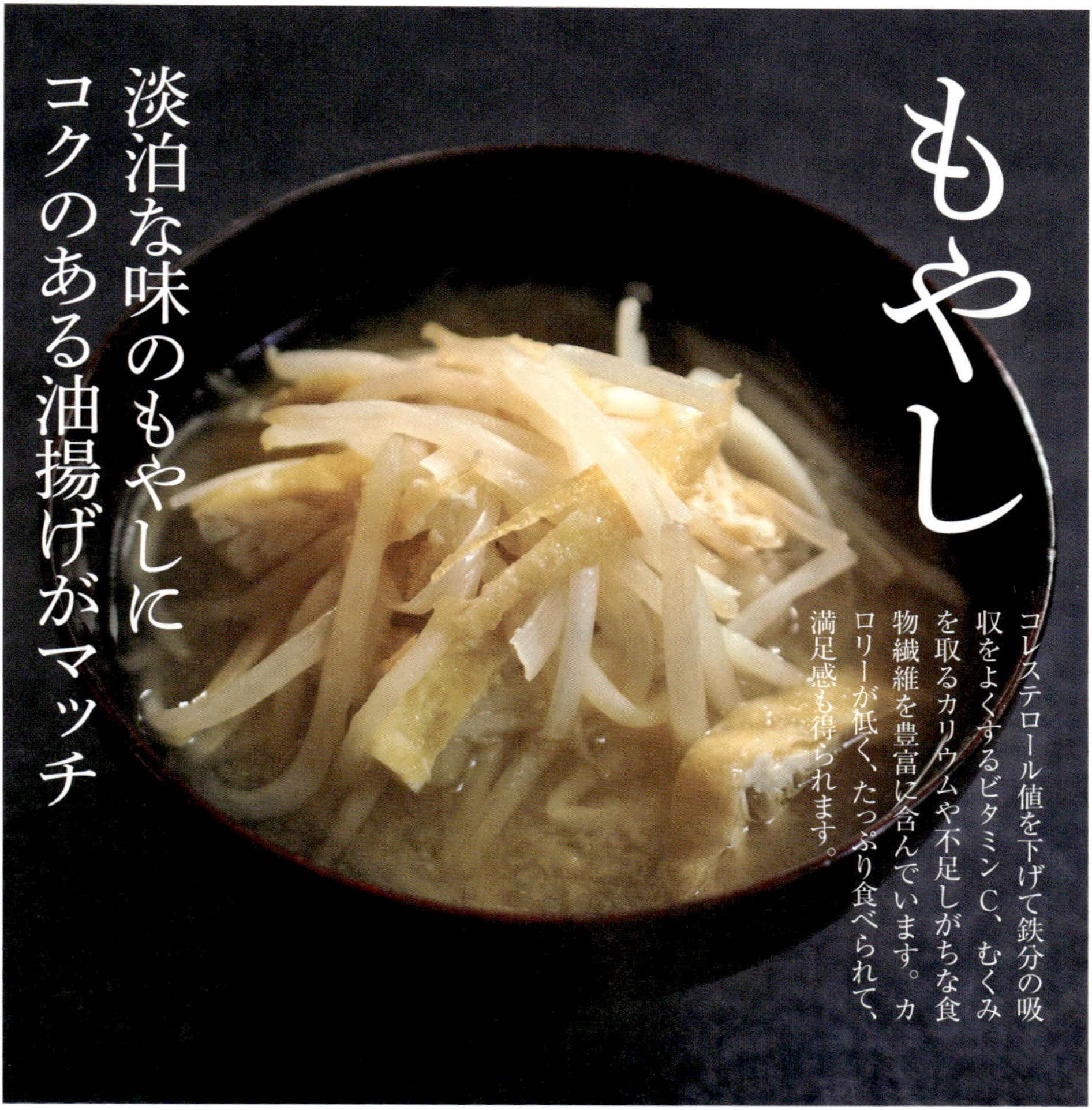

もやし

淡泊な味のもやしに
コクのある油揚げがマッチ

コレステロール値を下げて鉄分の吸収をよくするビタミンC、むくみを取るカリウムや不足しがちな食物繊維を豊富に含んでいます。カロリーが低く、たっぷり食べられて、満足感も得られます。

もやし、油揚げとねぎのみそ汁

材料（1～2人分）

もやし――½袋（100g）
油揚げ――1枚（30g）
長ねぎ――30g
だし汁（水＋煮干し）
――1¼カップ
みそ――20g

作り方

1 もやしはひげ根を取り、熱湯にさっと通し、水けをきる。油揚げは熱湯をかけて油抜きし、半分に切って細切りにする。ねぎはせん切りにする。

2 鍋にだし汁、もやし、油揚げを入れて火にかけ、沸騰したらみそを溶き入れ、1分煮て火を止め、ねぎを加える。

栄養豊富な
なめことにらでパワーアップ

余分な塩分を排出する
働きのある海藻を加えて

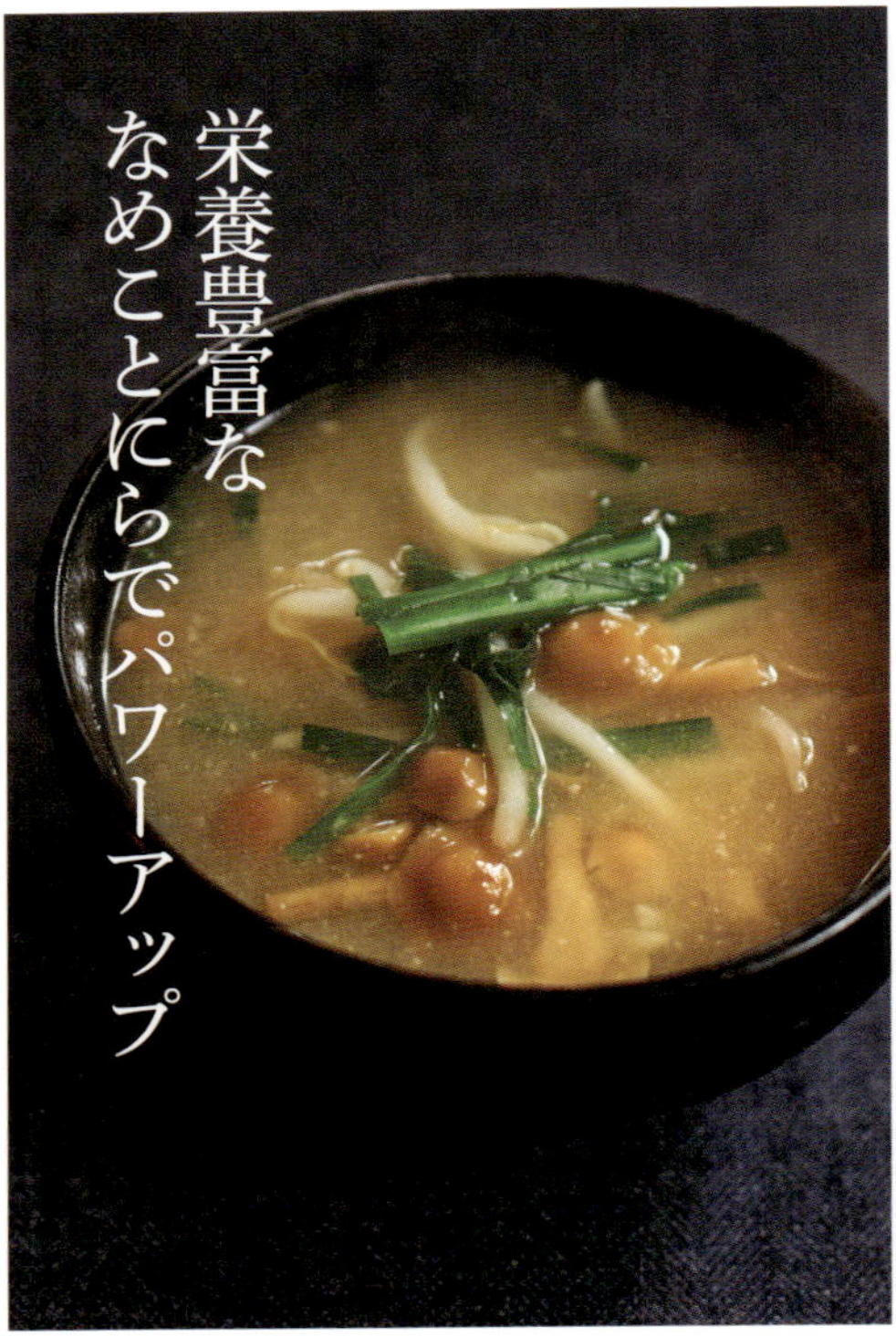

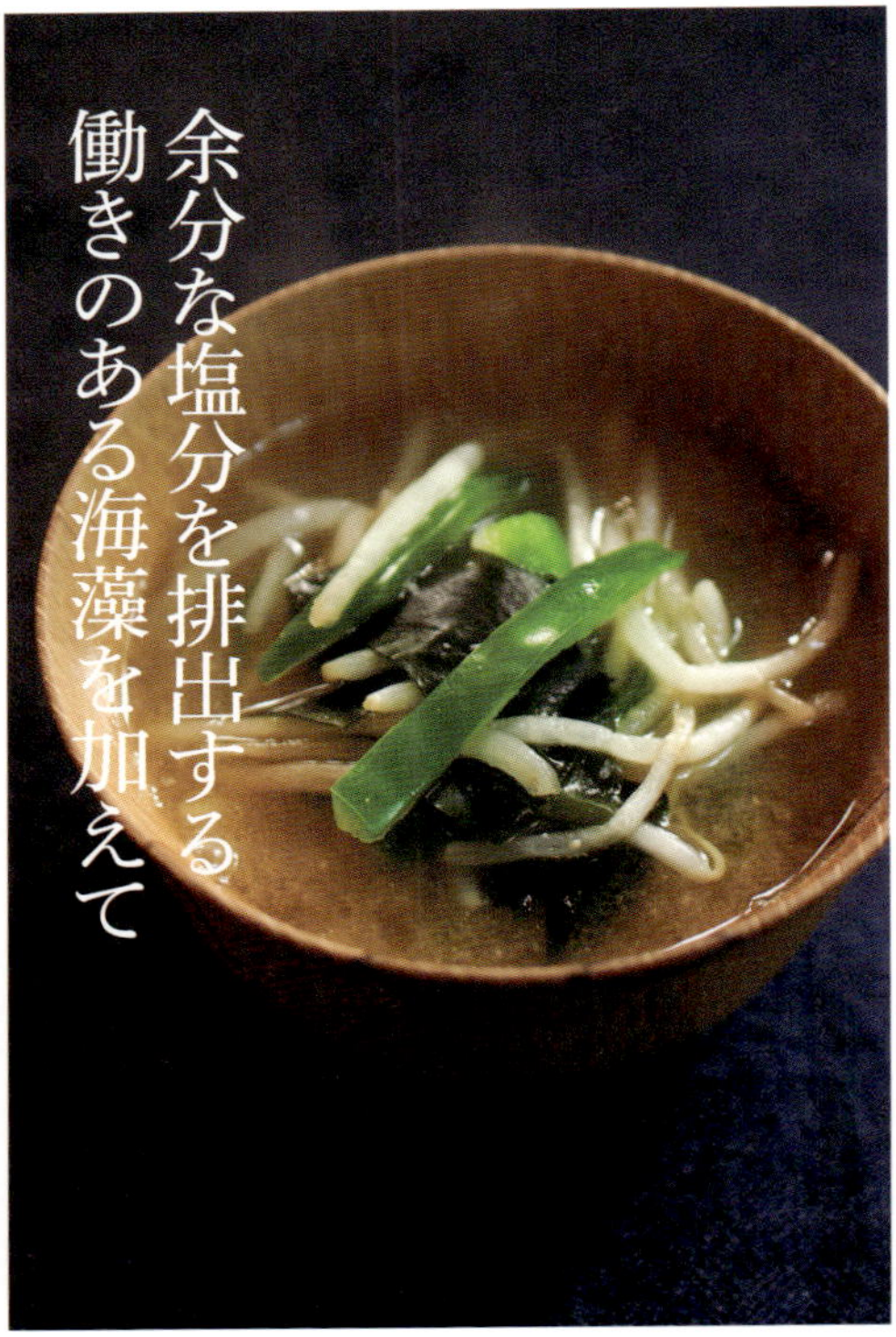

もやし、なめことにらのみそ汁

材料（1～2人分）

もやし——1/2袋（100g）
なめこ——1/2袋（50g）
にら——5本
だし汁（水＋煮干し）——1 1/4 カップ
みそ——20g

作り方

1. もやしはひげ根を取り、熱湯にさっと通し、水けをきる。なめこは熱湯で1分ゆで、ざるに上げて水けをきる。にらは4cm長さに切る。
2. 鍋にだし汁、もやし、なめこを入れて火にかけ、沸騰したらみそを溶き入れ、にらを加えて1分煮る。

もやし、ピーマンとわかめのみそ汁

材料（1～2人分）

もやし——1/2袋（100g）
ピーマン——小2個（80g）
生わかめ——50g
だし汁（水＋煮干し）——1 1/4 カップ
みそ——20g

作り方

1. もやしはひげ根を取り、熱湯にさっと通し、水けをきる。ピーマンは縦に切って種を除き、細切りにする。
2. 鍋にだし汁、もやし、ピーマンを入れて火にかけ、野菜に火が通ったら食べやすく切ったわかめを加え、みそを溶き入れて1分煮る。

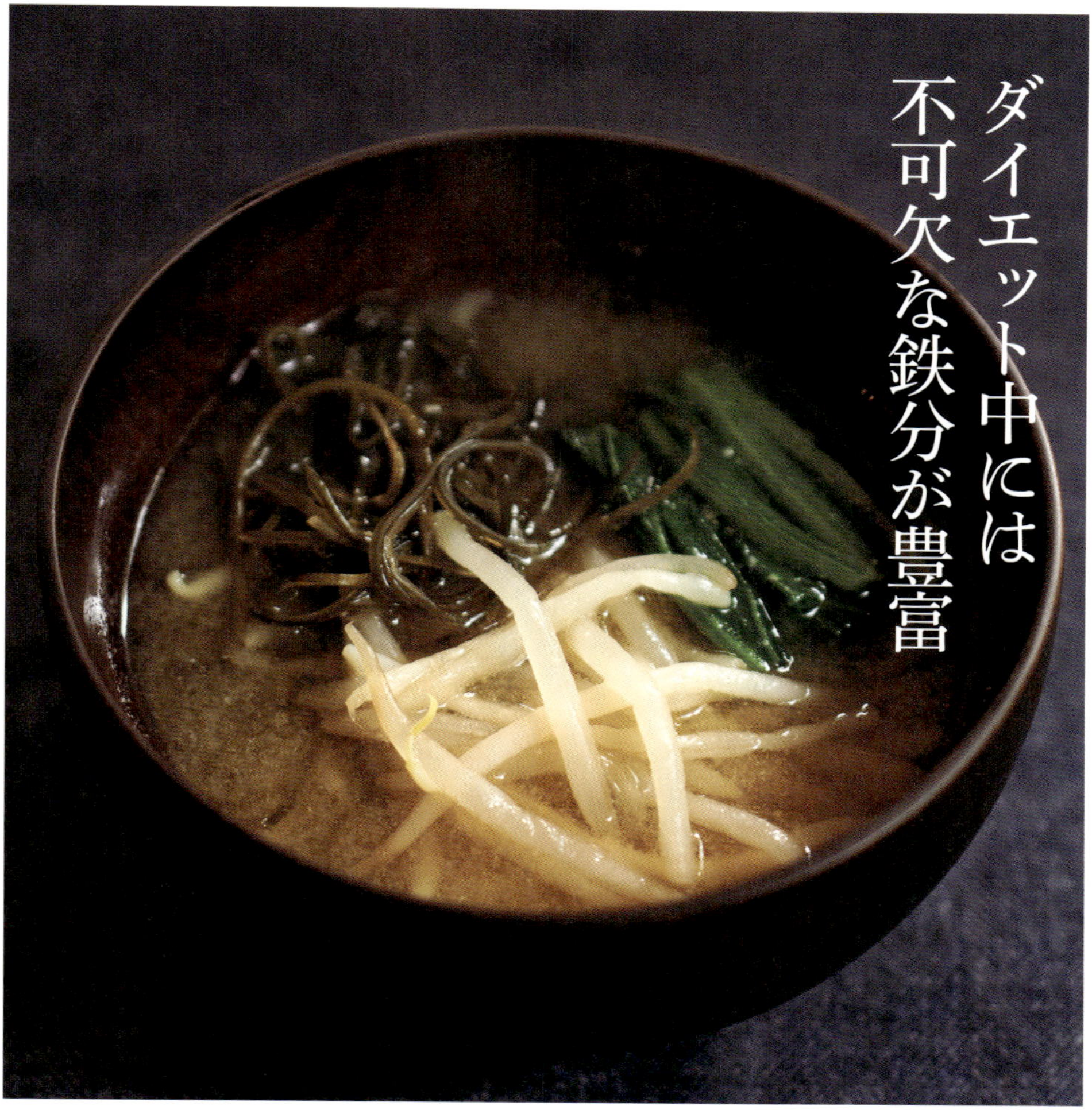

もやし、切り昆布とほうれん草のみそ汁

材料（1〜2人分）

もやし──½袋（100g）
切り昆布──10g
ほうれん草──3株
だし汁（水＋煮干し）
──1¼カップ
みそ──20g

作り方

1 もやしはひげ根を取り、熱湯にさっと通し、水けをきる。同じ湯で続けてほうれん草をゆで、水にさらして水けをきり、4cm長さに切る。切り昆布は水に5分つけてもどし、さっと洗い、水けをきって食べやすく切る。

2 鍋にだし汁、もやし、切り昆布を入れて火にかけ、沸騰したらみそを溶き入れ、ほうれん草を加えて1分煮る。

［切り昆布］

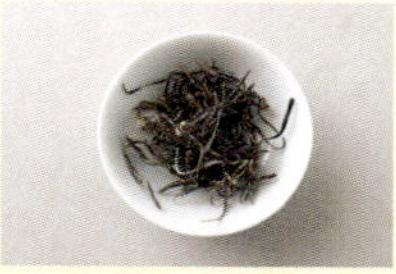

切り昆布はさっと洗い、水につけてもどして使う。食物繊維が豊富でうまみもいっぱい。

大根

血糖値を上げにくい組み合わせ

低カロリーなうえ加熱するとカサが減り、たくさん食べることができ、ダイエット中は満足感を得るためにも効果的な野菜です。加熱するとビタミンC、消化酵素のジアスターゼなどは働きが失われてしまいますが、食物繊維は破壊されません。

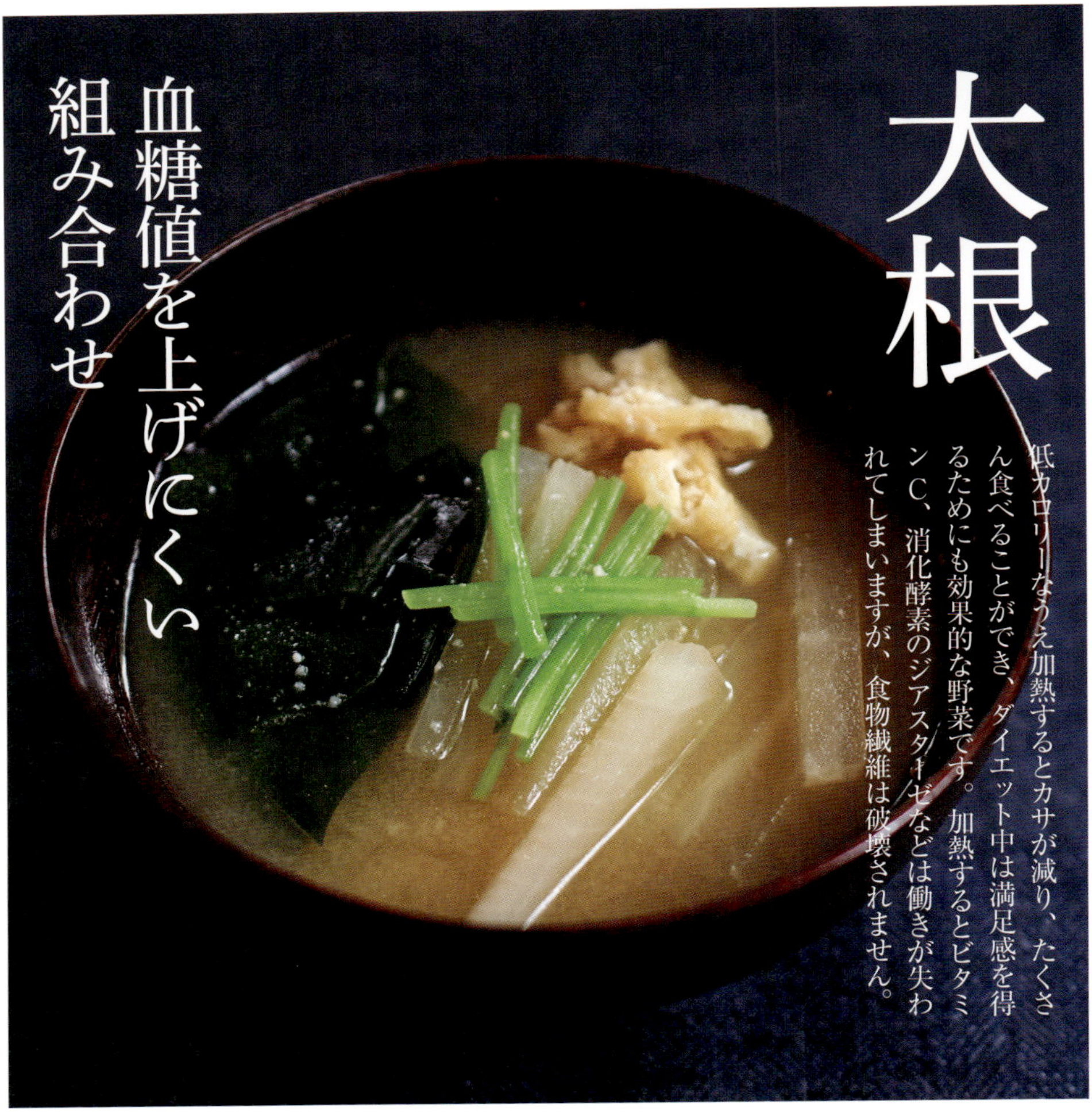

大根、油揚げとわかめのみそ汁

材料（1～2人分）

大根——4cm（100g）
油揚げ——1枚（30g）
生わかめ——20g
みつば——3本
だし汁（水＋煮干し）—— 1¼カップ
みそ——20g

作り方

1 大根はせん切りにする。油揚げは熱湯をかけ、半分に切ってせん切りにする。みつばは4cm長さに切る。

2 鍋にだし汁、大根を入れてやわらかくなるまで煮る。みそを溶き入れ、油揚げ、食べやすく切ったわかめを入れて1分煮て火を止め、みつばをのせる。

食物繊維豊富で 腸の働きを整える

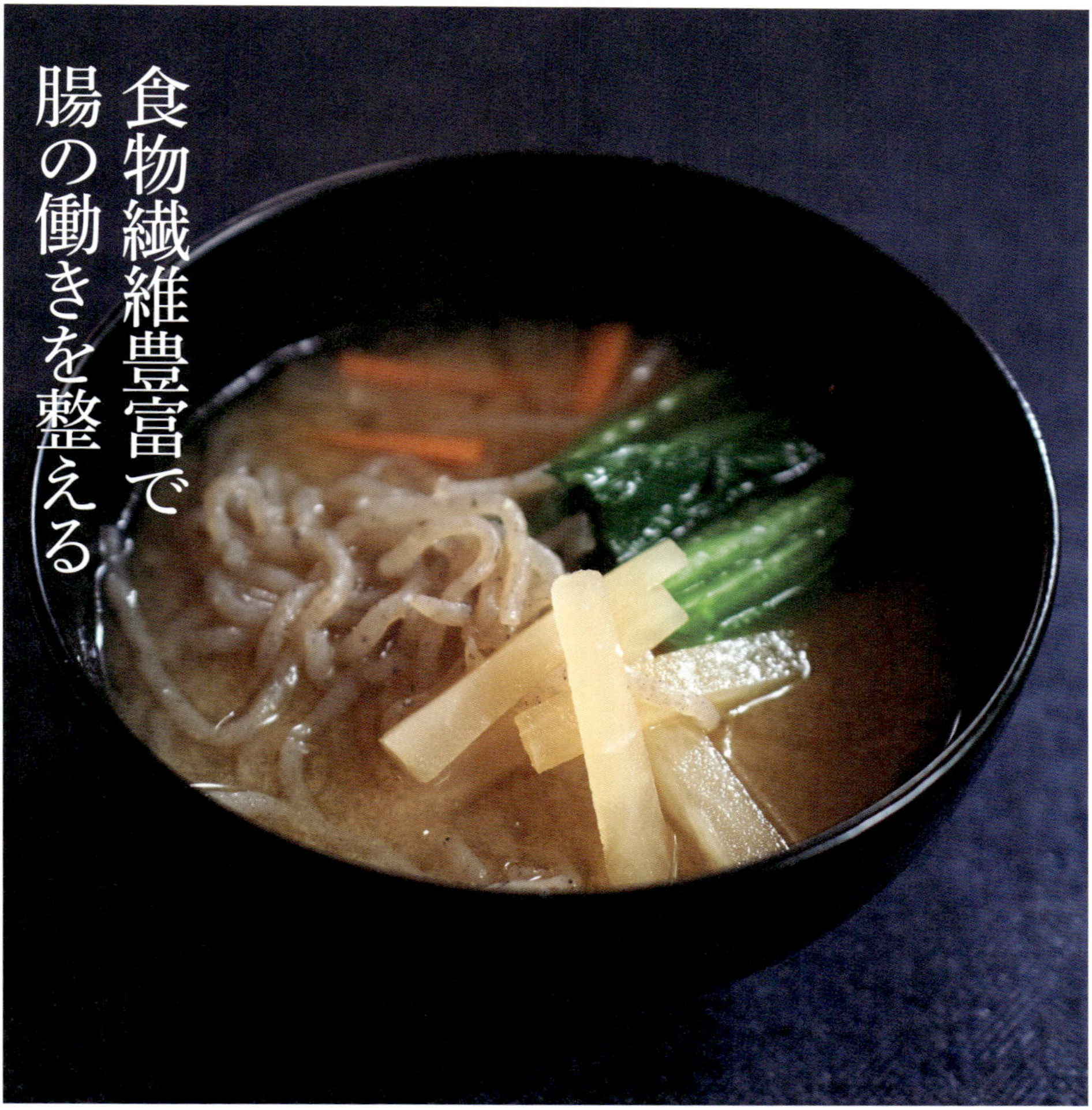

大根、いとこんにゃくとにんじんのみそ汁

材料（1〜2人分）

大根──4㎝（100g）
いとこんにゃく──60g
にんじん──4㎝（15g）
ほうれん草──1株（20〜30g）
だし汁（水＋煮干し）──1¼カップ
みそ──20g

作り方

1 大根はせん切りにする。いとこんにゃくはゆで、10㎝長さに切る。にんじんは4㎝長さのせん切りにしてゆでておく。ほうれん草はゆで、水にさらして水けをきり、4㎝長さに切る。

2 鍋にだし汁、大根、いとこんにゃくを入れて、大根がやわらかくなるまで煮る。みそを溶き入れ、にんじんを加えて1分煮て火を止め、ほうれん草を加える。

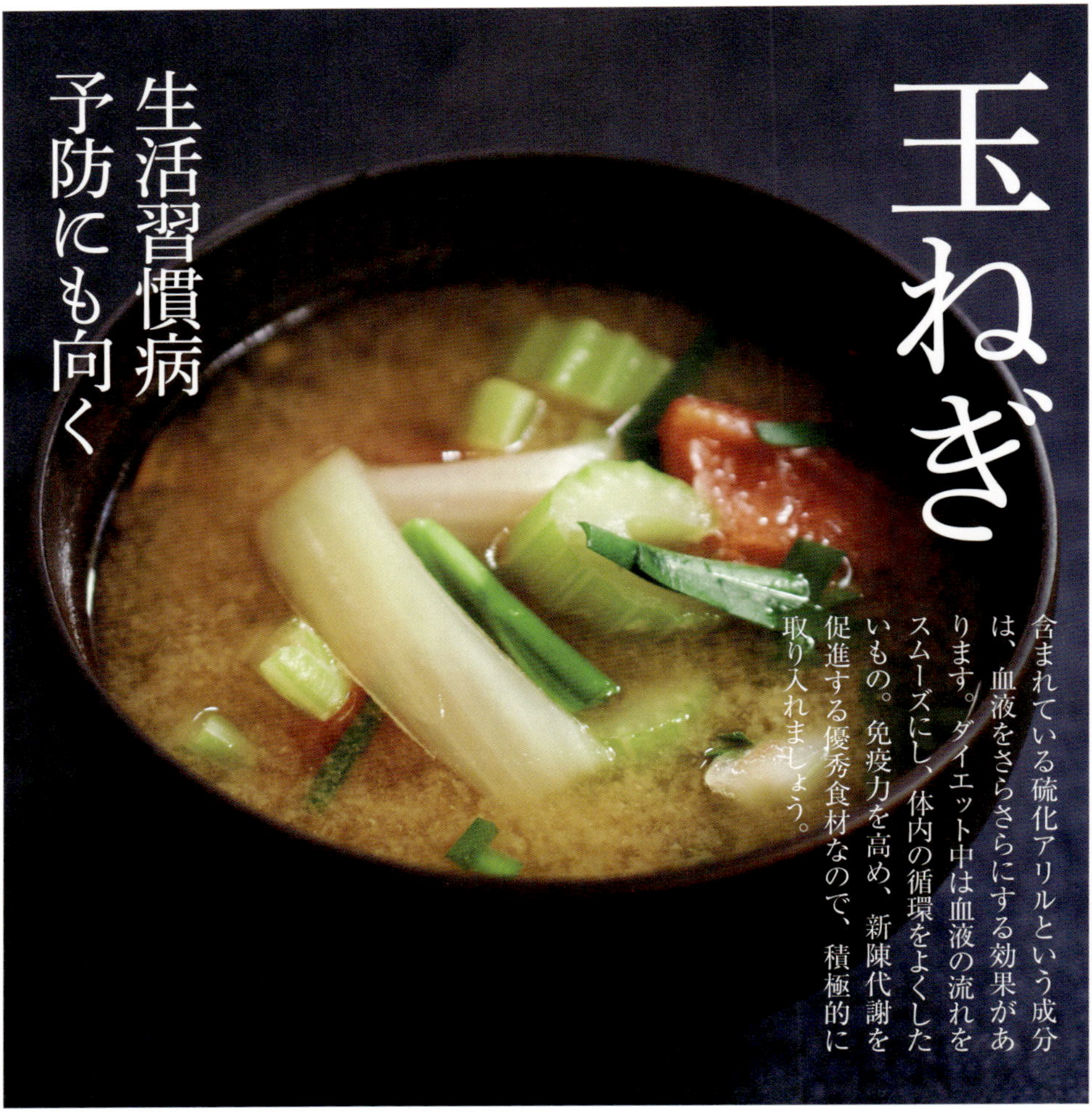

玉ねぎ

生活習慣病予防にも向く

含まれている硫化アリルという成分は、血液をさらさらにする効果があります。ダイエット中は血液の流れをスムーズにし、体内の循環をよくしたいもの。免疫力を高め、新陳代謝を促進する優秀食材なので、積極的に取り入れましょう。

玉ねぎ、セロリとトマトのみそ汁

材料（1～2人分）

玉ねぎ──小 ½ 個（100g）
セロリ──⅓ 本（50g）
トマト──¼ 個（50g）
にら──3本
だし汁（水＋煮干し）
──1¼ カップ
みそ──20g

作り方

1 玉ねぎは1cm幅のくし形に切る。セロリは1cm幅に、トマトはひと口大に、にらは3cm長さに切る。

2 鍋にだし汁、玉ねぎを入れてやわらかくなるまで煮る。セロリ、トマトを加えてみそを溶き入れ、にらを加えて1分煮る。

低カロリーでビタミンも豊富。免疫力の高まる組み合わせ

食物繊維豊富なとろろ昆布はダイエットに最適

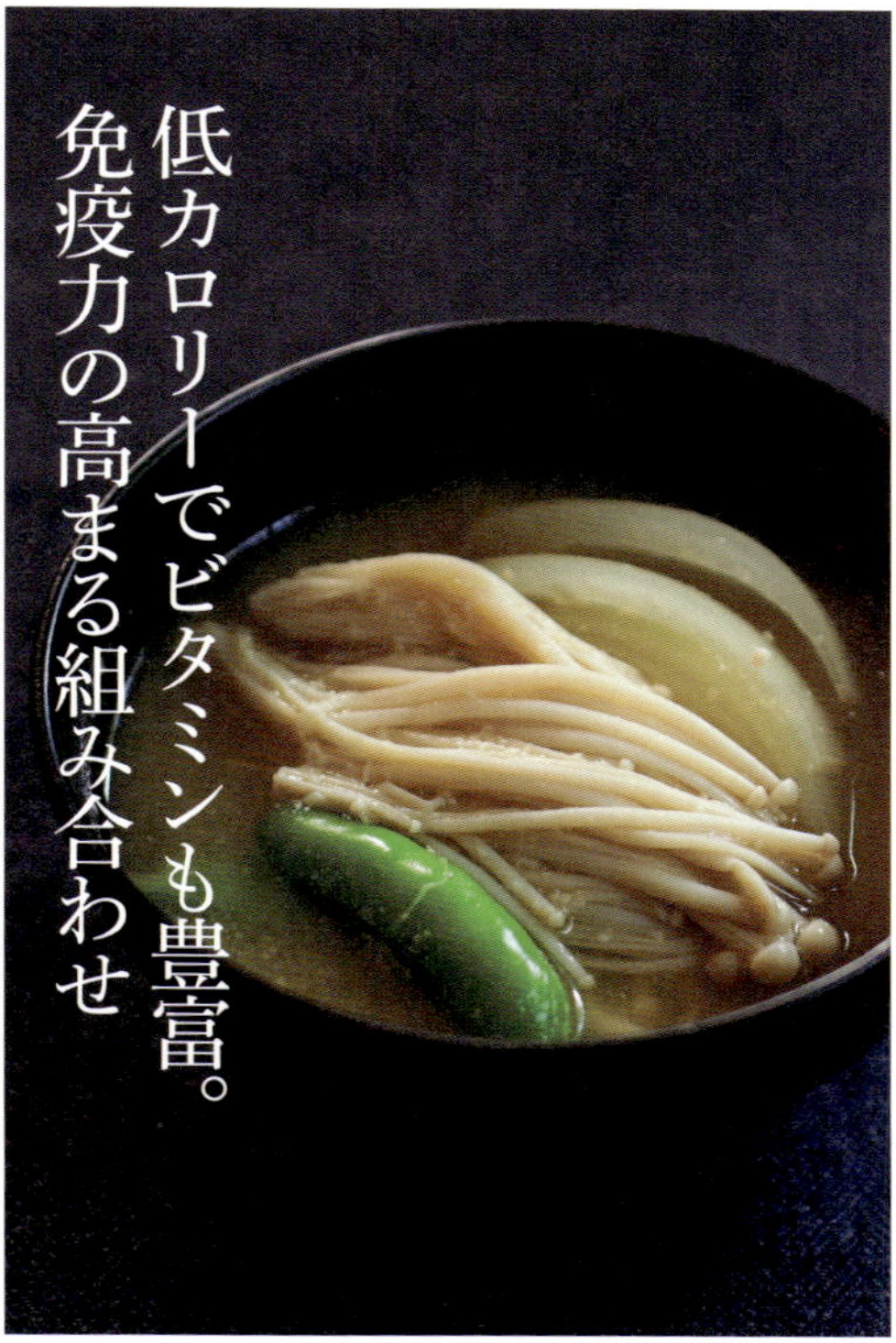

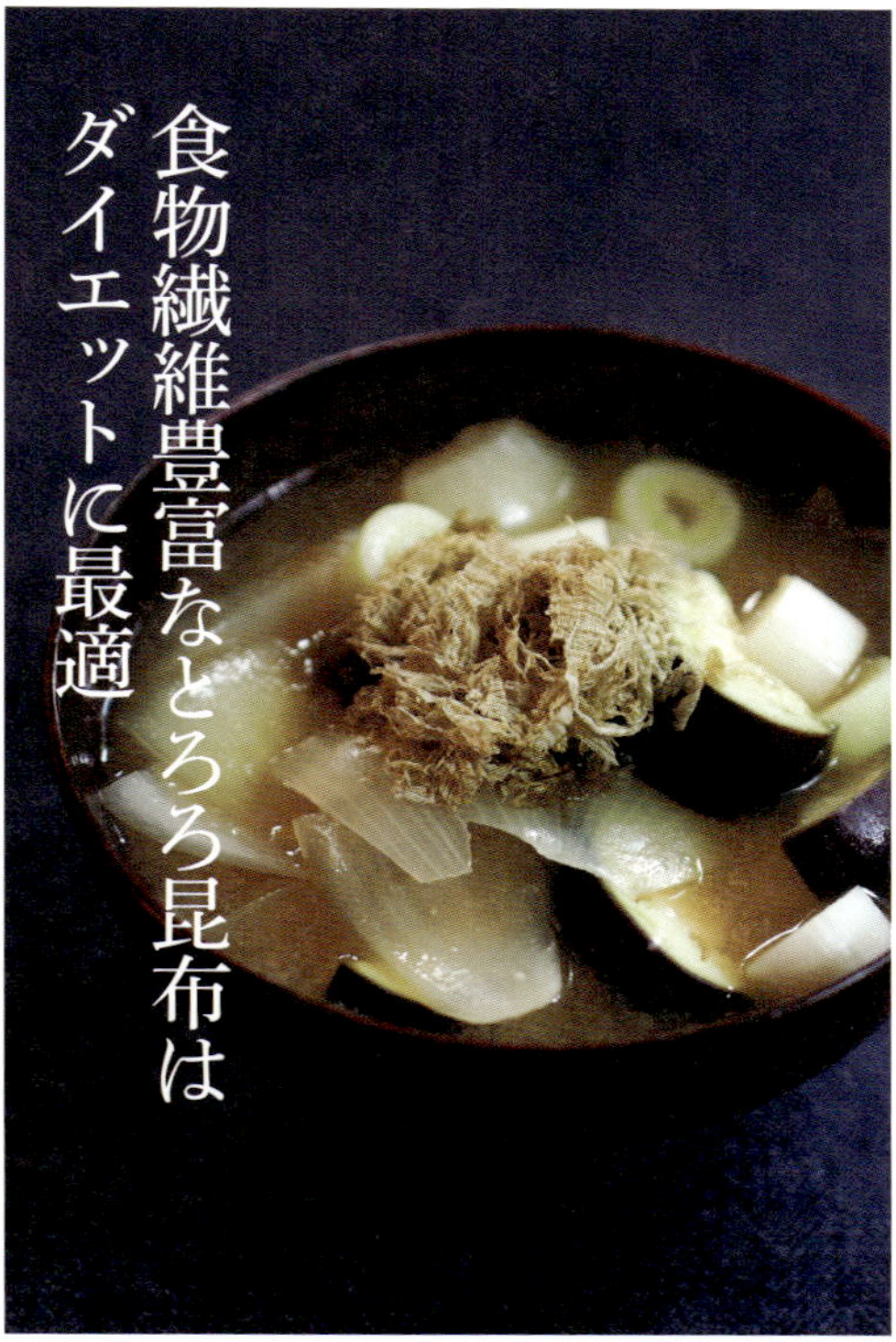

玉ねぎ、スナップえんどうとえのきのみそ汁

材料（1〜2人分）

玉ねぎ——小 ½ 個（100g）
スナップえんどう——3本
えのきだけ——⅓ 袋
だし汁（水＋煮干し）——1¼ カップ
みそ——20g

作り方

1 玉ねぎは1cm幅のくし形に切る。スナップえんどうは両端を切り落とし、筋を取る。えのきだけは石づきを除き、ほぐす。
2 鍋にだし汁、玉ねぎを入れて火にかけ、やわらかくなったらみそを溶き入れ、スナップえんどう、えのきを加えて1分煮る。

玉ねぎ、なすととろろ昆布のみそ汁

材料（1〜2人分）

玉ねぎ——小 ½ 個（100g）
なす——1本
とろろ昆布——5g
長ねぎ——½ 本
だし汁（水＋煮干し）——1¼ カップ
みそ——20g

作り方

1 玉ねぎは角切りに、なすは縦半分に切って1cm厚さの半月切りにする。長ねぎは1cm幅の小口切りにする。
2 鍋にだし汁、玉ねぎ、なすを入れてやわらかくなるまで煮る。みそを溶き入れ、ねぎを加えて1分煮て器に盛り、とろろ昆布をのせる。

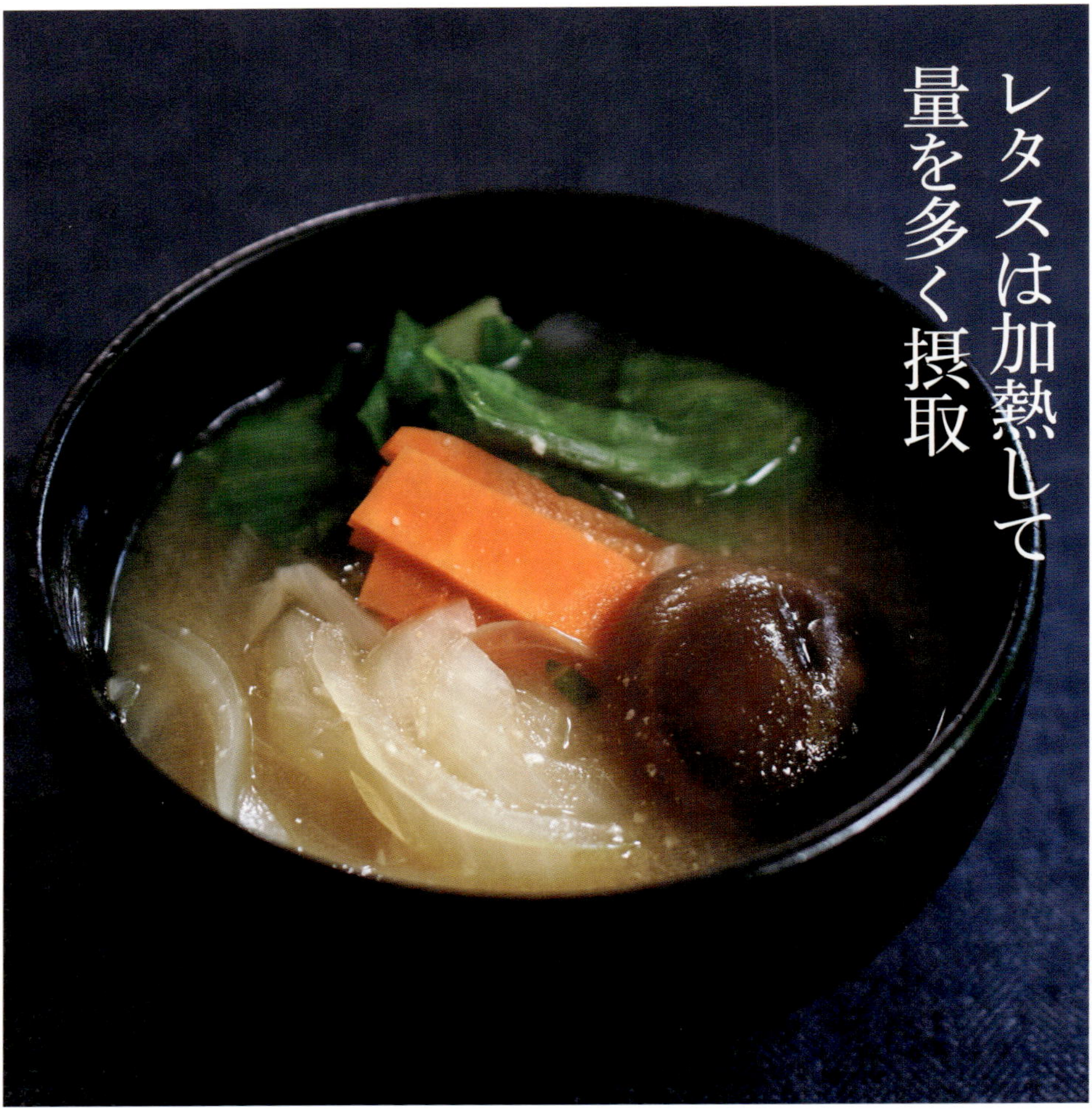

玉ねぎ、レタスとしいたけのみそ汁

材料（1〜2人分）

玉ねぎ──小½個（100g）
レタス──2枚
にんじん──8cm（30g）
しいたけ──1枚
だし汁（水＋煮干し）
──1¼カップ
みそ──20g

作り方

1 玉ねぎは薄切りにし、レタスはちぎる。にんじんは4cm長さの短冊切りにする。しいたけは軸を取ってにんじんとともにさっと熱湯に通す。

2 鍋にだし汁、玉ねぎ、にんじん、しいたけ、レタスを入れて火にかけ、やわらかくなったらみそを溶き入れる。

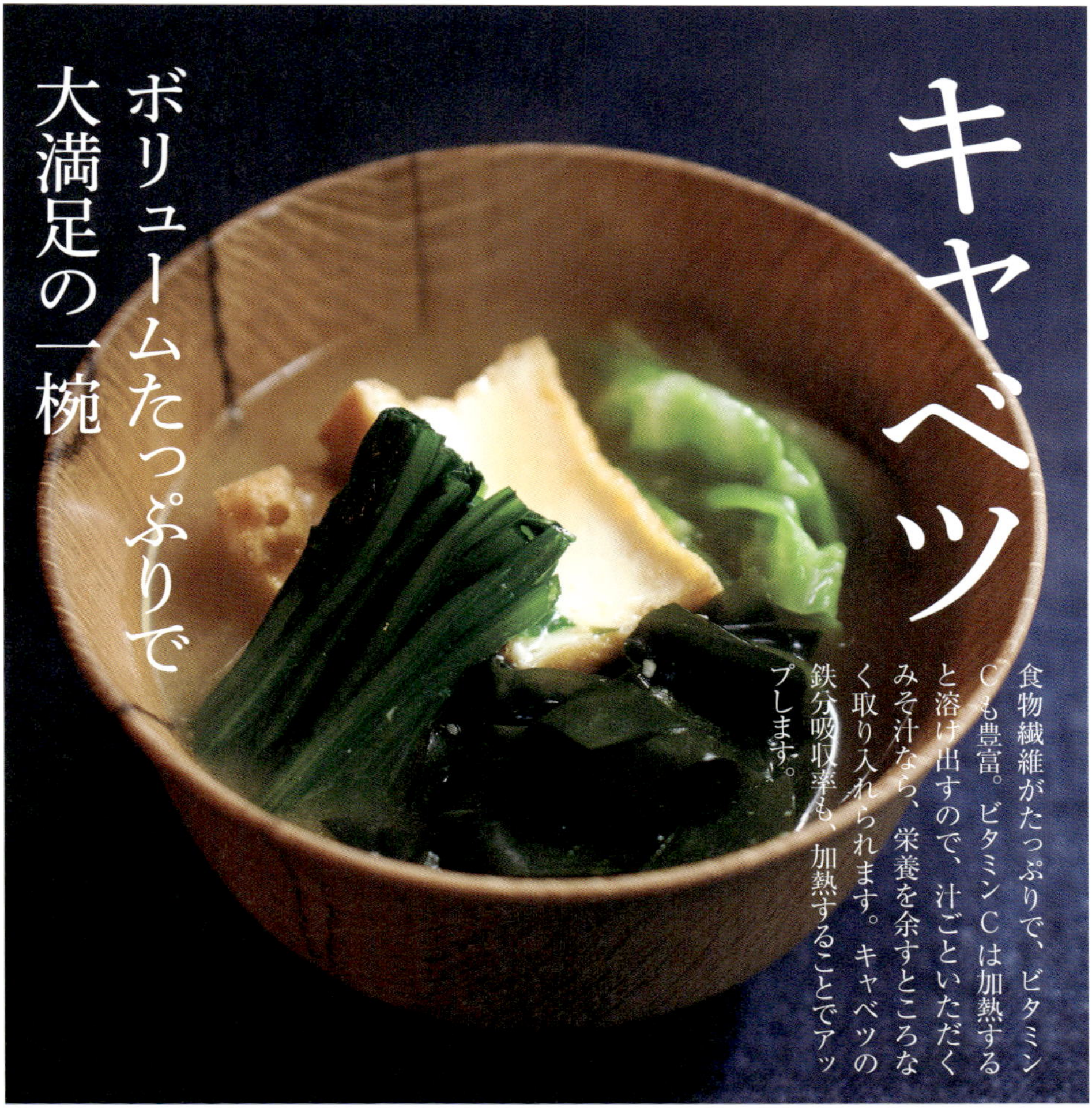

キャベツ

ボリュームたっぷりで
大満足の一椀

食物繊維がたっぷりで、ビタミンCも豊富。ビタミンCは加熱すると溶け出すので、汁ごといただくみそ汁なら、栄養を余すところなく取り入れられます。キャベツの鉄分吸収率も、加熱することでアップします。

キャベツ、厚揚げとほうれん草のみそ汁

材料（1～2人分）

キャベツ——2枚（100g）
厚揚げ——$\frac{1}{3}$枚（50g）
ほうれん草——1株（20～30g）
生わかめ——50g
だし汁（水＋煮干し）
——$1\frac{1}{4}$カップ
みそ——20g

作り方

1 キャベツはざく切りにする。厚揚げはひと口大に切り、ほうれん草はゆでて水にさらし、水けを絞って4cm長さに切る。

2 鍋にだし汁、キャベツ、厚揚げを入れて火にかけ、キャベツがやわらかくなったらみそを溶き入れて1分煮る。食べやすく切ったわかめ、ほうれん草を加えて火を止める。

カラフルでビタミンも豊富

美肌効果のあるビタミンCがいっぱい

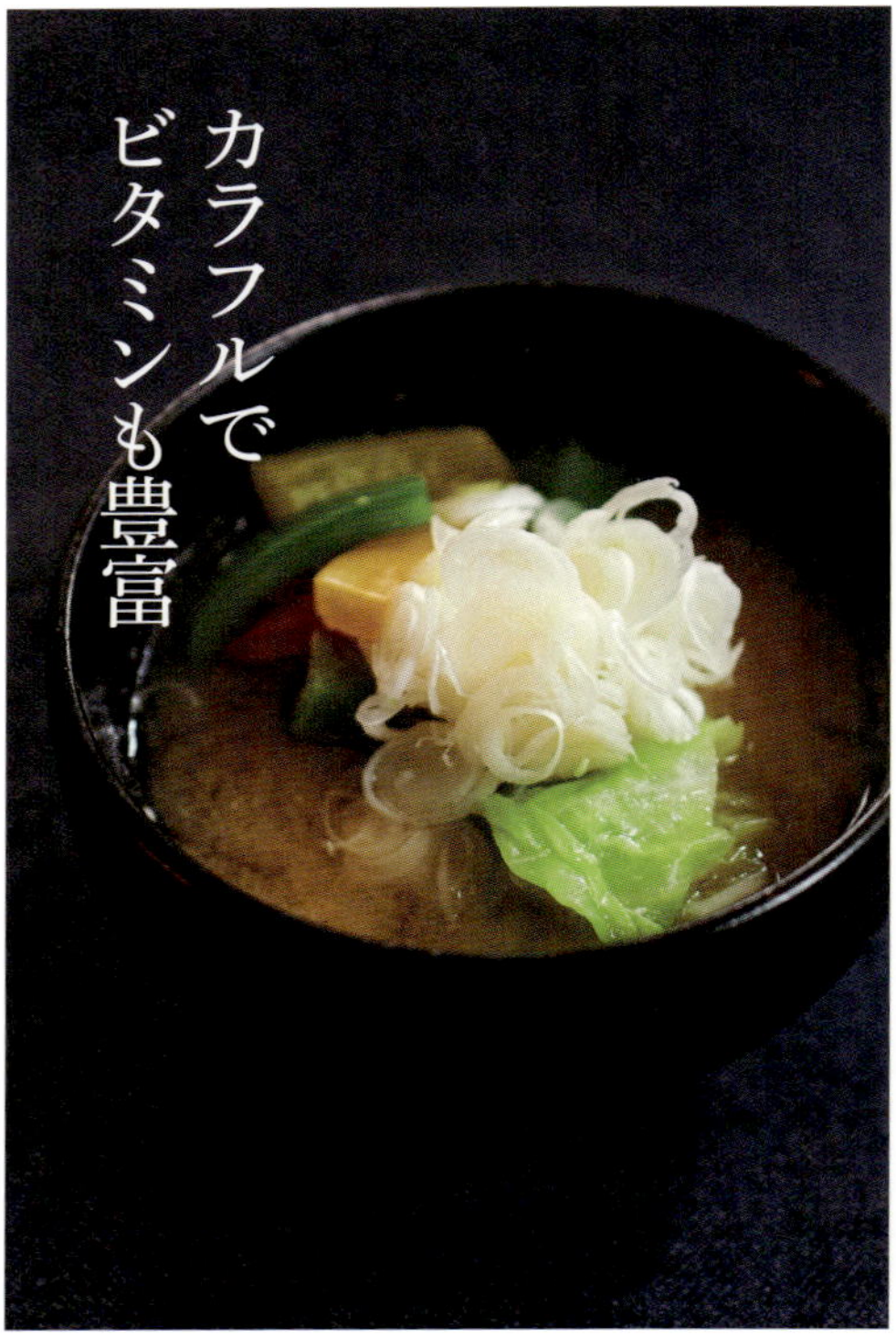

キャベツ、パプリカとねぎのみそ汁

材料（1〜2人分）
キャベツ——2枚（100g）
パプリカ（赤）——30g
パプリカ（黄）——30g
ピーマン——30g
長ねぎ——1/2本
だし汁（水+煮干し）——1 1/4 カップ
みそ——20g

作り方
1 キャベツはざく切りにする。パプリカ、ピーマンは3cm長さの短冊切りにする。ねぎは小口切りにする。
2 鍋にだし汁、キャベツを入れて火にかけ、やわらかくなるまで煮る。みそを溶き入れ、パプリカ、ピーマンを加えて1分煮て火を止め、ねぎを加える。

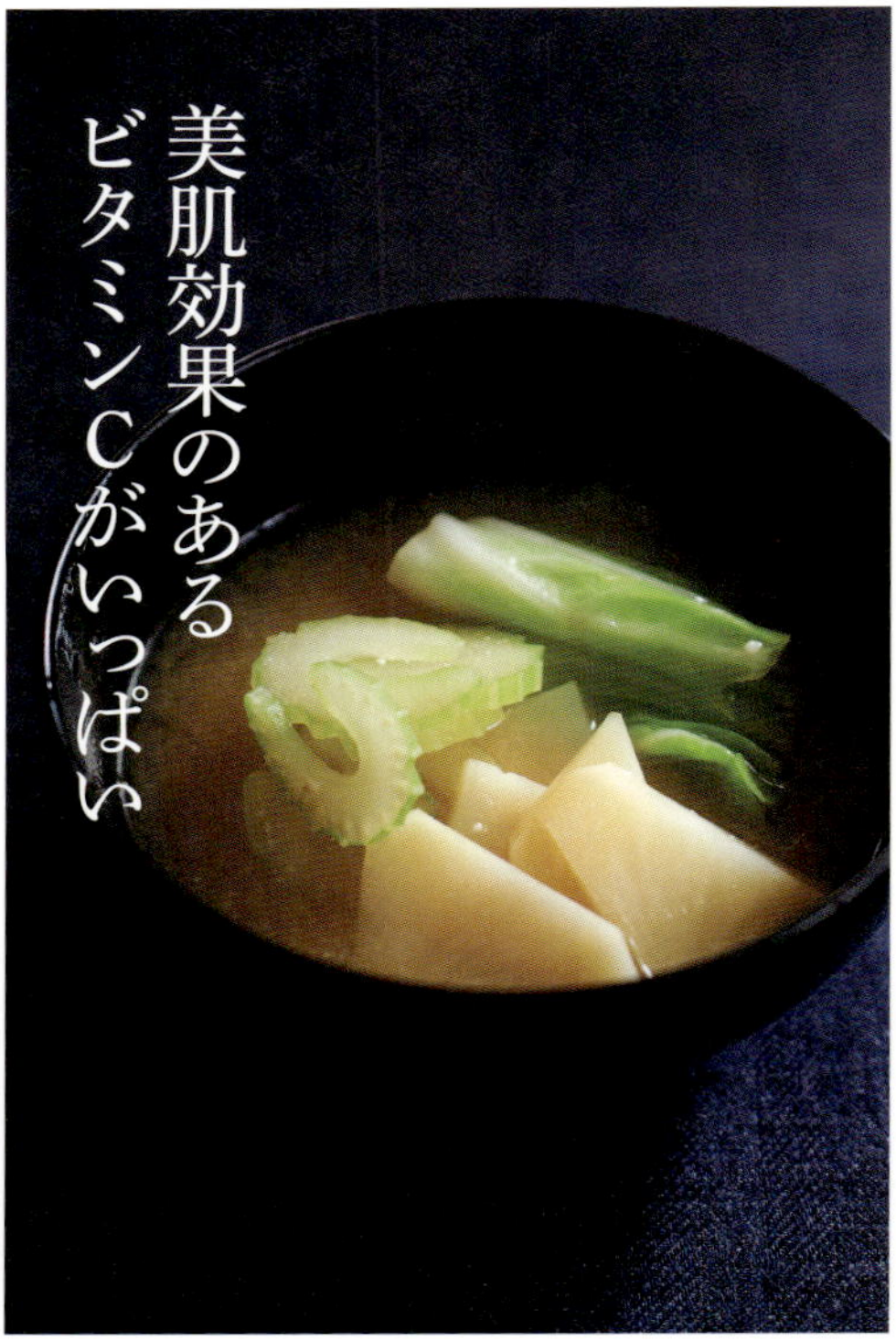

キャベツ、じゃがいもとセロリのみそ汁

材料（1〜2人分）
キャベツ——2枚（100g）
じゃがいも——1/2個（50g）
セロリ——1/4本（30g）
だし汁（水+煮干し）——1 1/4 カップ
みそ——20g

作り方
1 キャベツはざく切りに、じゃがいもとセロリは薄切りにする。
2 鍋にだし汁、キャベツ、じゃがいもを入れて火にかけ、じゃがいもがやわらかくなるまで煮る。セロリを加えてみそを溶き入れ、1分煮る。

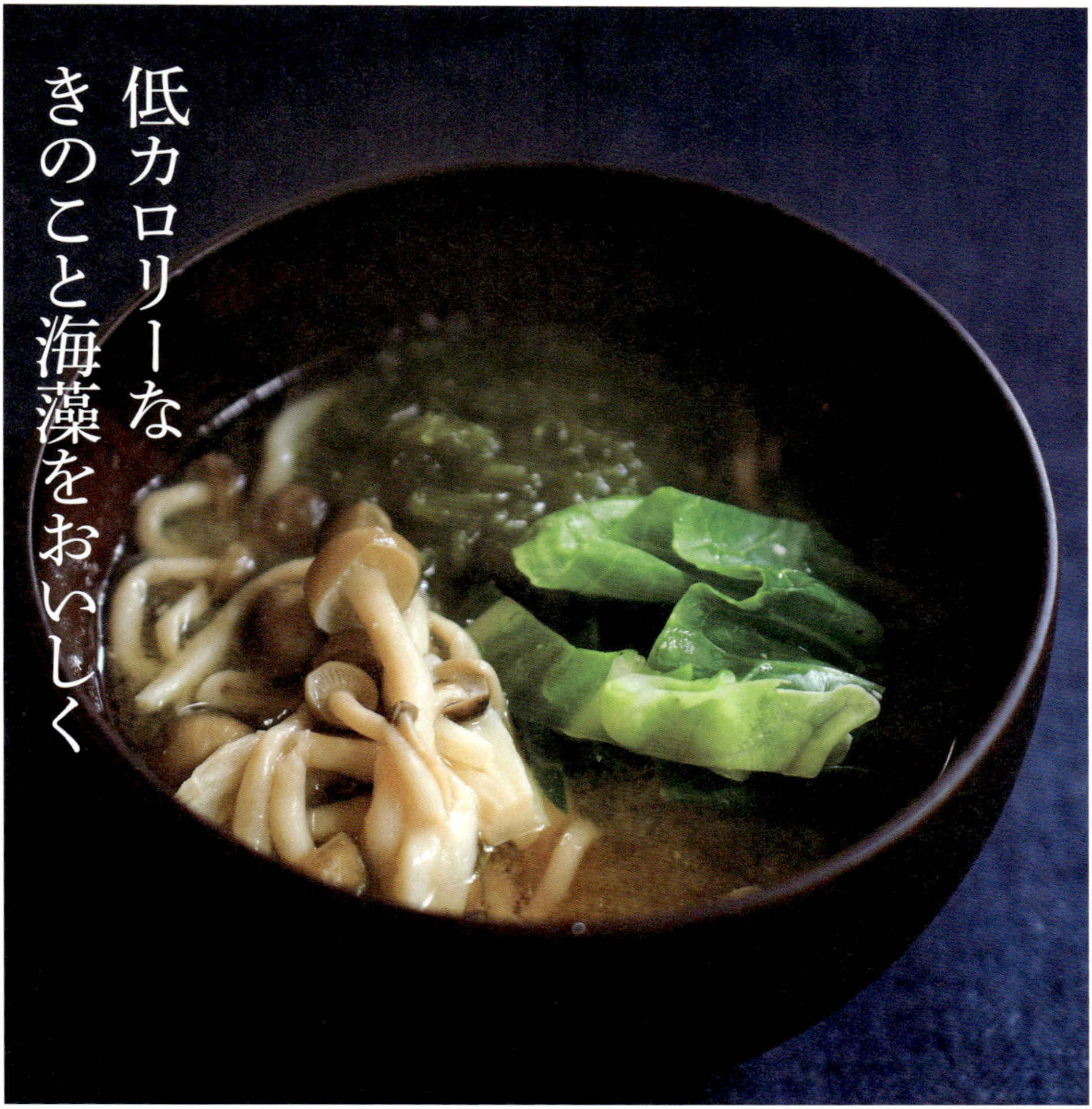

低カロリーな
きのこと海藻をおいしく

キャベツ、しめじとめかぶのみそ汁

材料（1〜2人分）

キャベツ――2枚（100g）
しめじ――$\frac{1}{2}$パック（50g）
めかぶ――50g
だし汁（水＋煮干し）
――$1\frac{1}{4}$カップ
みそ――20g

作り方

1 キャベツはざく切りにする。しめじは石づきを除き、ほぐしてさっと熱湯に通し、水けをきる。

2 鍋にだし汁、キャベツ、しめじを入れて火にかけ、キャベツがやわらかくなったらみそを溶き入れ、めかぶを加えて1分煮る。

野崎流

ダイエットの心得

野崎さんが２カ月で11kgダイエットしたときに、特に心がけていたことです。今日からまねしてみましょう。

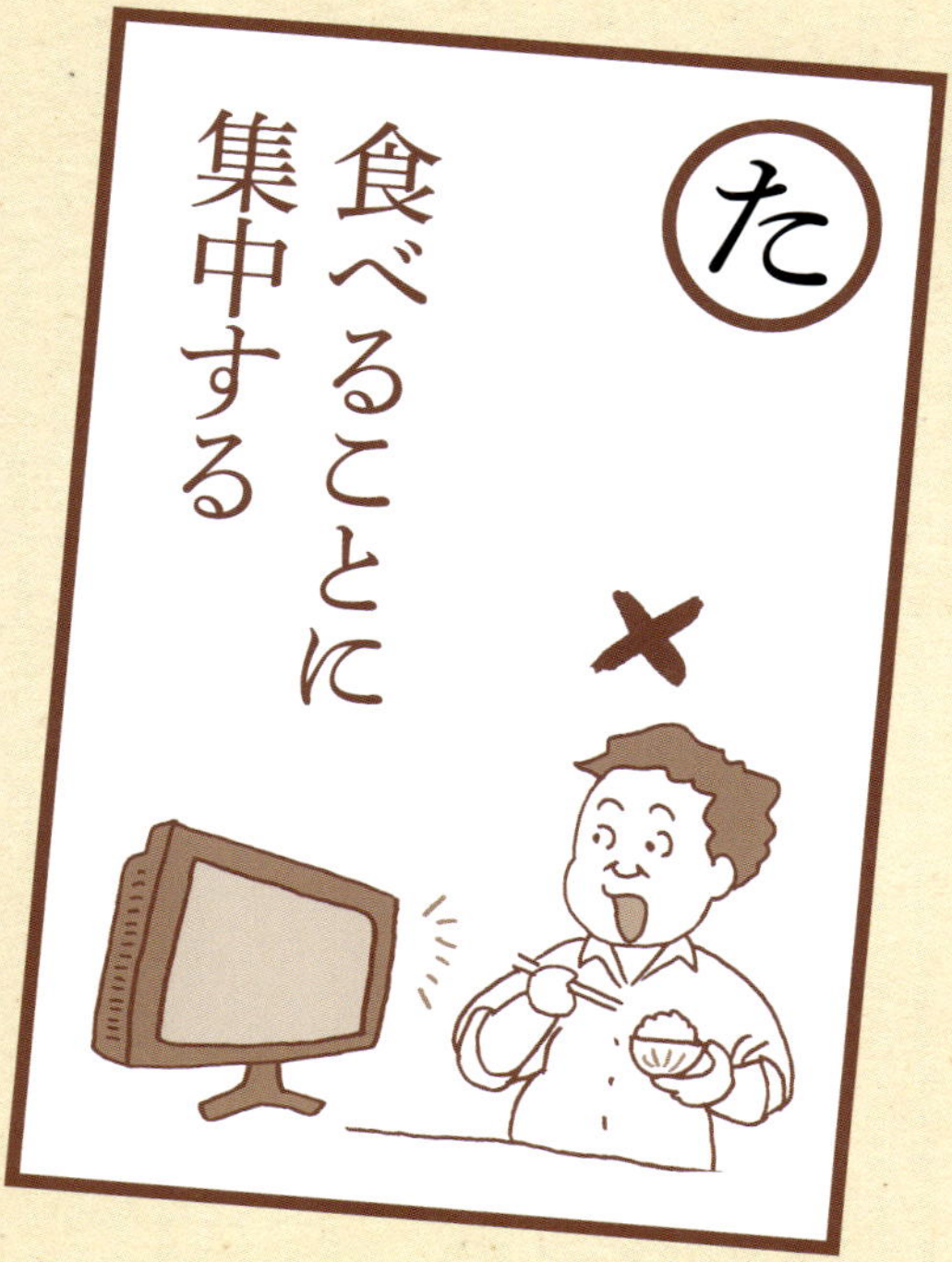

漫然と食べずに食に対する意識を持つこと。
そして、だらだら食べないで食べるときはよく味わって、集中すること。

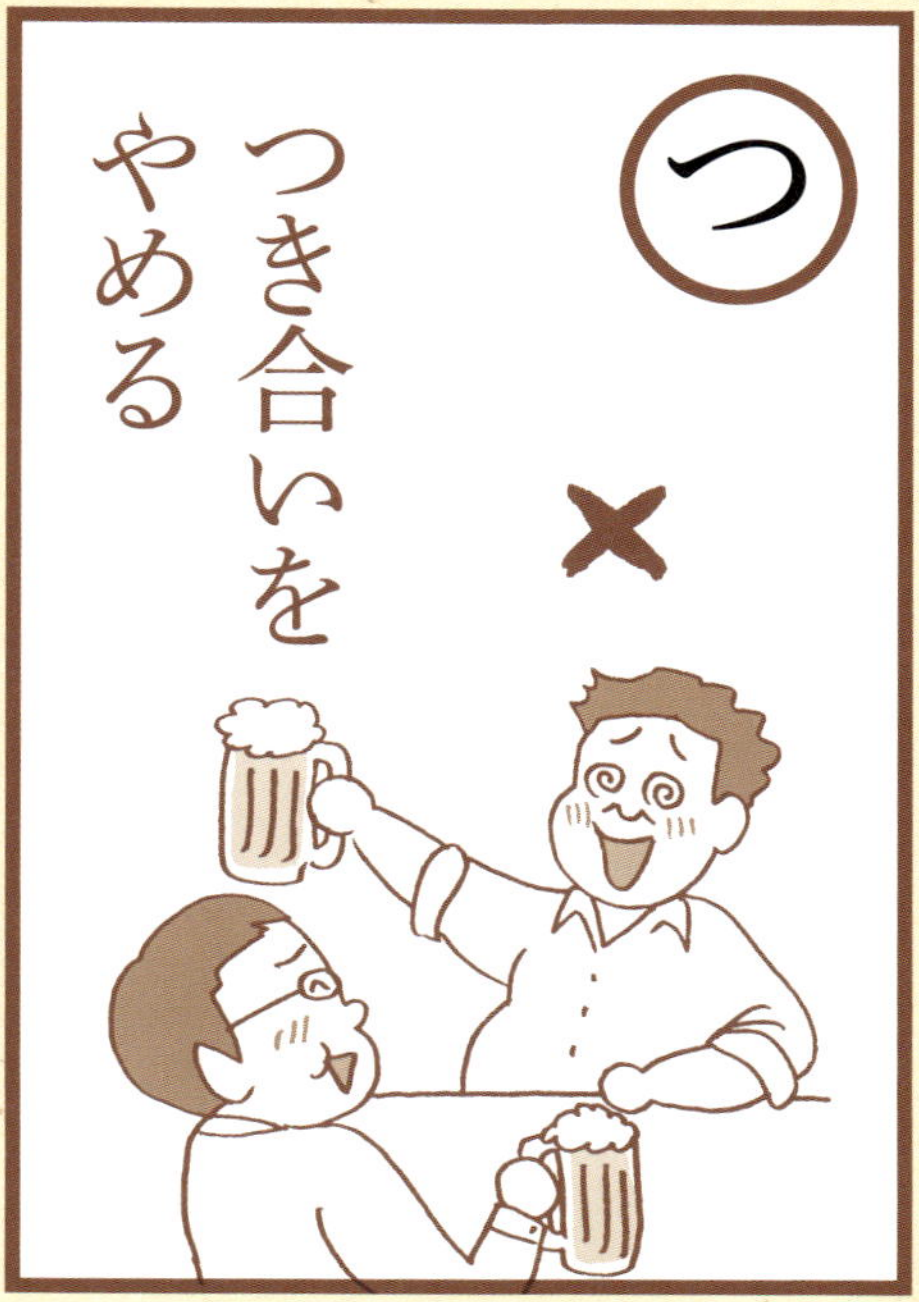

一緒にいると
つい羽目を外して
食べたり飲んだりしがちなので、
友達づき合いは
最低限に抑えること。

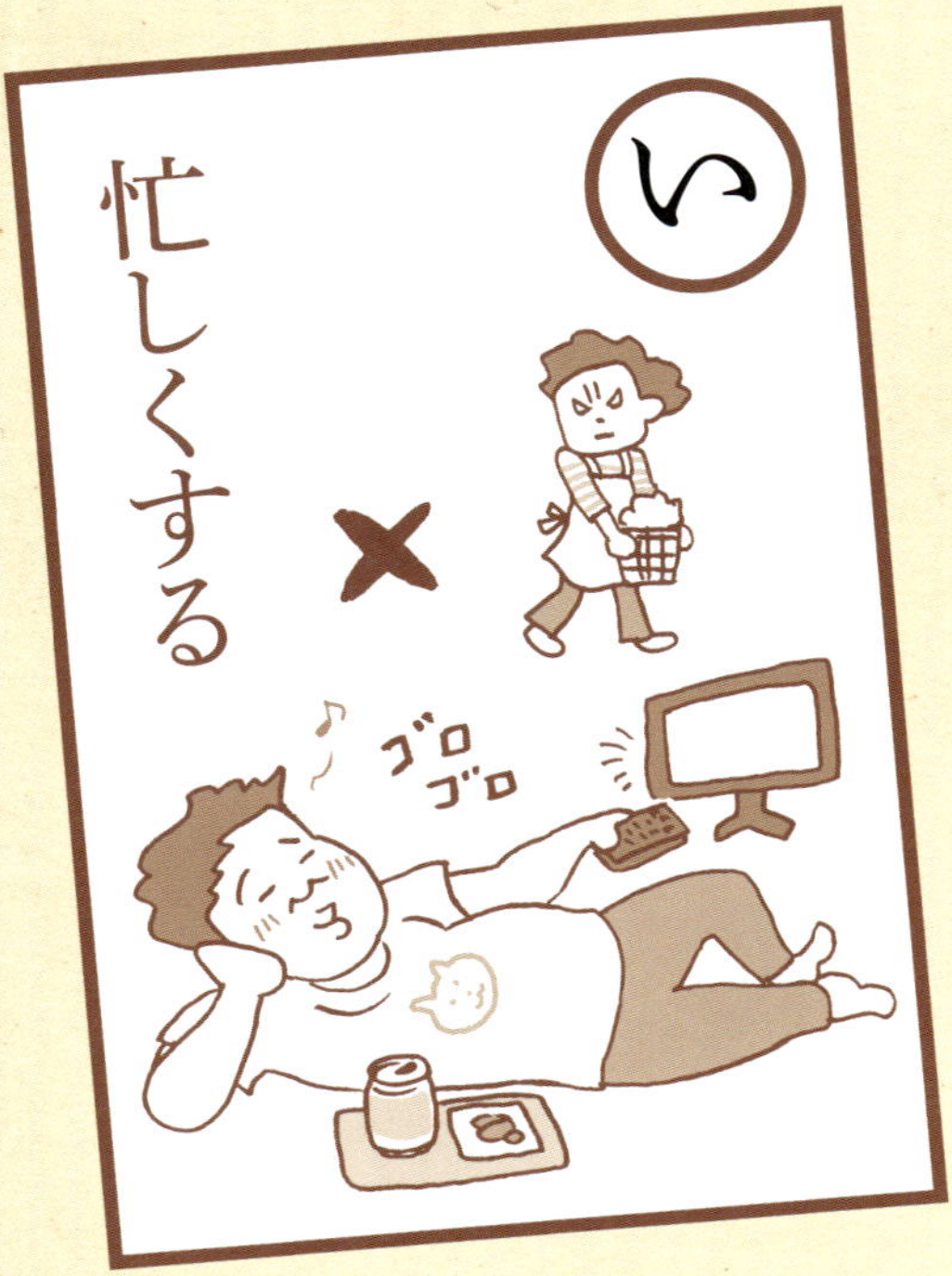

何かに打ち込んでいるときは
関心が食欲に向かない。
ヒマな時間が多いほど
食べてしまうので、
仕事などで忙しくすること。

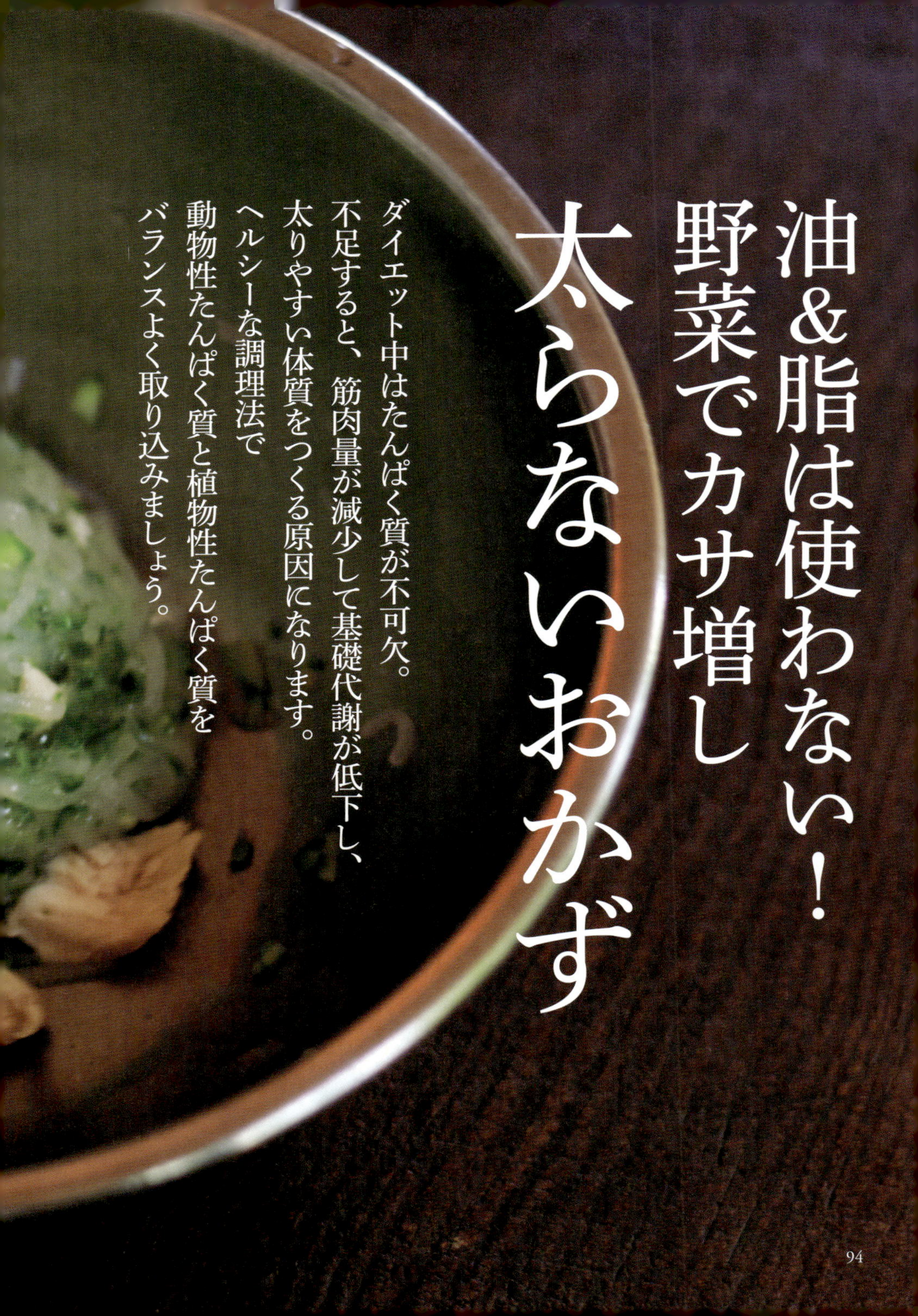

油&脂は使わない！
野菜でカサ増し
太らないおかず

ダイエット中はたんぱく質が不可欠。
不足すると、筋肉量が減少して基礎代謝が低下し、
太りやすい体質をつくる原因になります。
ヘルシーな調理法で
動物性たんぱく質と植物性たんぱく質を
バランスよく取り込みましょう。

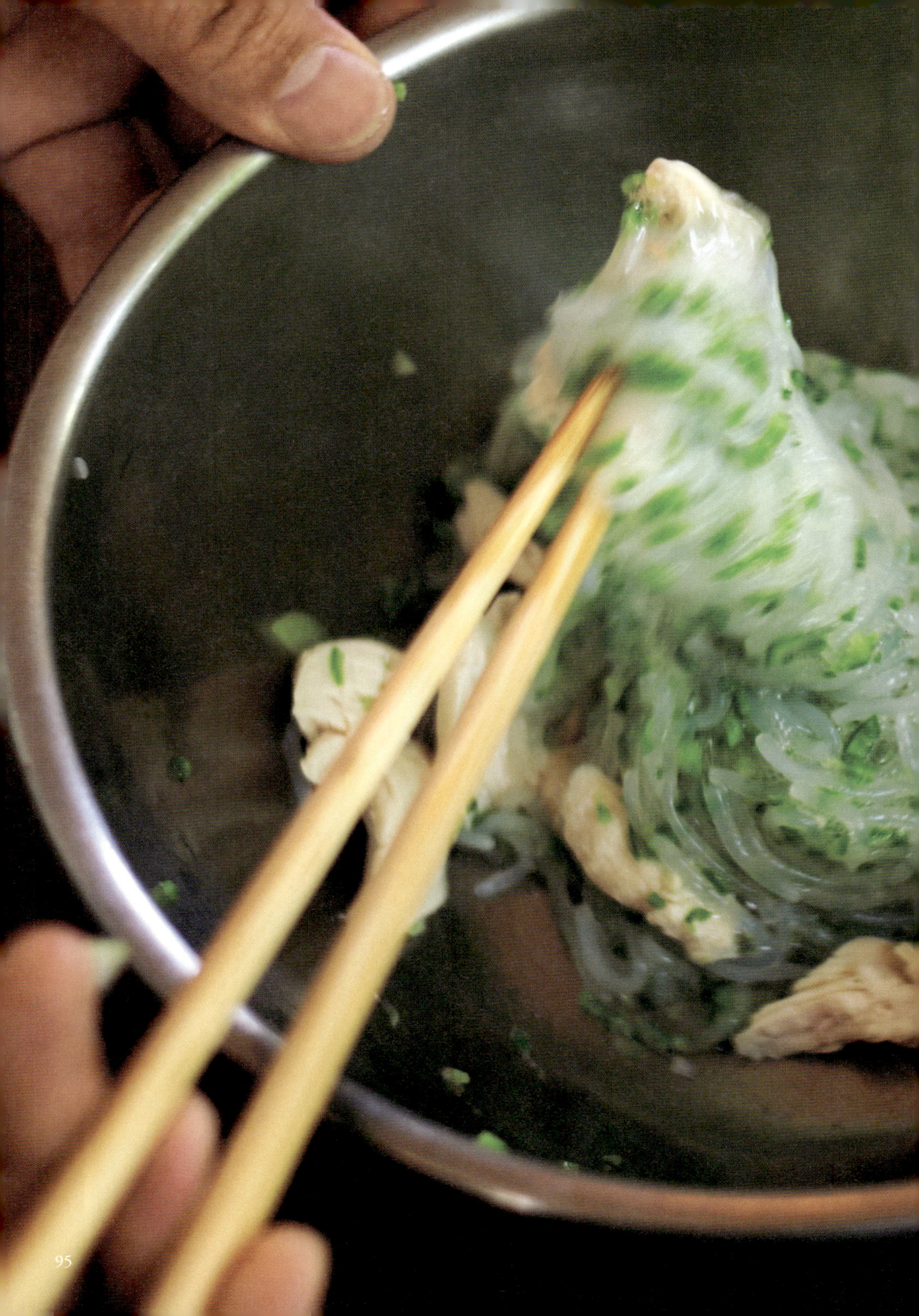

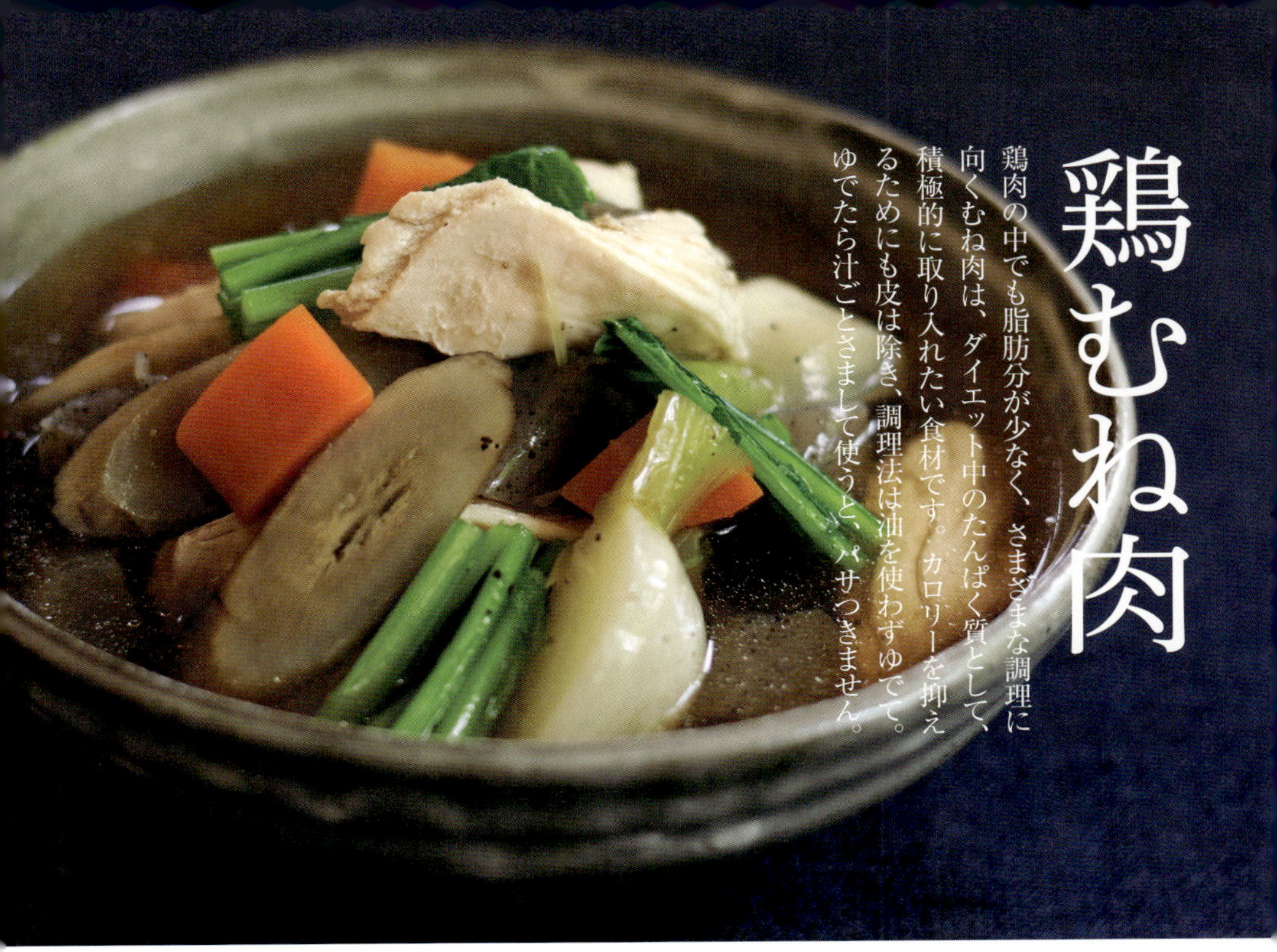

鶏むね肉

鶏肉の中でも脂肪分が少なく、さまざまな調理に向くむね肉は、ダイエット中のたんぱく質として、積極的に取り入れたい食材です。カロリーを抑えるためにも皮は除き、調理法は油を使わずゆでて。ゆでたら汁ごとさまして使うと、パサつきません。

大きめに切った根菜はかみごたえがあり、満足感が得られます

鶏むね肉の和風ポトフ

材料（1～2人分）

ゆでた鶏むね肉──60g
かぶ──小2個（150g）
かぶの茎と葉──30g
にんじん──2/3本（100g）
こんにゃく──1/2枚（150g）
ごぼう──1/3本（50g）
A
- 鶏むね肉のゆで汁──3カップ
- うす口しょうゆ──大さじ2
- 酒──大さじ2/3
- こしょう──少々

作り方

1. かぶは茎を2～3cm残して皮をむき、4等分に切る。葉は4cm長さに切ってゆでておく。にんじんは1cm厚さのいちょう切りにする。こんにゃくはちぎり、ごぼうは斜め薄切りにして水からゆで、沸騰したら火を弱めて3分ゆで、ざるに上げる。
2. 鍋にA、かぶの葉以外の①を入れて中火にかけ、沸騰したら火を弱めて5分煮る。
3. 食べやすく切った鶏むね肉、かぶの葉を加えて温め、器に盛る。

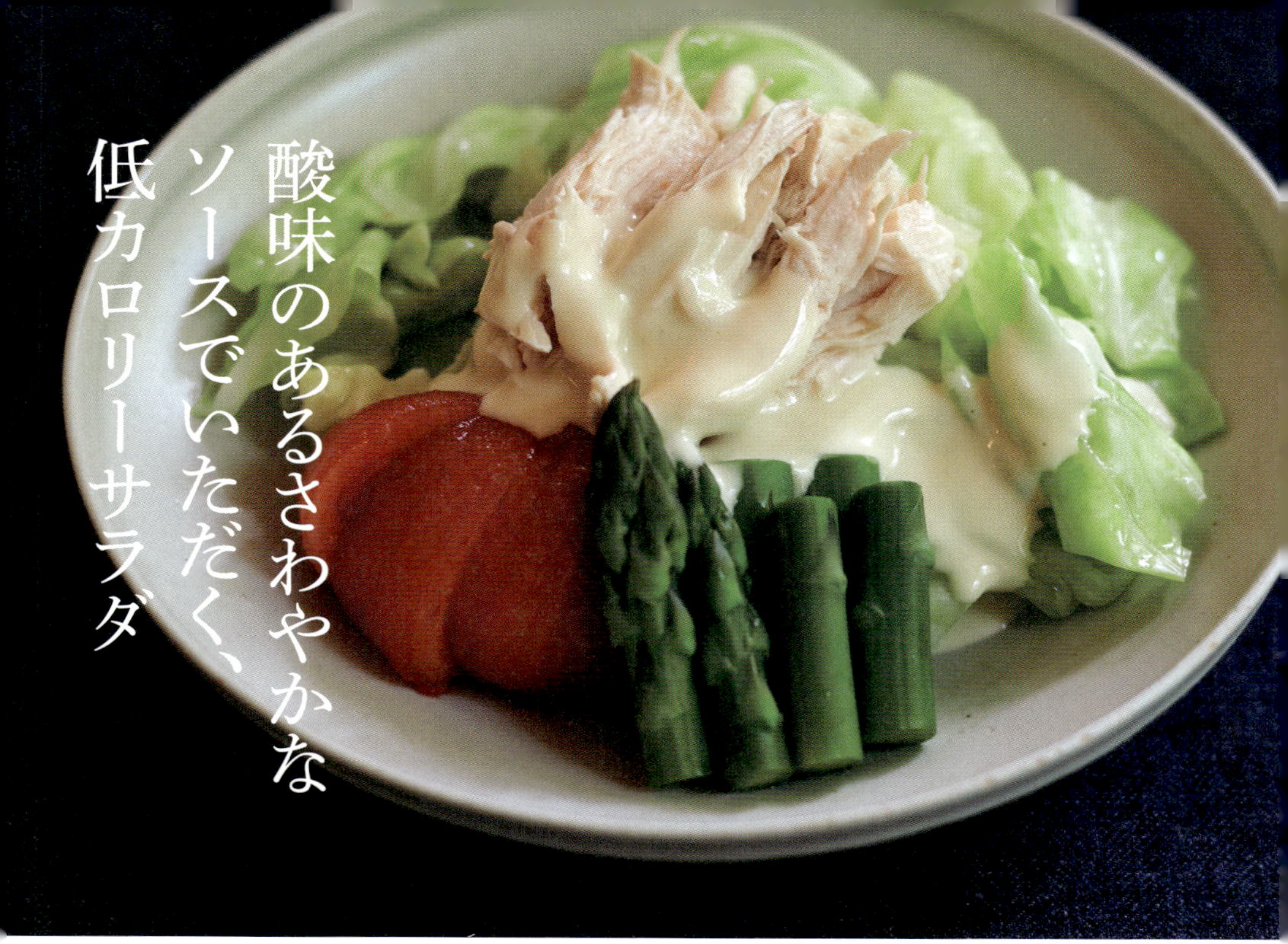

酸味のあるさわやかなソースでいただく、低カロリーサラダ

鶏むね肉のヨーグルトソース

材料（1～2人分）

ゆでた鶏むね肉――60g
トマト――$\frac{1}{4}$個（50g）
キャベツ――3枚（200g）
グリーンアスパラガス
――3本
［ヨーグルトソース］
プレーンヨーグルト（無糖）
――$\frac{1}{2}$カップ
レモン汁――小さじ1
うす口しょうゆ――大さじ1

作り方

1 トマトは熱湯につけて湯むきする。

2 キャベツはざく切りに、アスパラは根元の皮をむき、3～4等分に切る。

3 鍋に水4カップ、キャベツ、アスパラを入れて火にかけ、沸騰する前の80℃ぐらいで火を弱め、3分ゆでてざるに上げる。

4 器に食べやすく切った鶏むね肉、キャベツ、アスパラ、くし形に切ったトマトを盛り合わせ、混ぜ合わせたヨーグルトソースをかける。お好みで白いりごま大さじ1（分量外）をふる。

［鶏むね肉のゆで方］

鶏むね肉1枚（250g）は熱湯に通して冷水にとり、沸騰直前の湯（約80℃）3カップ＋酒$\frac{1}{4}$カップでゆでて、ゆで汁ごとさます。サラダや炒めもの、あえものなどにも向く。

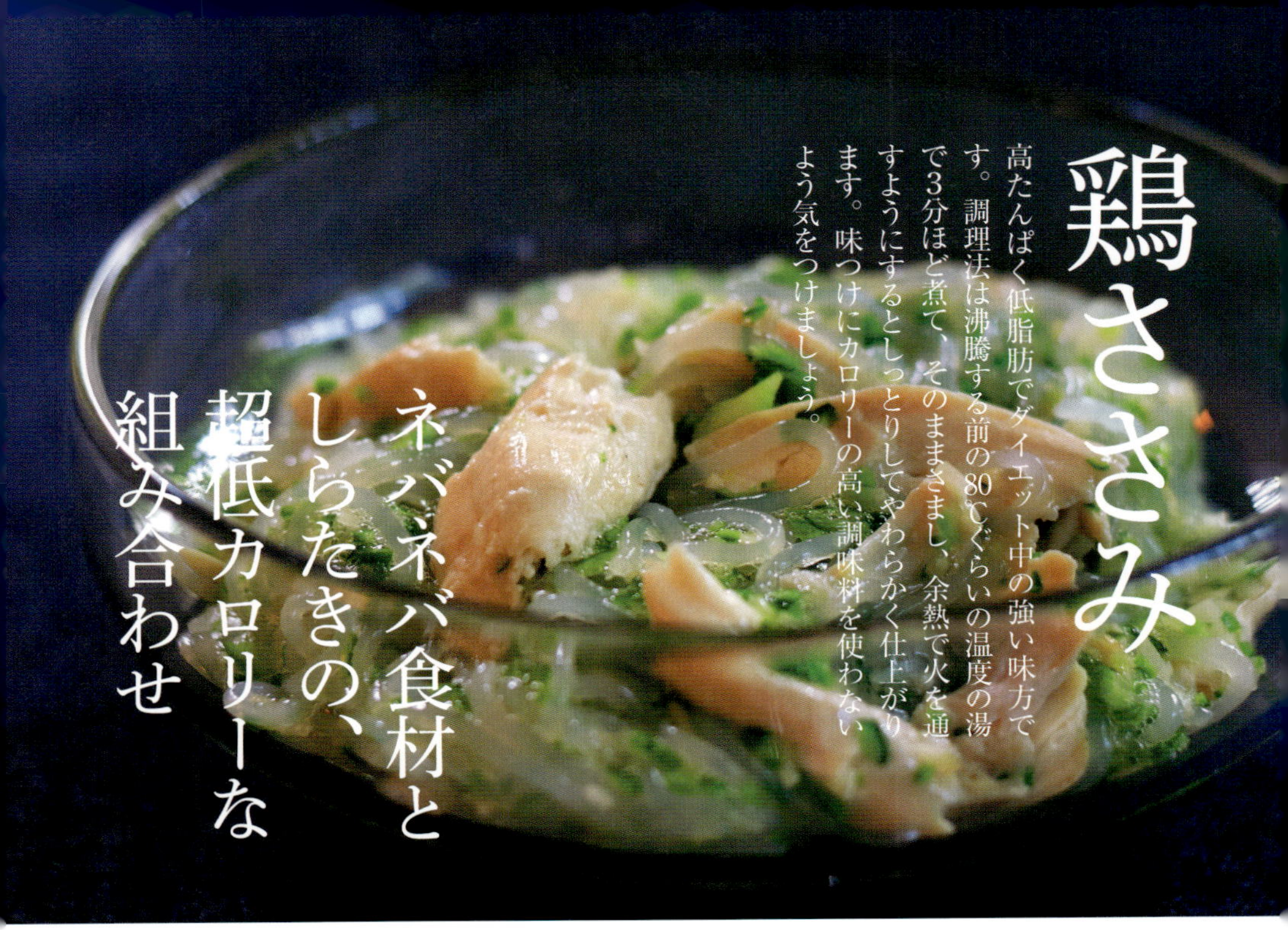

鶏ささみ

高たんぱく低脂肪でダイエット中の強い味方です。調理法は沸騰する前の80℃ぐらいの温度の湯で3分ほど煮て、そのままさまし、余熱で火を通すようにするとしっとりしてやわらかく仕上がります。味つけにカロリーの高い調味料を使わないよう気をつけましょう。

ネバネバ食材としらたきの、超低カロリーな組み合わせ

ささみとしらたきのオクラあえ

材料（1～2人分）

鶏ささみ──2本(80g)
しらたき──⅔袋(150g)
オクラ──2～3本
しょうがのみじん切り
──20g
［二杯酢］
しょうゆ──大さじ⅔
酢(煮切ってさます)
──大さじ⅔

作り方

1 鍋に水2½カップ、ささみを入れて火にかけ、沸騰する前の80℃ぐらいになったら弱火にして3分煮てそのままさます。

2 しらたきは10cm長さに切り、別の鍋に水とともに入れて沸騰させ、火を弱めて1分煮てざるに上げる。

3 オクラはガクを取り、板ずりをして②の湯でサッとゆで、縦半分に切る。スプーンで種を取り出し、包丁で細かくたたく。

4 ①のささみを手で裂き、しらたき、オクラ、しょうがとよく混ぜ合わせ、器に盛る。

5 合わせた二杯酢をかける。

プロのひと手間

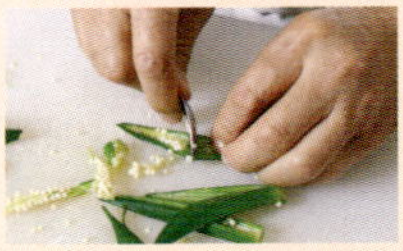

オクラは縦半分に切り、種を取り出す。

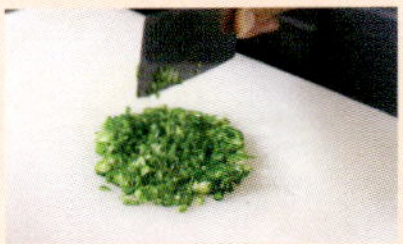

包丁で細かくたたき、粘りを出す。種がないのでなめらかな口当たりに。

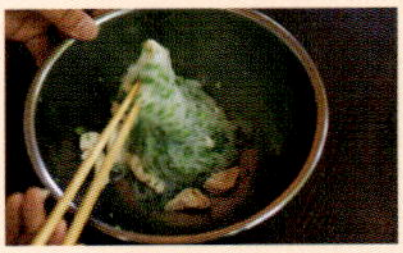

しらたき、ささみに混ぜ込むようにしてあえる。

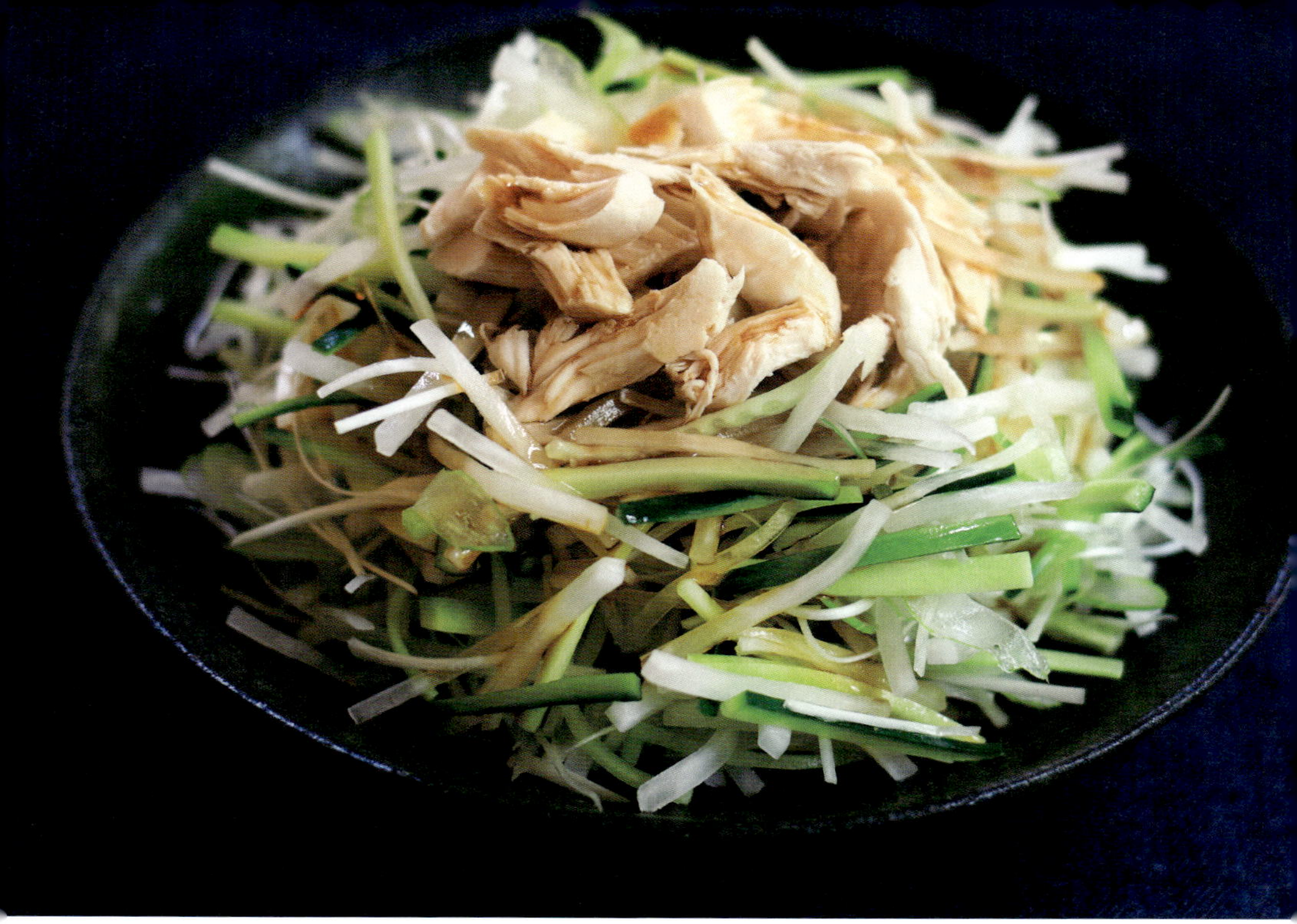

たっぷりのせん切り生野菜でカサ増しします

ささみと大根の辛子酢じょうゆあえ

材料（1〜2人分）

鶏ささみ──2本（80g）
大根──4cm（100g）
きゅうり──½本
セロリ──⅓本（50g）
長ねぎ──⅓本（50g）
A
- しょうゆ──大さじ3
- 酢（煮切ってさます）──大さじ2
- 水──大さじ1
- 溶き辛子──小さじ1

作り方

1 鍋に水2½カップ、ささみを入れて火にかけ、沸騰する前の80℃ぐらいになったら弱火にして3分煮てそのままさます。

2 大根、きゅうり、ねぎは4cm長さのせん切りにし、セロリは斜め薄切りにする。すべてボウルに入れ、水にさらして水けをきる。

3 ①のささみを手で裂き、②と合わせて器に盛り、合わせたAを好みの量かける。

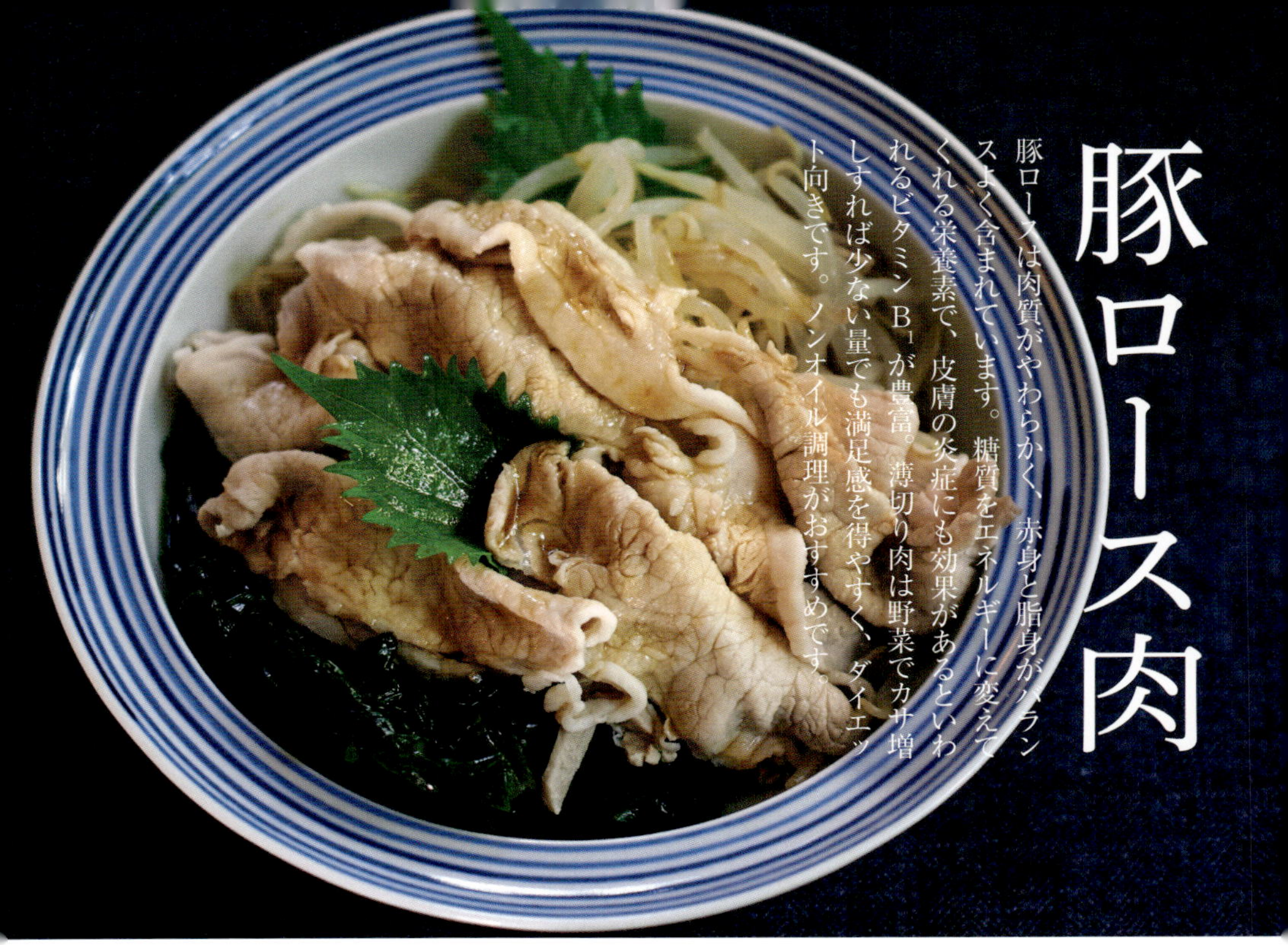

豚ロース肉

豚ロースは肉質がやわらかく、赤身と脂身がバランスよく含まれています。糖質をエネルギーに変えてくれる栄養素で、皮膚の炎症にも効果があるといわれるビタミンB_1が豊富。薄切り肉は野菜でカサ増しすれば少ない量でも満足感を得やすく、ダイエット向きです。ノンオイル調理がおすすめです。

豆乳ベースのたれで さっぱりいただく ヘルシーしゃぶしゃぶ

豚肉のしゃぶしゃぶサラダ

材料（1～2人分）

豚ロース薄切り肉――70g
もやし――1袋（200g）
生わかめ――70g
青じそ――3枚
［豆乳ごまだれ］
豆乳――½カップ
しょうゆ――大さじ1⅔
砂糖――小さじ1
練りごま――大さじ2
おろしにんにく――少々

作り方

1 豚肉は沸騰する前の80℃ぐらいの湯で3分ゆで、ざるに上げる。

2 もやしはひげ根を取り、たっぷりの熱湯で1分弱ゆで、ざるに上げる。わかめは7㎝長さに切る。

3 器にもやし、わかめを盛り、豚肉をのせ、しそを添え、合わせた豆乳ごまだれをかける。

豚肉にきのこをのせて蒸し焼きにしてうまみを引き出す

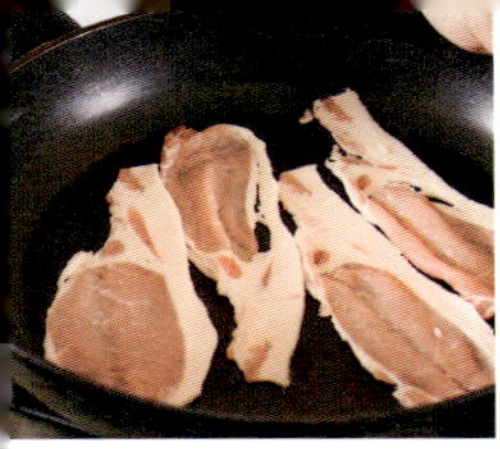

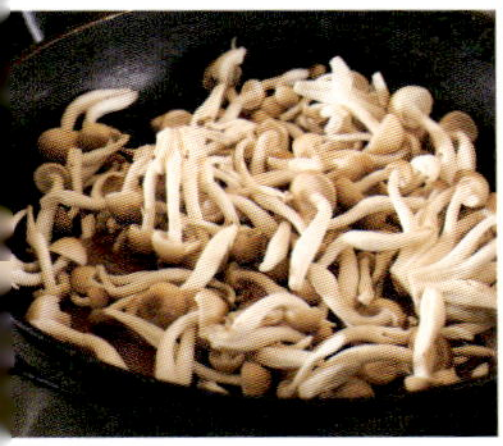

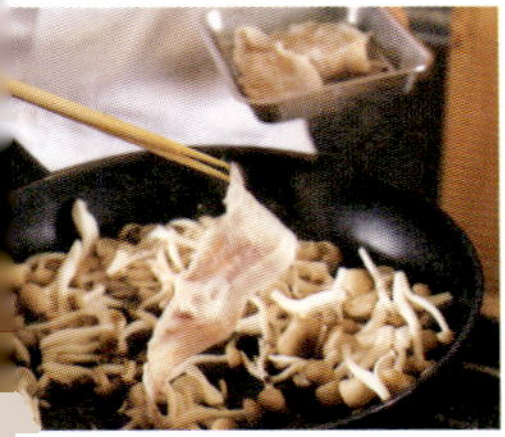

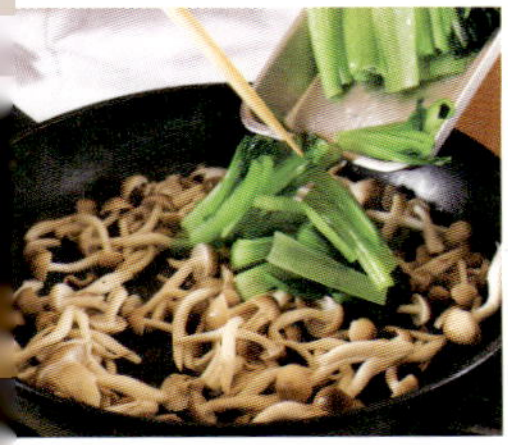

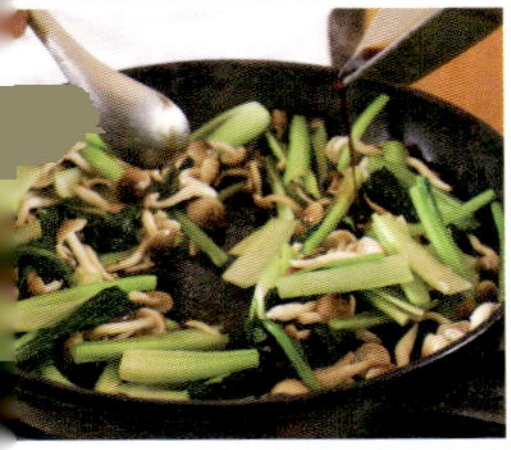

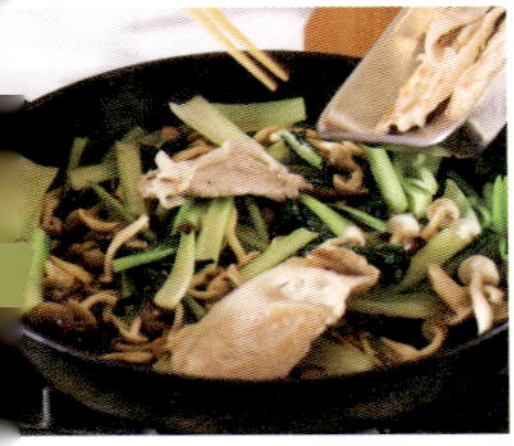

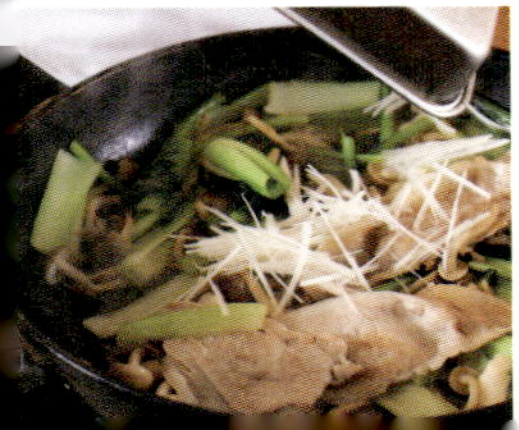

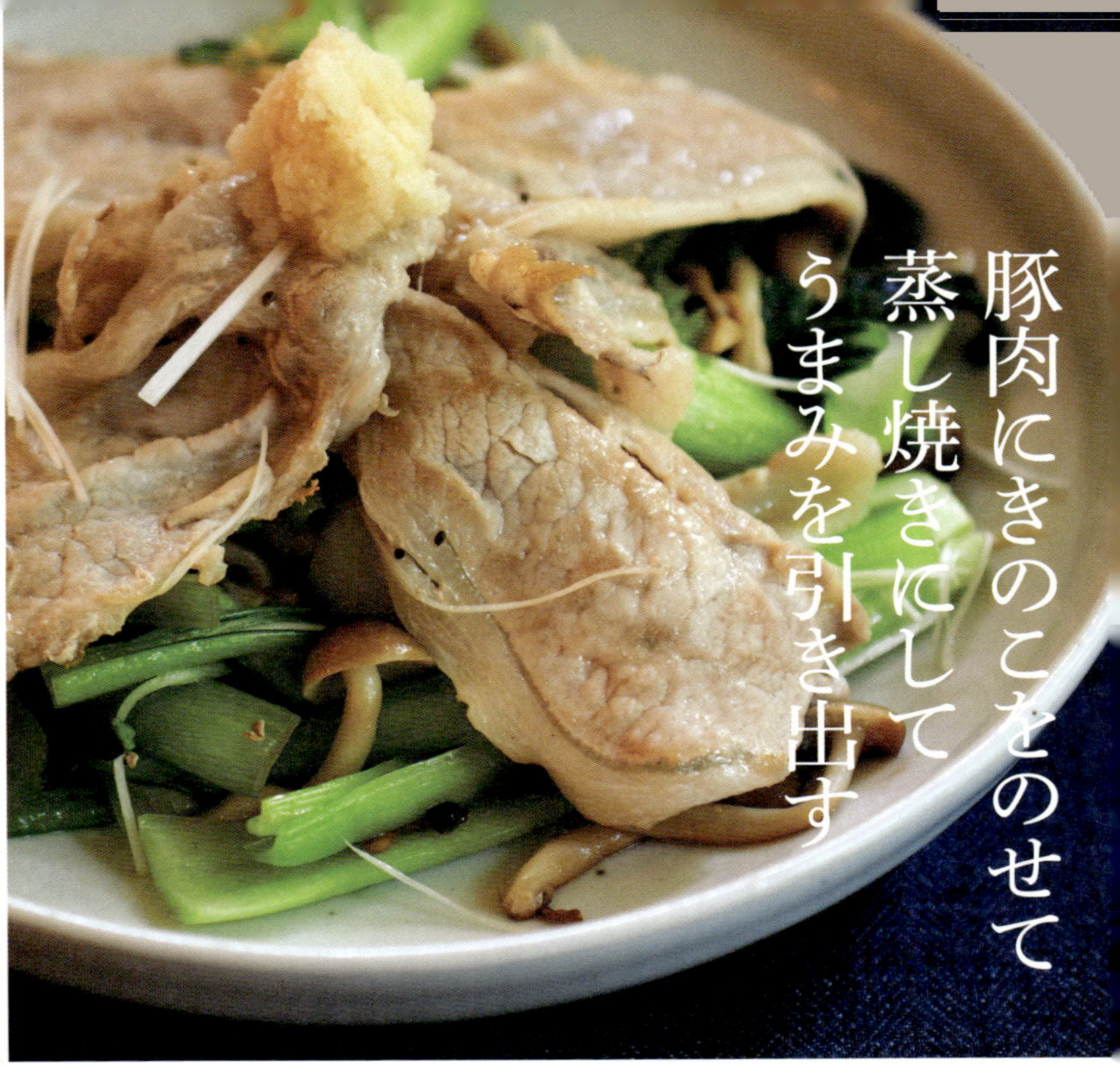

豚肉としめじ、小松菜のノンオイル炒め

材料（1〜2人分）
豚ロース薄切り肉——70g
しめじ——1パック（100g）
小松菜——小1束（200g）
しょうゆ——大さじ 2/3
おろししょうが——小さじ2
長ねぎ——8cm

作り方

1. しめじは石づきを除き、ほぐす。小松菜は根元をよく洗い、茎と葉を分け、沸騰する前の80℃ぐらいの湯で茎を2分ゆで、葉を加えて1分ゆで、ざるに広げてさます。水けを絞って6cm長さに切る。長ねぎは長さを半分に切り、せん切りにする。
2. フッ素樹脂加工のフライパンに豚肉を広げて入れ、しめじをのせて弱火にかける。
3. 肉に火が通ったら肉を取り出し、きのこを軽くいり、小松菜を加えて炒める。
4. ③にしょうゆを加えて肉をもどし、味をからめ、ねぎを加える。
5. 肉を野菜の上に盛り、おろししょうがをのせる。

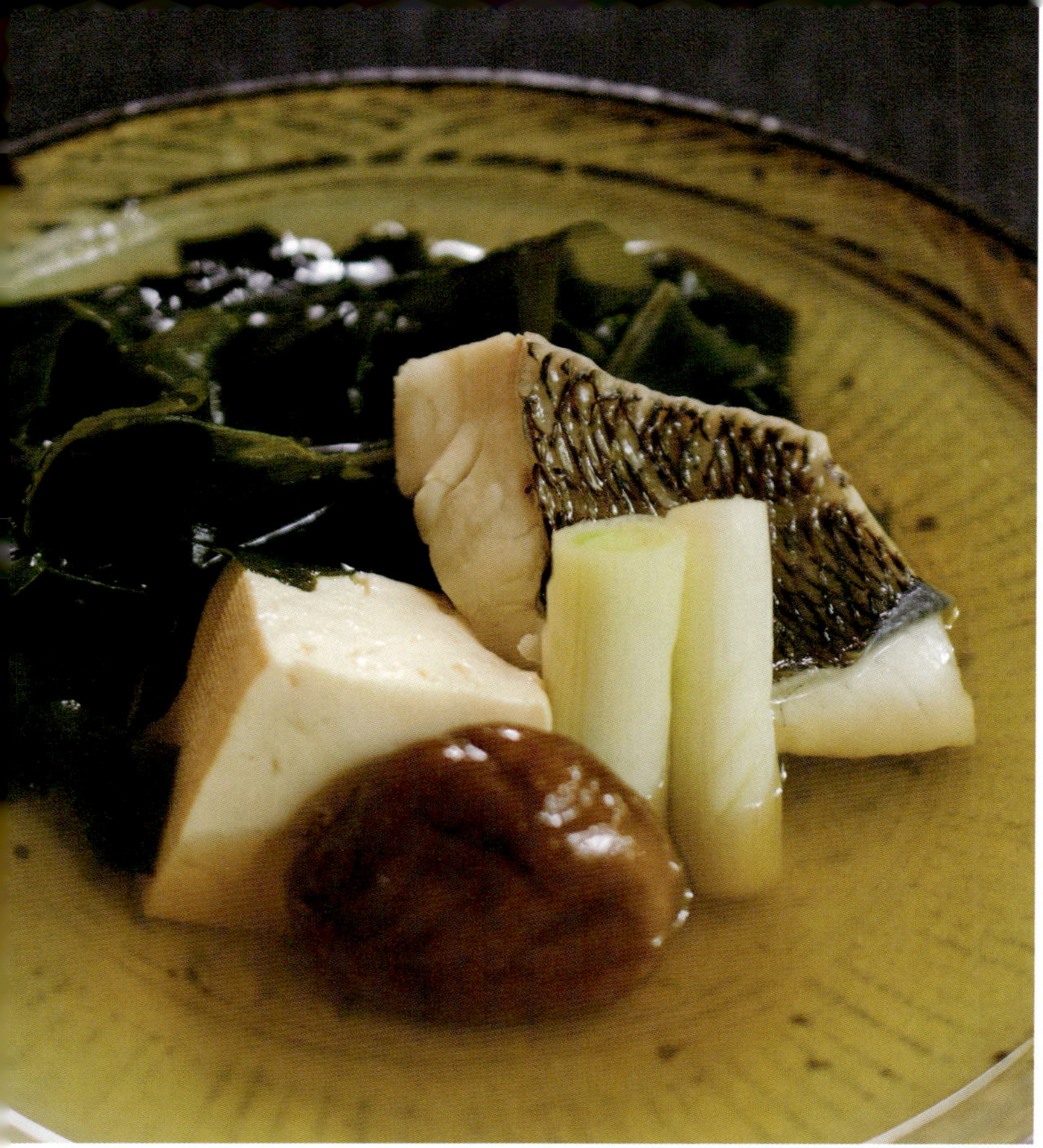

白身魚

魚は栄養素がバランスよく含まれる優秀食材。中でもカロリーが低いのは白身魚です。ダイエットのときはカロリーを上げないように、さっぱりした味つけ、調理法にしましょう。

素材の持ち味を引き立てるすっきりした味つけ

鯛の淡《あわ》煮

材料（1～2人分）

鯛――小1切れ（60g）
豆腐――⅙丁（50g）
生わかめ――40g
しいたけ――1枚
長ねぎ――8cm
A
- 水――1½カップ
- うす口しょうゆ――大さじ1⅓
- 酒――大さじ⅔

作り方

1 鯛は両面に塩少々（分量外）をふって20分おき、熱湯に通して冷水にとり、軽く洗って水けをきる。

2 わかめは7cm長さに切る。しいたけは軸を除く。ねぎは長さを半分に切り、両側面に4～5カ所浅く包丁を入れる。

3 鍋にA、鯛、豆腐、②を入れて中火にかけ、沸騰したら火を弱めてアクをすくい、1分煮て火を止める。

いか

多く含まれている「タウリン」が、ダイエットのカギです。タウリンを含む食品を摂取すると胆汁・胆汁酸の分泌が増え、肝臓内の中性脂肪を取り除き、さらに肝臓から脂肪が排出されることが期待できます。

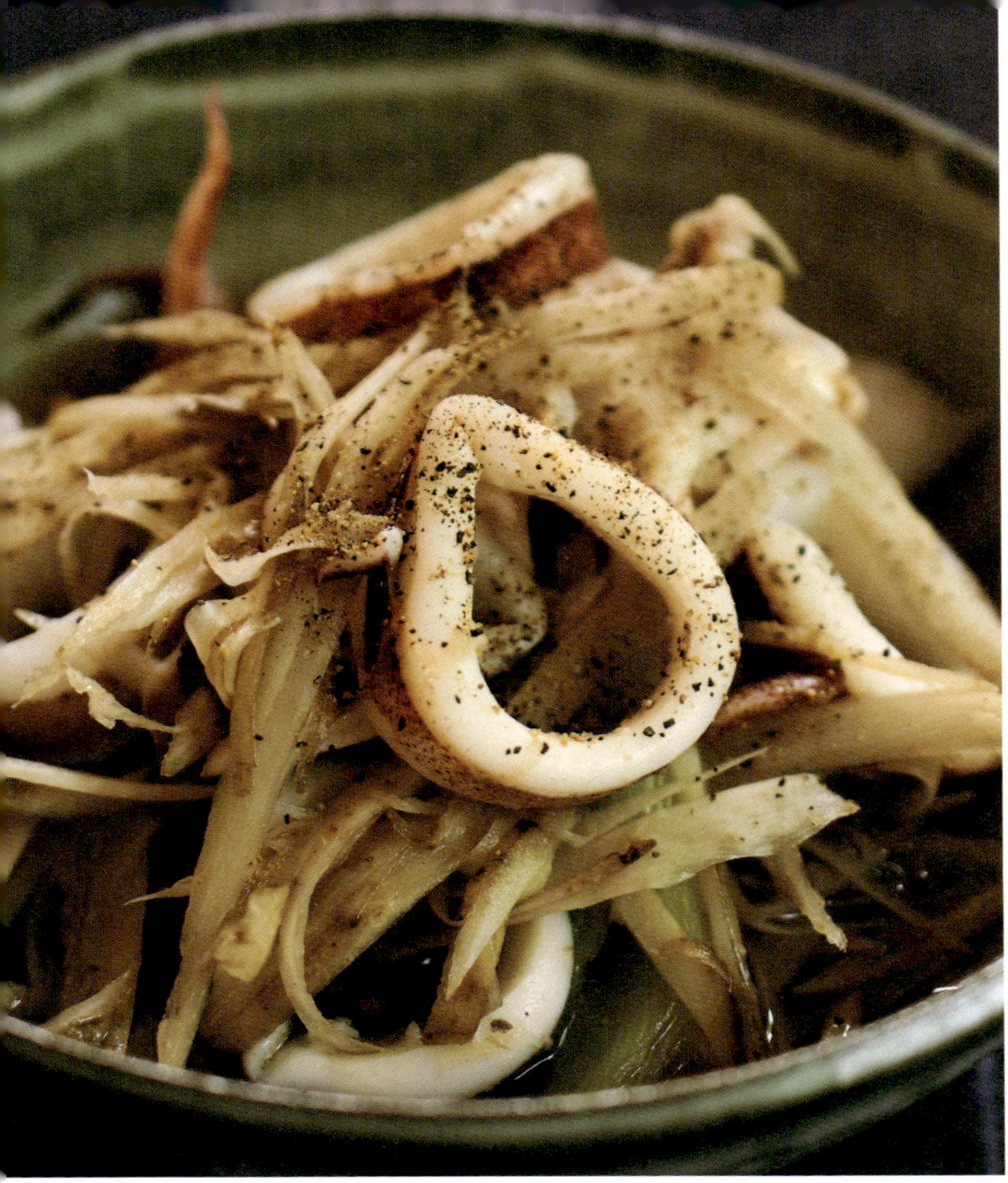

腸の働きを整える食物繊維豊富なごぼうと

いかとごぼうの山椒煮

材料（1〜2人分）

するめいか──1ぱい
ごぼう──1本(150g)
長ねぎ──1本
粉山椒──少々

A
- 水──1カップ
- うす口しょうゆ──大さじ1
- みりん──大さじ1

作り方

1 いかは内臓と足を抜き、内臓は取り除く。よく洗って熱湯に1分浸して冷水にとり、軽く洗う。胴は1cm幅の輪切りに、足は4つに切り分ける。

2 ごぼうはささがきに、ねぎは斜め薄切りにしてともに水にさらし、水けをきる。

3 鍋にA、いかの足、②を入れて中火にかけ、沸騰したら火を弱め、2分煮ていかの胴を加え、温まったら粉山椒をふる。

あさり

良質なたんぱく質とミネラルを多く含むダイエット向きの食材です。造血作用のあるビタミンB_{12}の含有量は貝類の中でもトップクラス。貧血予防に効果的です。低カロリーなので量を多く食べられ、殻つきだとカサも増し、見た目にも満足できます。

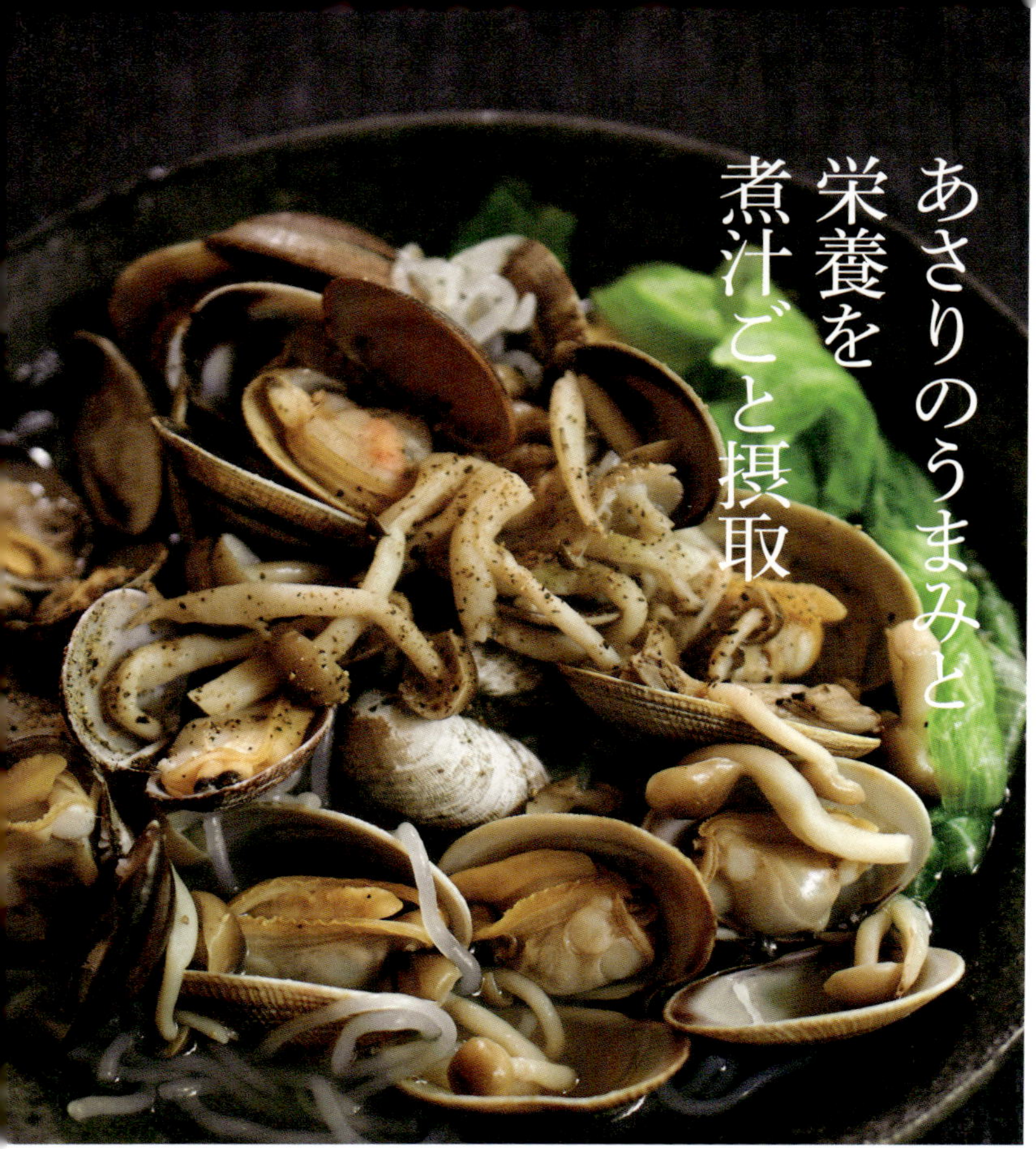

あさりのうまみと栄養を煮汁ごと摂取

あさりとレタスのスープ煮

材料（1～2人分）

あさり（殻つき）――300g
レタス――2～3枚（100g）
しらたき――½袋（100g）
しめじ――½パック（50g）
粗びき黒こしょう――適量

A
- 酒――½カップ
- うす口しょうゆ――大さじ1

作り方

1 あさりは砂抜きをして水の中で殻をこすりつけて洗い、水に2分浸し、水けをきる。

2 レタスは半分にちぎり、しらたきは10cm長さに切ってたっぷりの水とともに鍋に入れて火にかけ、沸騰したら火を弱め、1分ゆでてざるに上げる。しめじは石づきを除き、ほぐす。

3 鍋にあさり、②、Aを入れ、ふたをして中火弱で煮る。

4 あさりの殻が開いたら、こしょうをふる。

かき

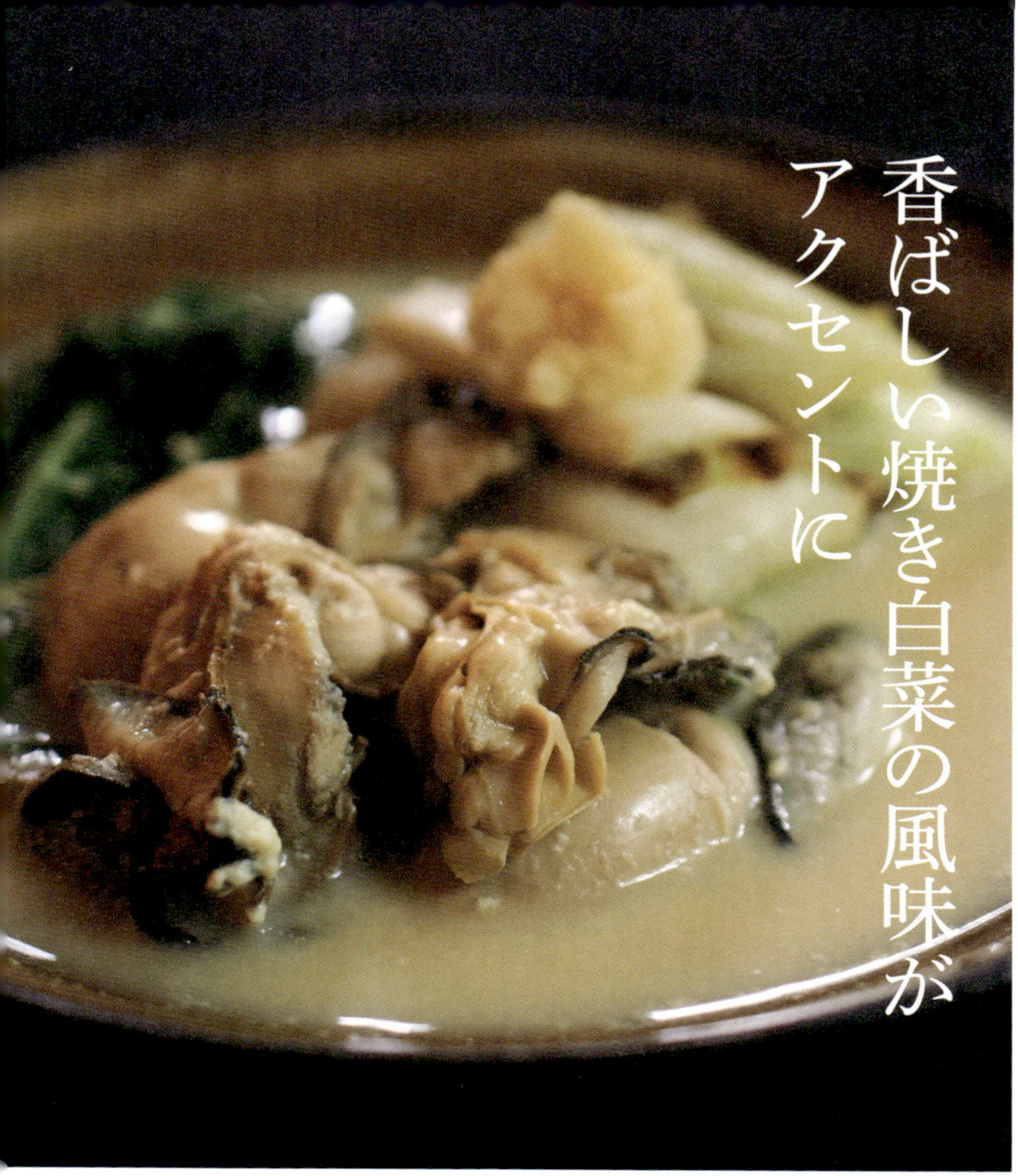

香ばしい焼き白菜の風味がアクセントに

低脂肪高たんぱくで、栄養価が高いことで知られています。アミノ酸をはじめとして、ビタミン、ミネラルなどが豊富。含まれているタウリンが体内の有害物質を解毒して排出する肝臓の働きを助けることで、デトックスの作用が高まり、やせやすい体質をつくることができます。

かきと焼き白菜の豆乳煮

材料（1〜2人分）

かき――5個（100g）
白菜――1/8個（330g）
春菊――2株（50g）
おろししょうが――小さじ2
A
- 豆乳――1/2カップ
- 水――1/2カップ
- うす口しょうゆ――大さじ1

作り方

1. かきは熱湯にさっと通し、冷水にとって軽く洗い、水けをきる。
2. 白菜はオーブントースターで焼き目がつくぐらいまで焼き、5cm長さに切る。春菊は葉を摘む。
3. 鍋にA、白菜、春菊を入れて弱火で5分ほど煮てかきを加え、さっと煮る。
4. 器に盛り、しょうがを添える。

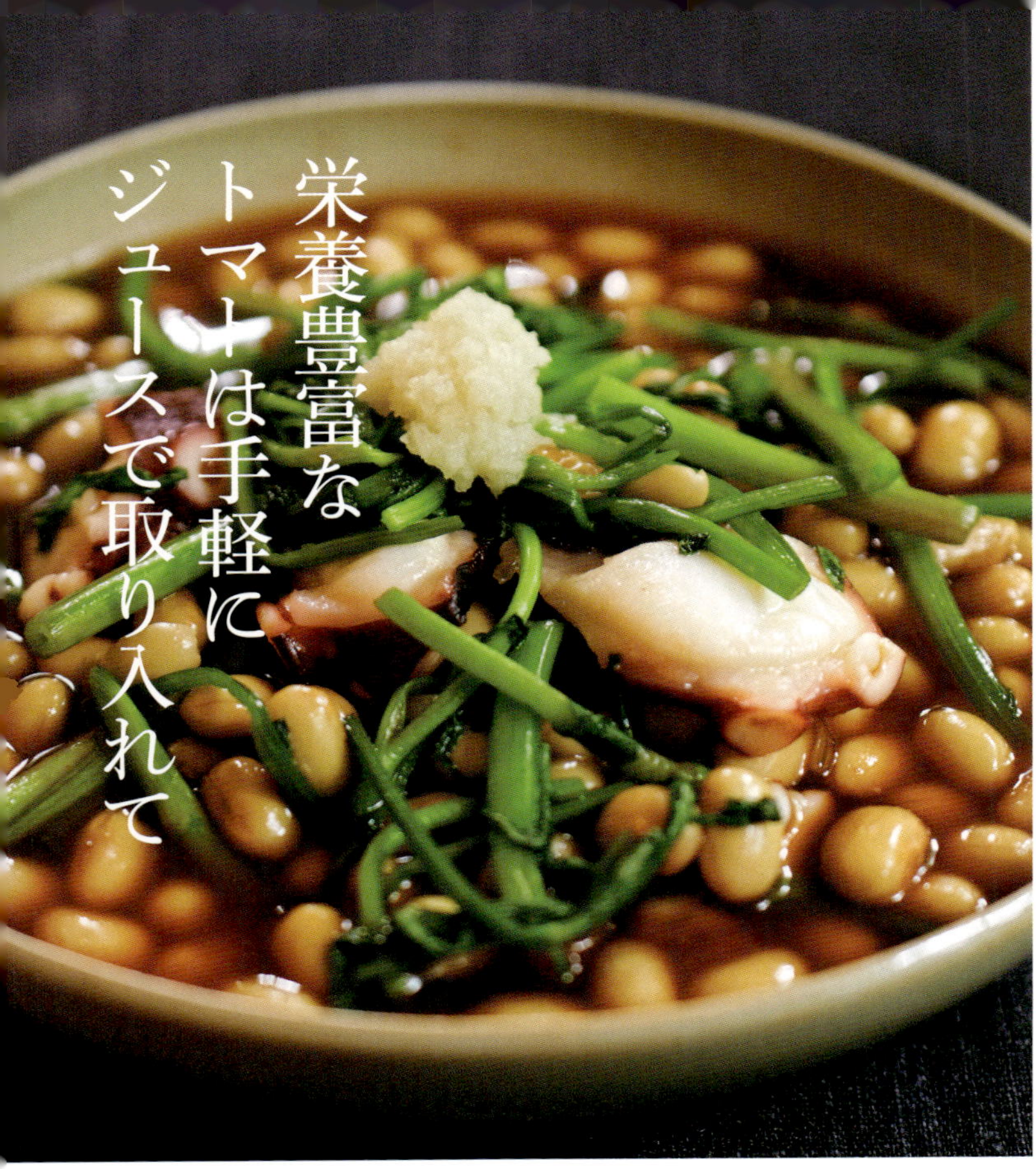

たこ

魚介類の中でも特に低脂肪・低カロリー・高たんぱく。ビタミンＢ群が豊富で疲労回復効果があり、ビタミンＥの抗酸化作用による老化防止効果などが見込めます。コリコリとした食感で、咀嚼の回数も多くなるのでダイエットにはピッタリです。

栄養豊富なトマトは手軽にジュースで取り入れて

たこと大豆のトマト煮

材料（1〜2人分）

ゆでたこ――100g
大豆水煮――200g
クレソン――1束
A
- トマトジュース（有塩）――$\frac{1}{4}$カップ
- みりん――$\frac{1}{2}$カップ
- しょうゆ――大さじ1

おろししょうが――小さじ1

作り方

1 たこはそぎ切りにする。大豆は水けをきり、クレソンは半分の長さに切る。

2 鍋にAと大豆を入れて強火で煮る。煮汁が煮詰まってきたらたこを加えて絡め、クレソンを加えて火を通す。

3 器に盛り、おろししょうがを添える。

あじの干物

魚の中でも青魚はEPAやDHAなどダイエットを助ける脂が多く含まれるので積極的に取り入れたいもの。干物にするとアミノ酸などのうまみ成分が生成され、ビタミンやミネラルなどの栄養素も濃縮されます。

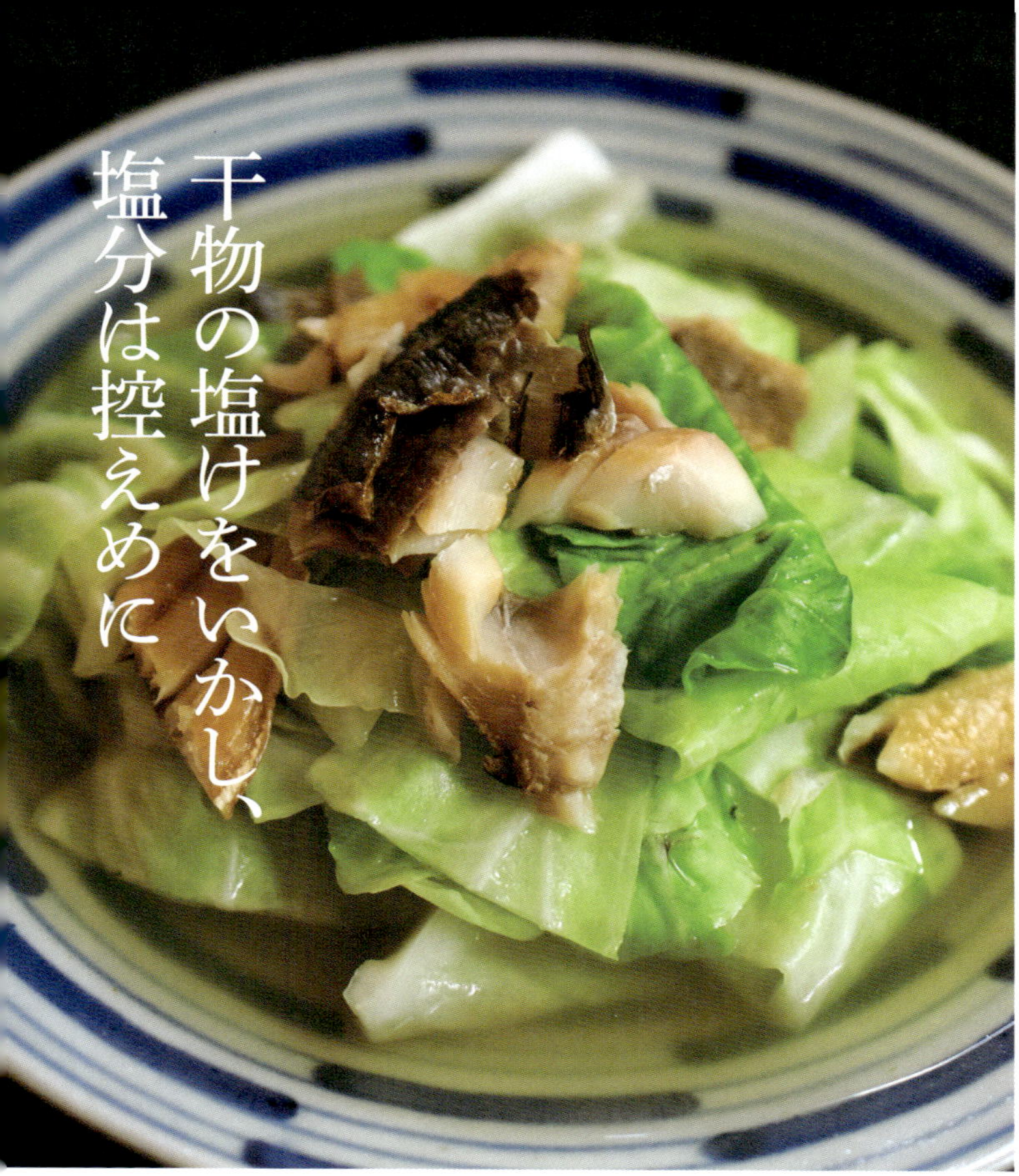

干物の塩けをいかし、
塩分は控えめに

あじの干物とキャベツの煮もの

材料（1〜2人分）

あじの干物――1枚
キャベツ――3枚（200g）
おろししょうが――小さじ1
水――$1\frac{1}{2}$カップ
しょうゆ――大さじ$\frac{2}{3}$

作り方

1. あじの干物は両面をよく焼き、頭と骨を除いて身をほぐす。
2. 鍋に水、あじの骨を入れて火にかけ、沸騰したら火を弱めて1分煮て、こす。
3. 鍋にこした②を戻し入れ、ざく切りにしたキャベツを加え、弱火で煮る。キャベツが透きとおってきたら①のあじの身、おろししょうが、しょうゆを加えてひと煮立ちさせる。

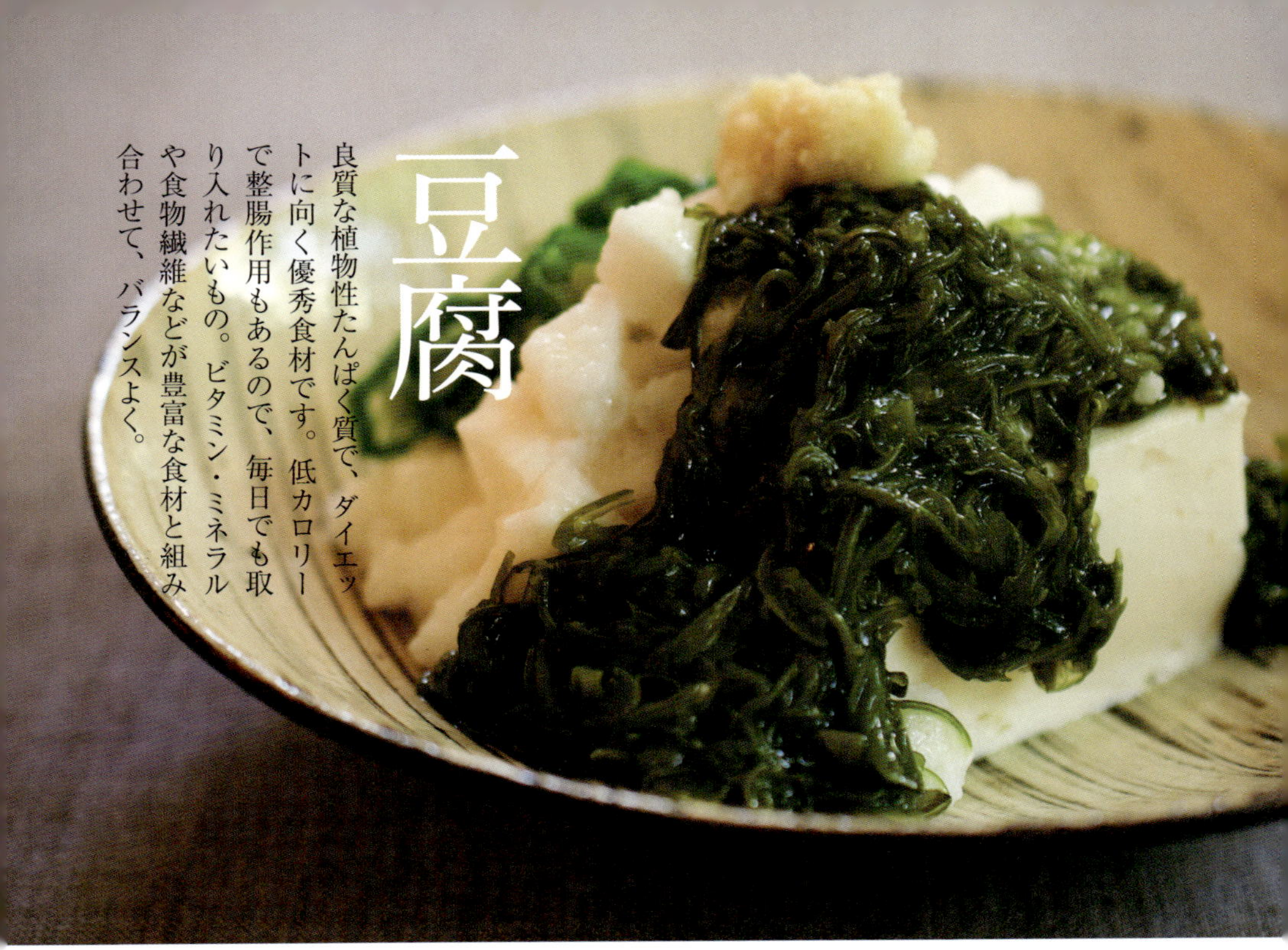

豆腐

良質な植物性たんぱく質で、ダイエットに向く優秀食材です。低カロリーで整腸作用もあるので、毎日でも取り入れたいもの。ビタミン・ミネラルや食物繊維などが豊富な食材と組み合わせて、バランスよく。

血液をさらさらにする
ネバネバ食材が集合

豆腐のネバネバやっこ

材料（1〜2人分）

豆腐——$\frac{2}{3}$丁（200g）
長いも——5cm（100g）
めかぶ——50g
オクラ——3本
おろししょうが——小さじ1
しょうゆ——適量

作り方

1 長いもは皮をむき、ひと口大に切ってふきんに包み、すりこ木で軽くたたく。オクラはガクを切り、種を取り出してサッとゆで、水けをきって小口切りにする。めかぶは食べやすく切る。

2 豆腐を半分に切って器に盛り、①をのせ、おろししょうがをのせて、しょうゆをかける。

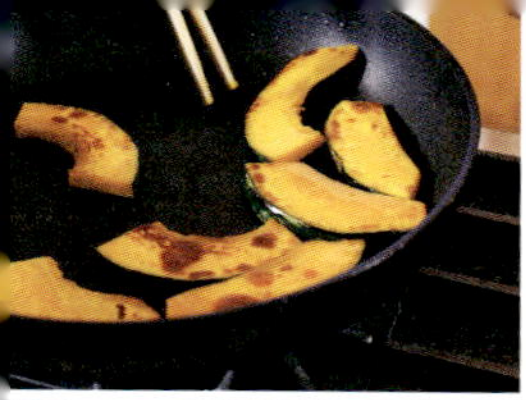
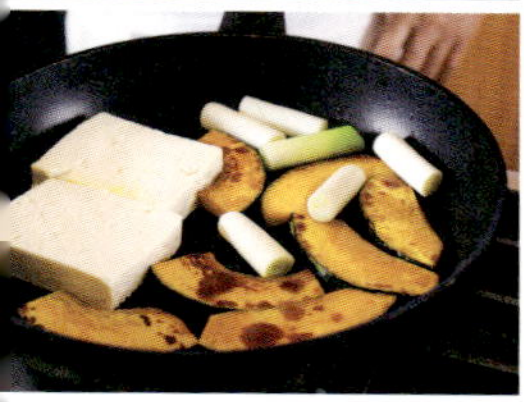
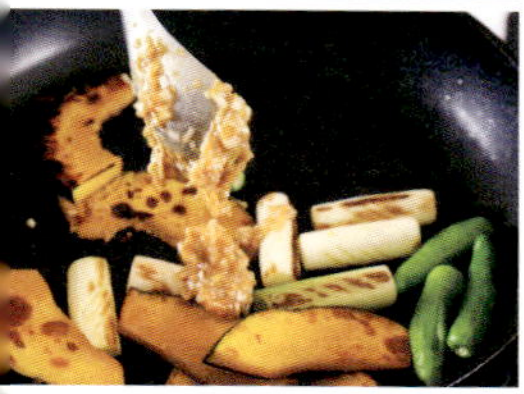
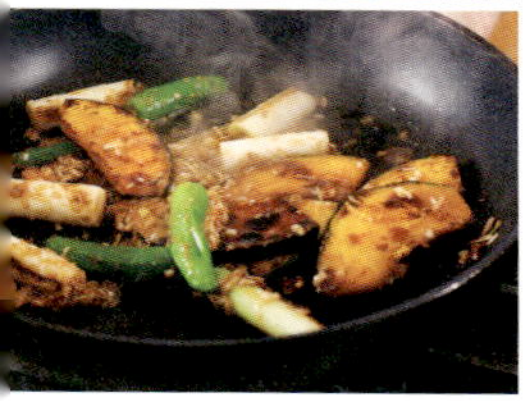
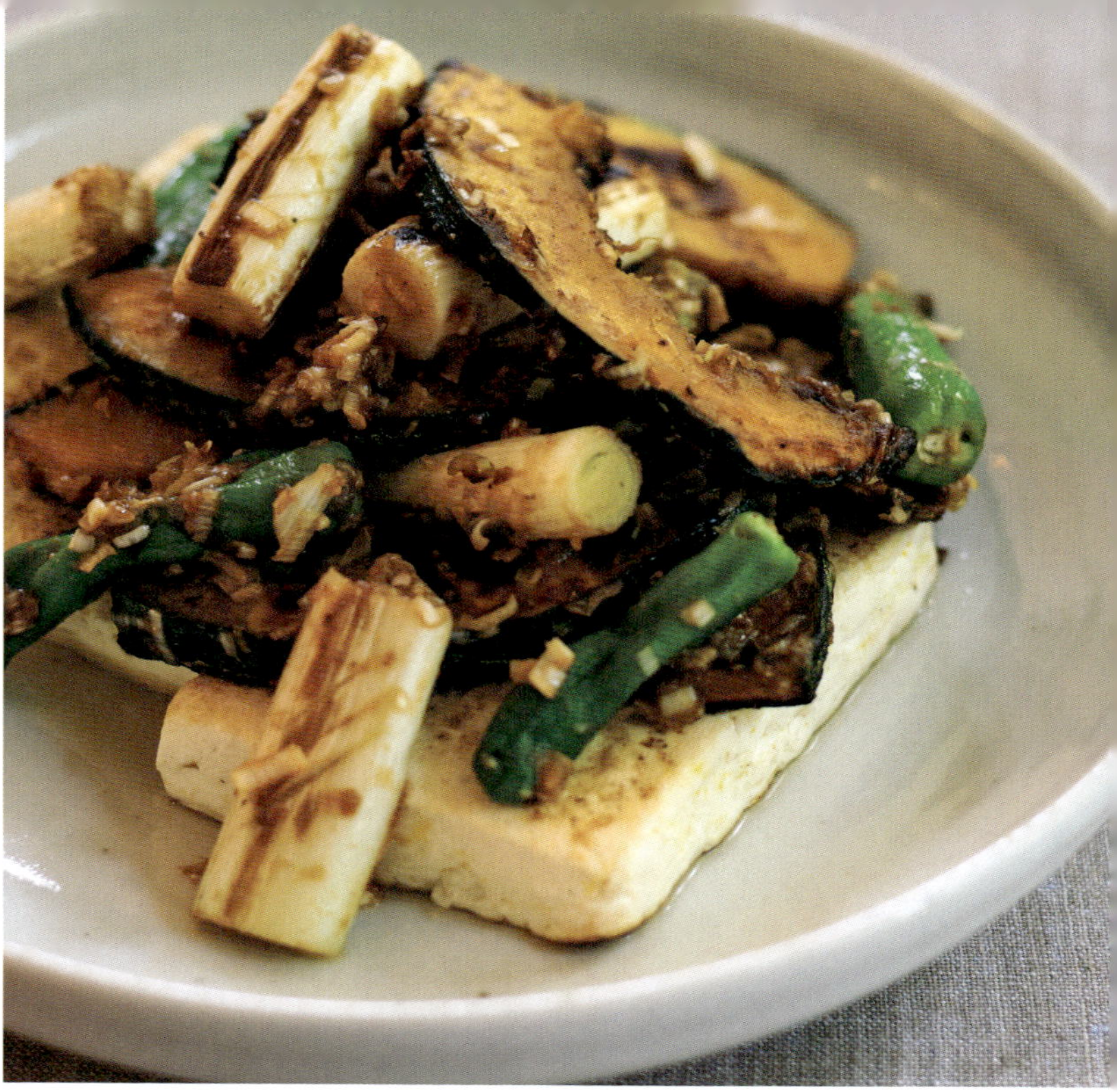

ノンオイルで
ボリュームのある
一品に

豆腐のねぎみそ焼き

材料（1〜2人分）

豆腐──⅔丁（200g）
かぼちゃ──150g
長ねぎ──1本
ししとう──3本
A
- みそ──25g
- 長ねぎのみじん切り──大さじ1
- 砂糖──小さじ1
- 酒──大さじ1

作り方

1 豆腐は厚みを半分に切り、水けを拭く。かぼちゃは薄いくし形に切る。ねぎは5cm長さに切り、両側面に4〜5カ所浅く包丁を入れる。ししとうはヘタを取る。

2 フッ素樹脂加工のフライパンにかぼちゃを入れて両面焼き、豆腐、ねぎを並べて弱火で焦げ目がつくぐらいによく焼き、ししとうを加え、火を通す。

3 ②に合わせたAを加え、全体を絡めて器に盛る。

野菜中心の食事で体重が無理なくダウンする

やセメシ献立

ここでは今までの野菜中心のレシピを組み合わせた、オススメ献立をご紹介します。

1品ずつの量は1日に食べたい目安です。一度に全部とり入れず、お腹がいっぱいになったところでやめたり分けて食べても大丈夫。量は調整してください。ご飯は茶碗軽く1杯程度。食べるときは、野菜→みそ汁→主菜→ご飯の順に。

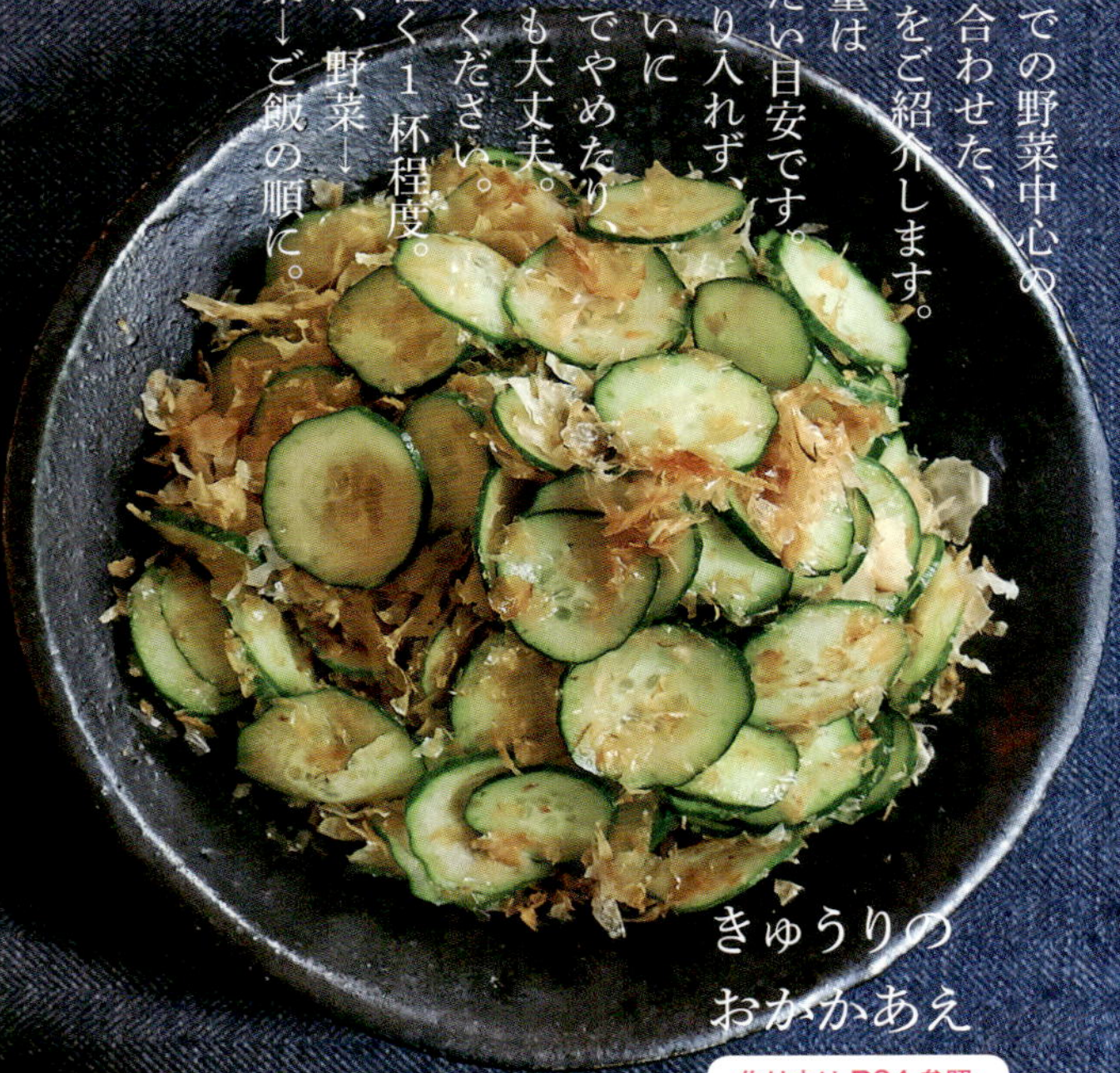

きゅうりのおかかあえ

作り方は P34 参照

きゅうりは最初に食べて脂肪燃焼効果を促進。おかかにはトリプトファンという成分が含まれ、ダイエット中のイライラを防止。

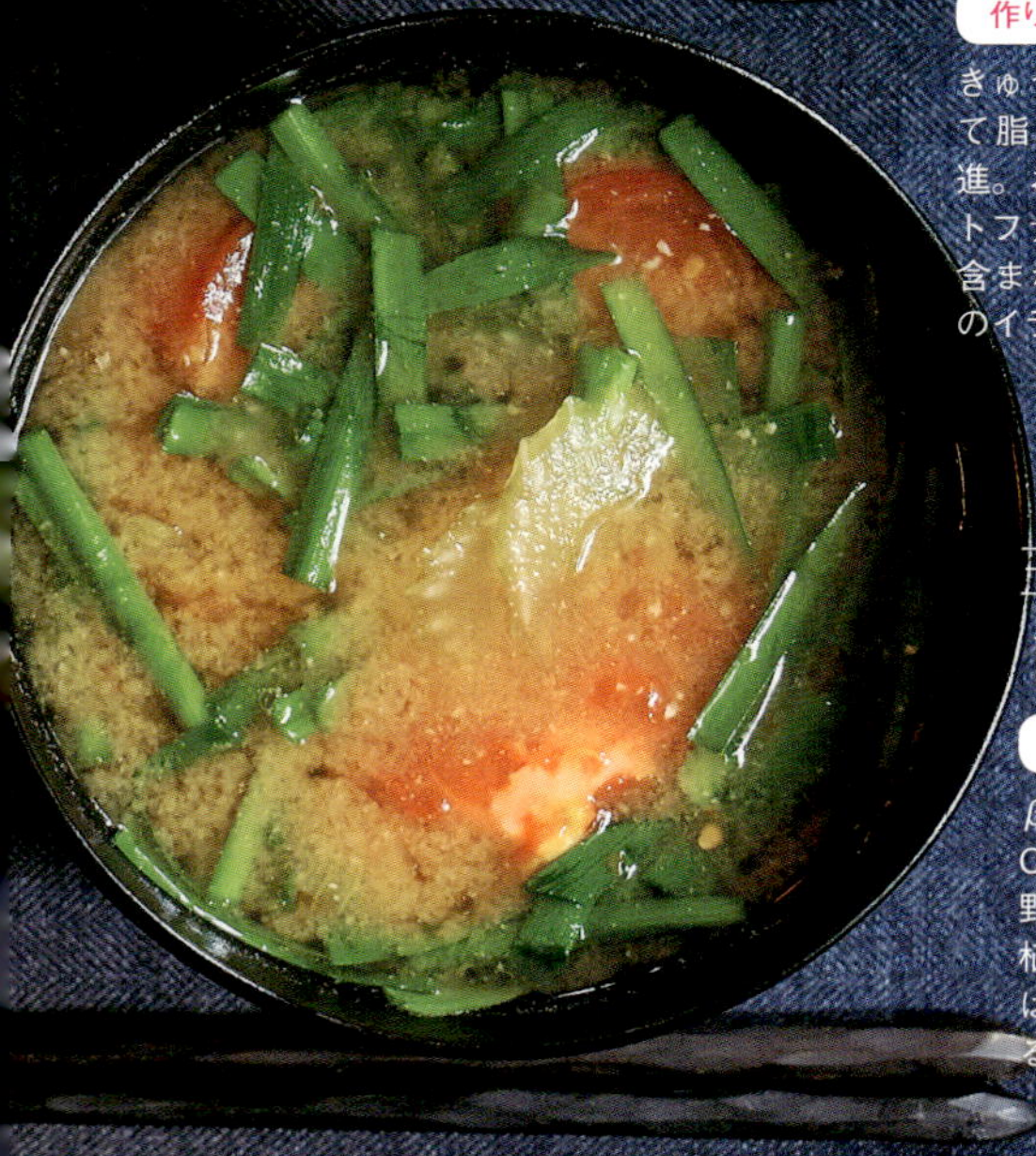

玉ねぎ、セロリとトマトのみそ汁

作り方は P86 参照

βカロテン、ビタミンC、カリウムが豊富な野菜をプラス。みその植物性たんぱく質には、脂肪燃焼を促進するアミノ酸が含まれる。

ダイエットを始めるとき

ダイエットは無理なく始めましょう。
副菜には初めに食べるとよいきゅうりを。
ボリュームあるみそ汁とおかずで
満足感のある献立にしました。

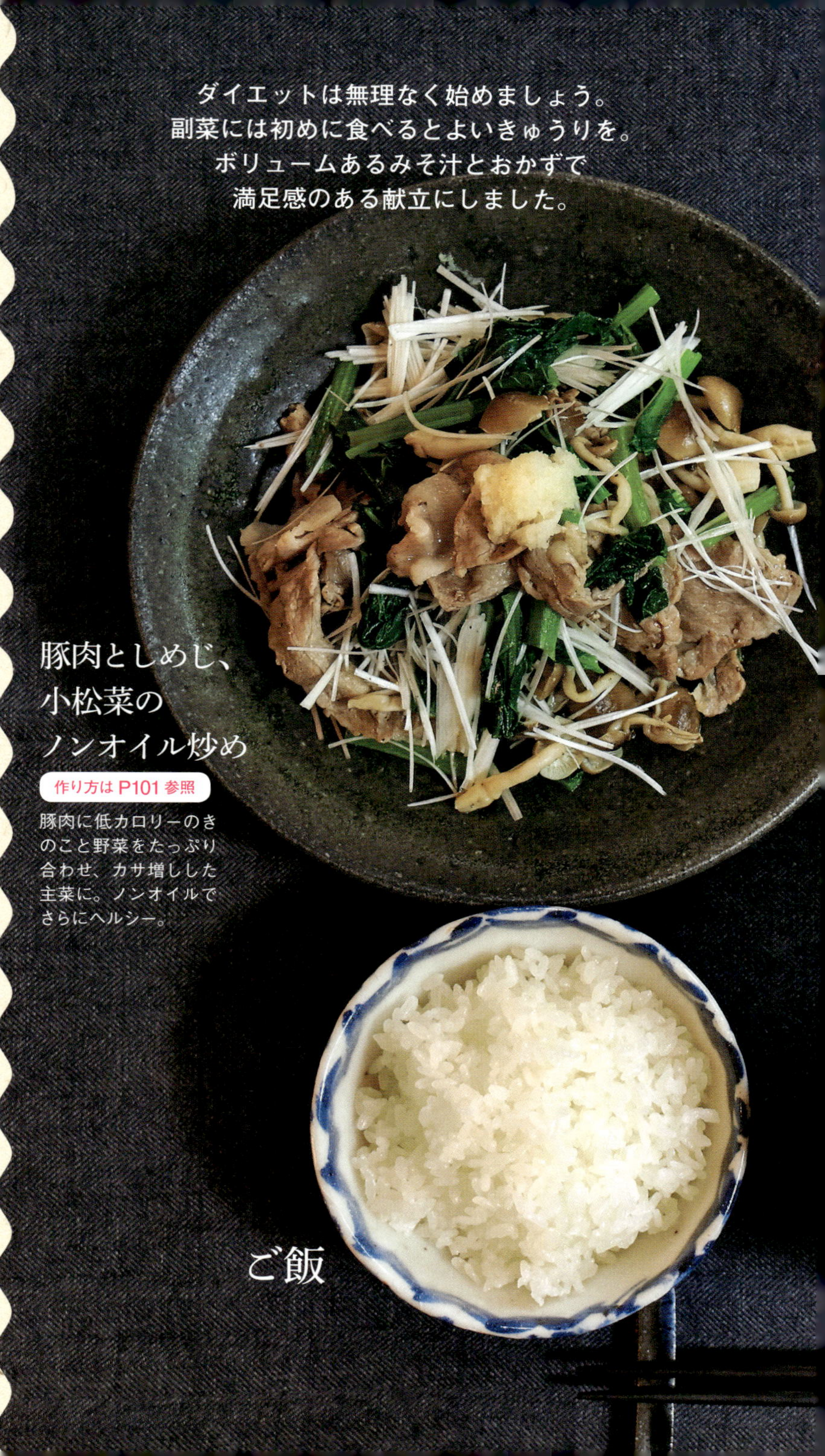

豚肉としめじ、小松菜のノンオイル炒め

作り方はP101参照

豚肉に低カロリーのきのこと野菜をたっぷり合わせ、カサ増しした主菜に。ノンオイルでさらにヘルシー。

ご飯

やせメシ献立

お腹がすいているとき

お腹がすいてたくさん食べたいとき、
食べて疲れを取りたいときは
ビタミンたっぷりのボリュームのある
献立が向きます。

野菜

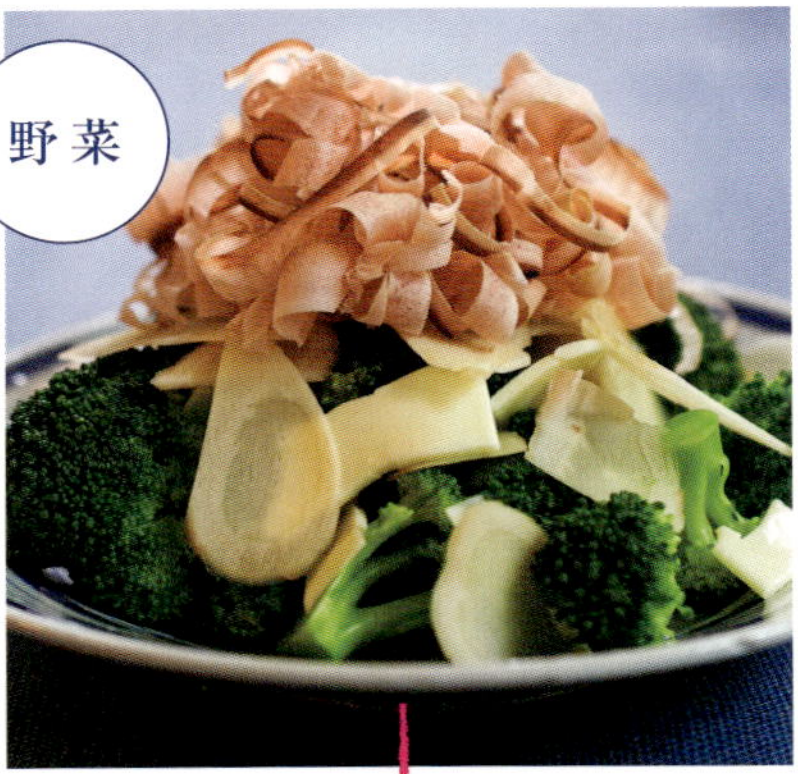

ブロッコリーのチーズおかかサラダ

作り方は P63 参照

ブロッコリーはβカロテンが豊富で免疫力がアップ。チーズのカルシウムが加わった、元気になる1品。

みそ汁

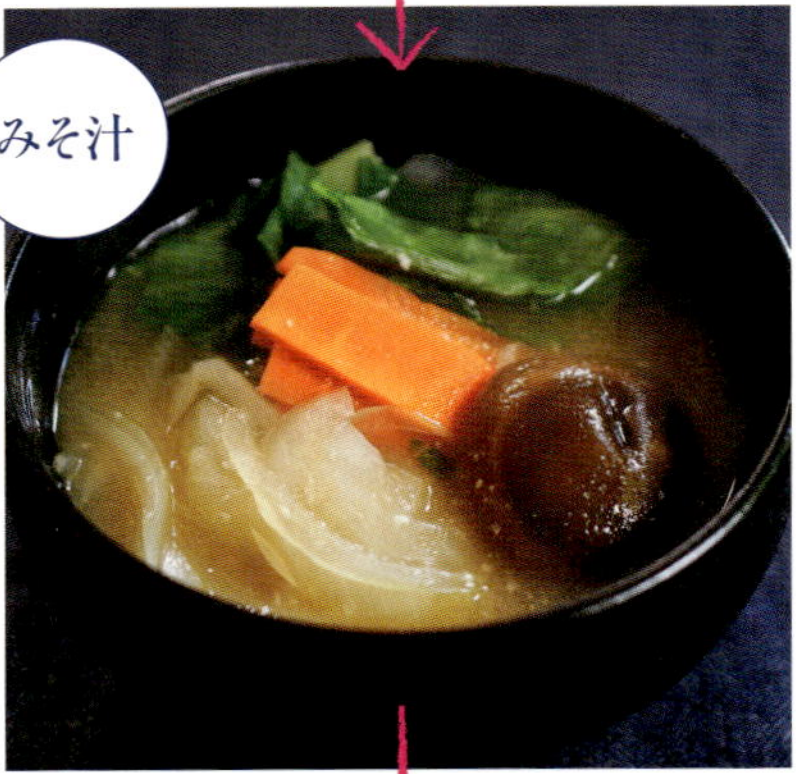

玉ねぎ、レタスとしいたけのみそ汁

作り方は P88 参照

ビタミン、ミネラルをしっかり摂取。加熱したレタスは食べごたえがあり、お腹いっぱいになる汁もの。

主菜

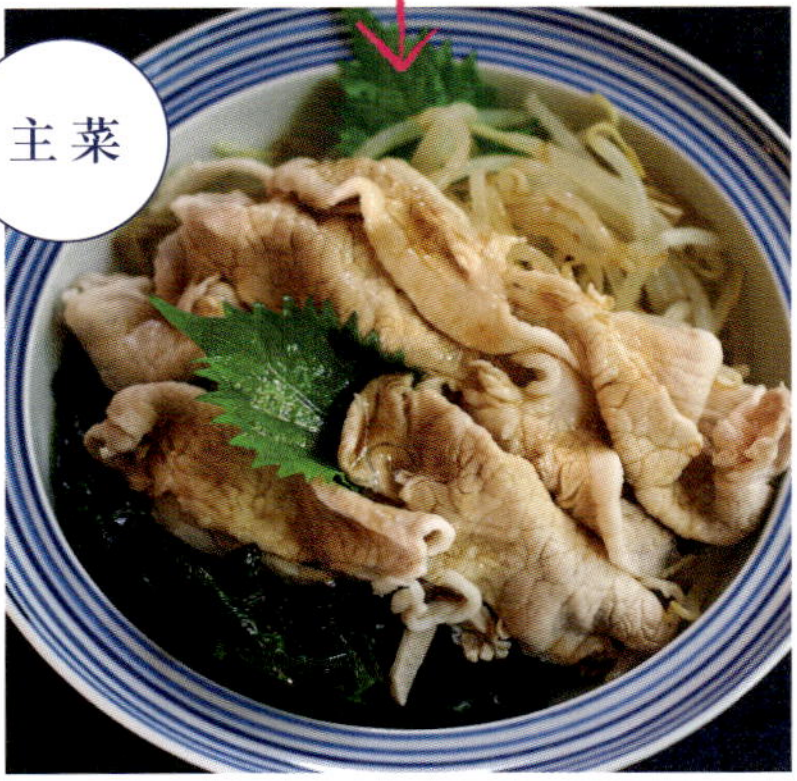

豚肉のしゃぶしゃぶサラダ

作り方は P100 参照

豚肉には疲労回復の働きがあるビタミン B_1 が豊富。たっぷりの野菜や海藻でカサ増しすればボリューム満点。

残業で夜遅く帰ったとき

あとは寝るだけなので、なるべく消化がよく、
胃に負担の少ない食材を。
1日の疲れを取るために、
栄養もきちんとあるものに。

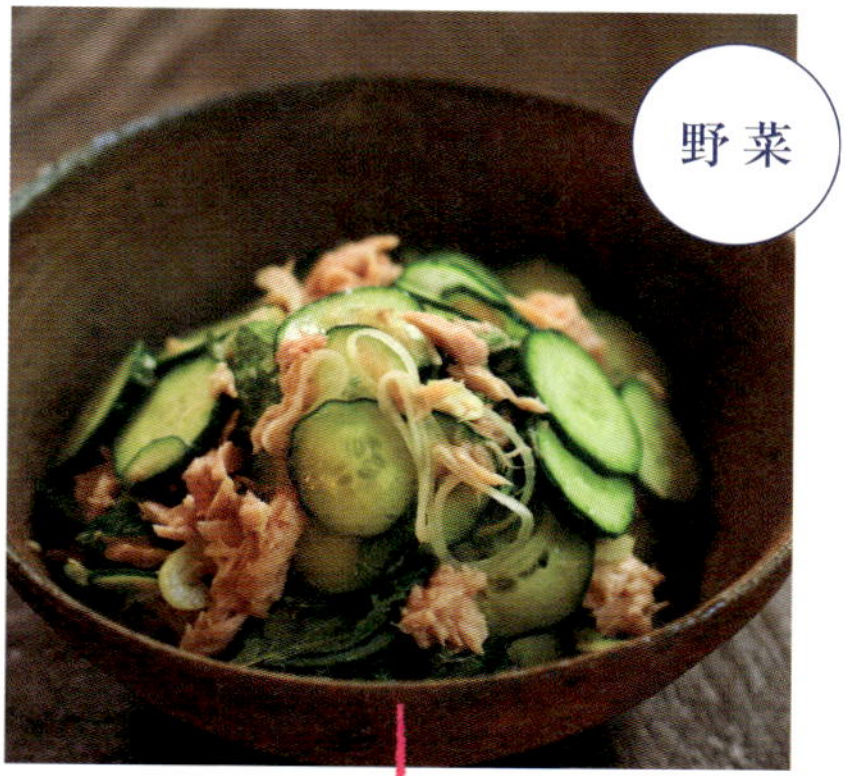

きゅうりのツナあえ

作り方はP38参照

きゅうりにツナの胃にやさしい組み合わせ。きゅうりとともにたんぱく質が取れる満足感のある副菜。

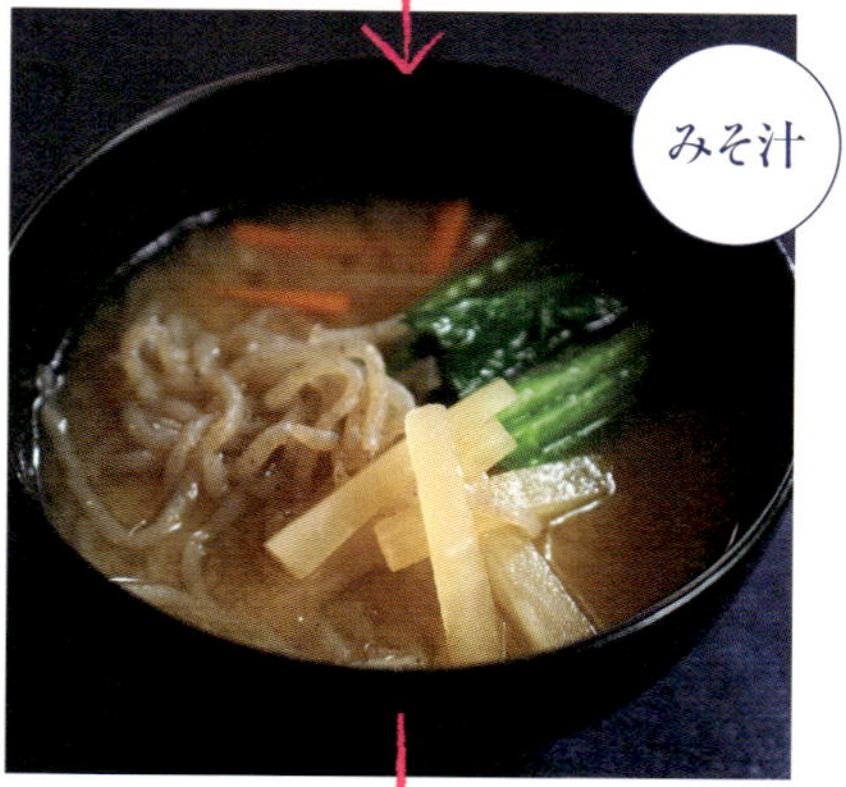

大根、いとこんにゃくとにんじんのみそ汁

作り方はP85参照

大根、いとこんにゃくなど低カロリー食材を取り入れて。にんじんを加えてβカロテンもしっかり摂取。

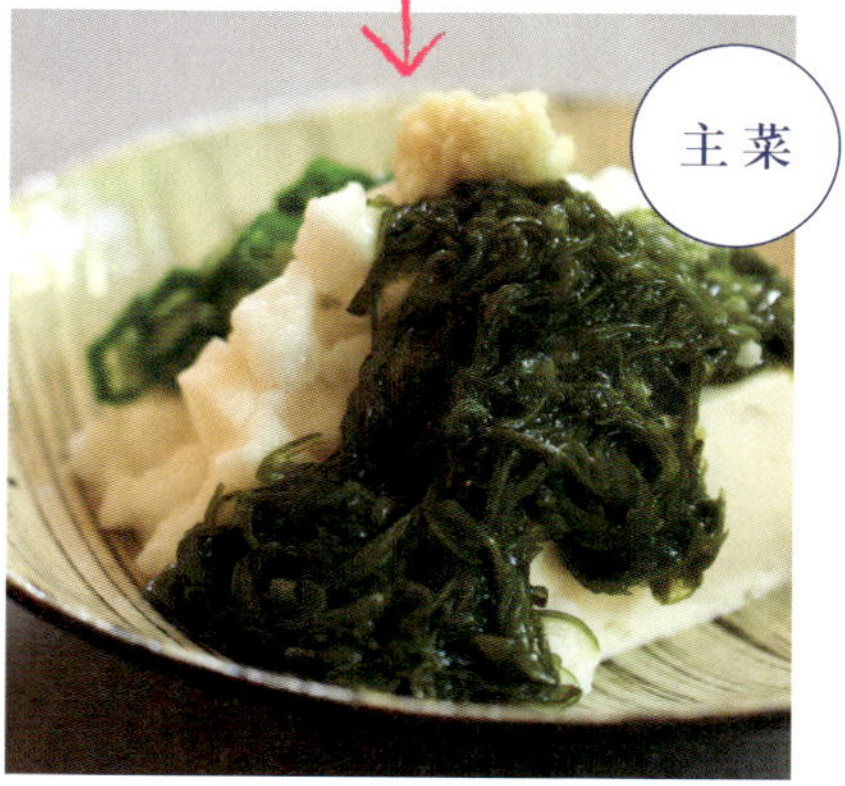

豆腐のネバネバやっこ

作り方はP108参照

消化がよく、調理も楽な豆腐は夜遅く食べるときのイチオシ食材。胃の粘膜を保護するネバネバ食材と。

やせメシ献立

食べすぎのとき

宴会や外食で食べすぎた
翌日の修正献立にも。
低カロリー高たんぱくの食材を
組み合わせます。

野菜

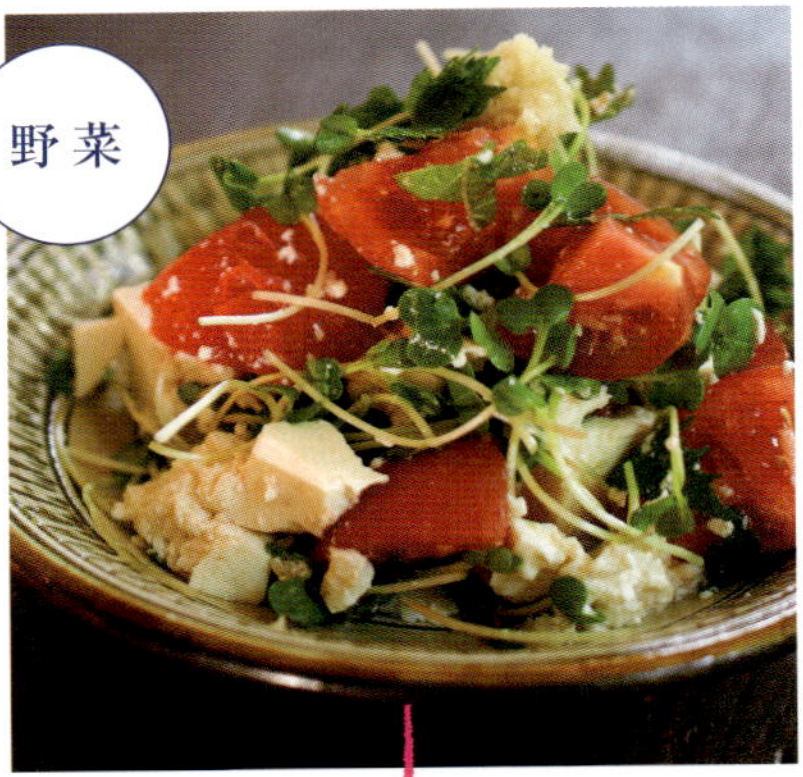

トマトの崩し豆腐

作り方はP48参照

ビタミン豊富なトマトと、良質な植物性たんぱく質の豆腐でサラダ風に。先に食べるとお腹も満足して食べすぎ防止に。

みそ汁

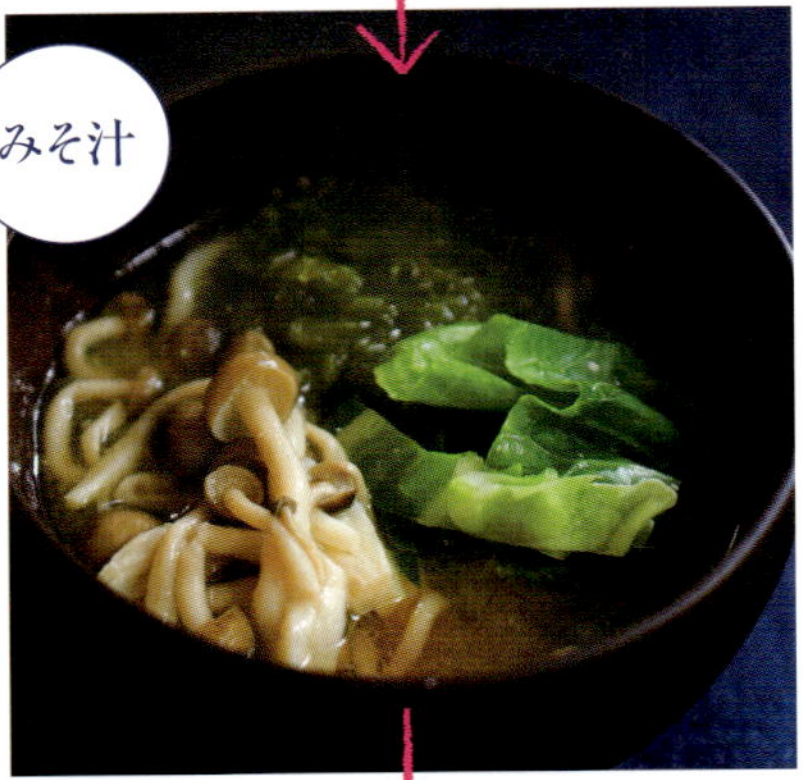

キャベツ、しめじとめかぶのみそ汁

作り方はP91参照

キャベツには胃の働きを守るキャベジンが含まれ、食べすぎたときに効果的。きのこ、海藻で低カロリーに。

主菜

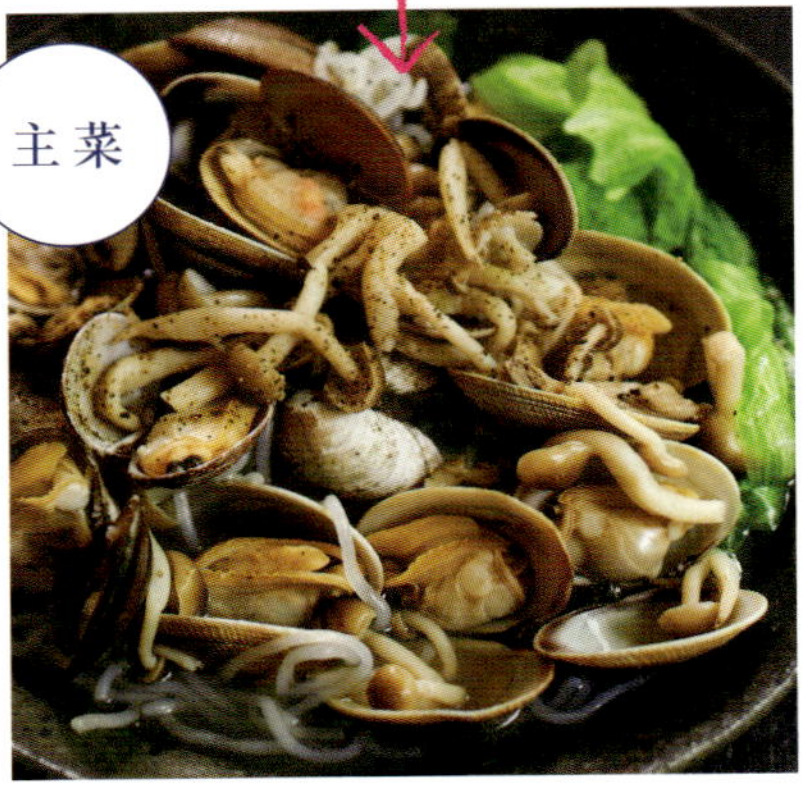

あさりとレタスのスープ煮

作り方はP104参照

殻つきのあさりは食べるのに手間がかかるので、食べすぎることもなく、ダイエット食の優等生。同じく低カロリーのレタスと。

なかなか体重が減らないとき

ダイエットの成果がなかなか表れにくくなったときは、
もう一度食生活を見直しましょう。
低カロリーなだけでなく
疲れを回復し、元気になる献立を。

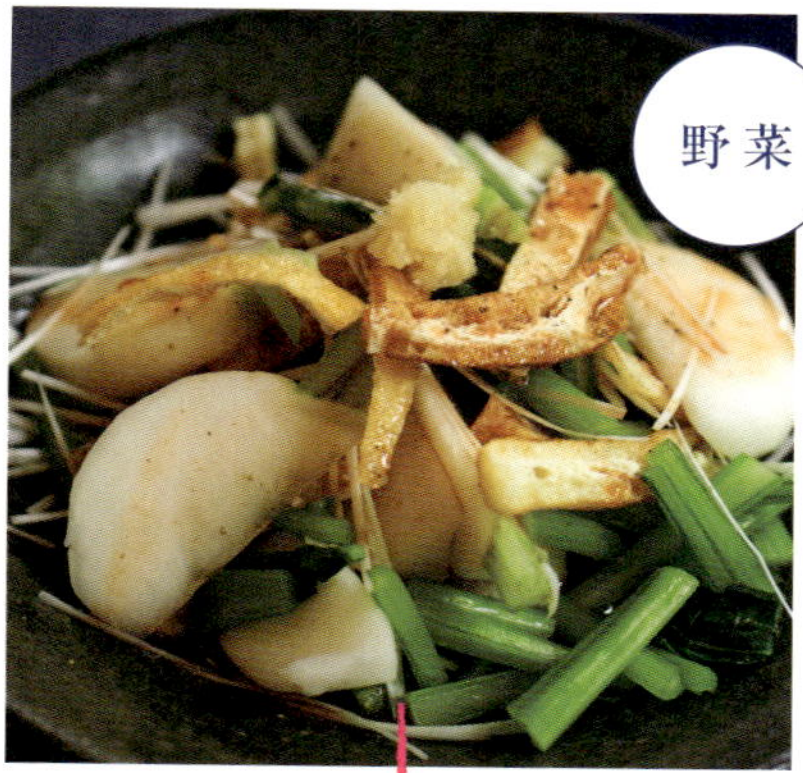

かぶの焼き油揚げトマトだれあえ

作り方は P75 参照

体が冷えると代謝が落ちるので、温野菜を取り入れてやせやすく。かぶの葉もビタミンが豊富なので葉ごと摂取。

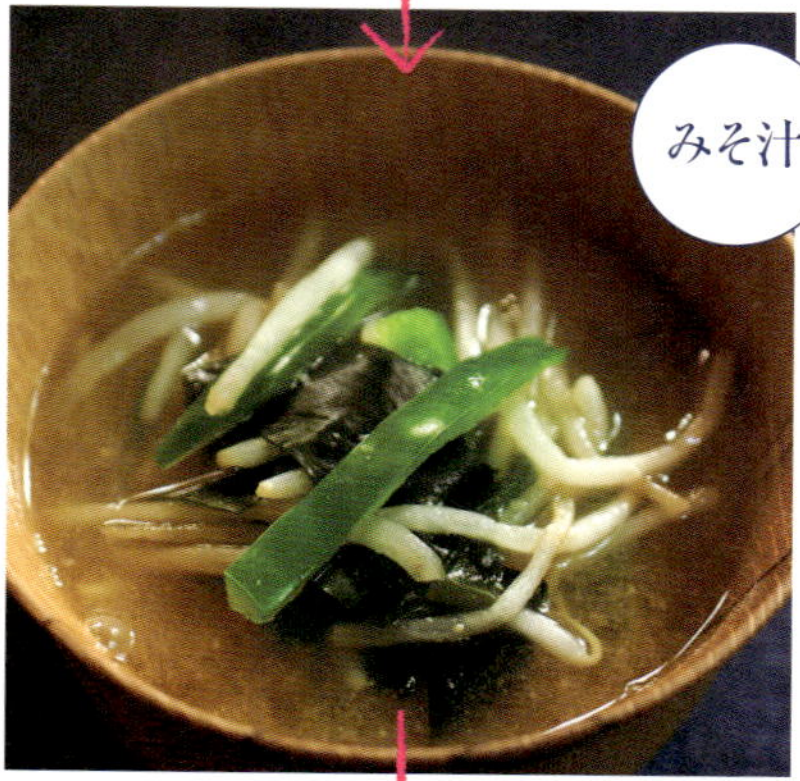

もやし、ピーマンとわかめのみそ汁

作り方は P82 参照

食物繊維が豊富なみそ汁で便通を整え、腸の働きを活発に。わかめはカリウムを含み、むくみを取る効果が。

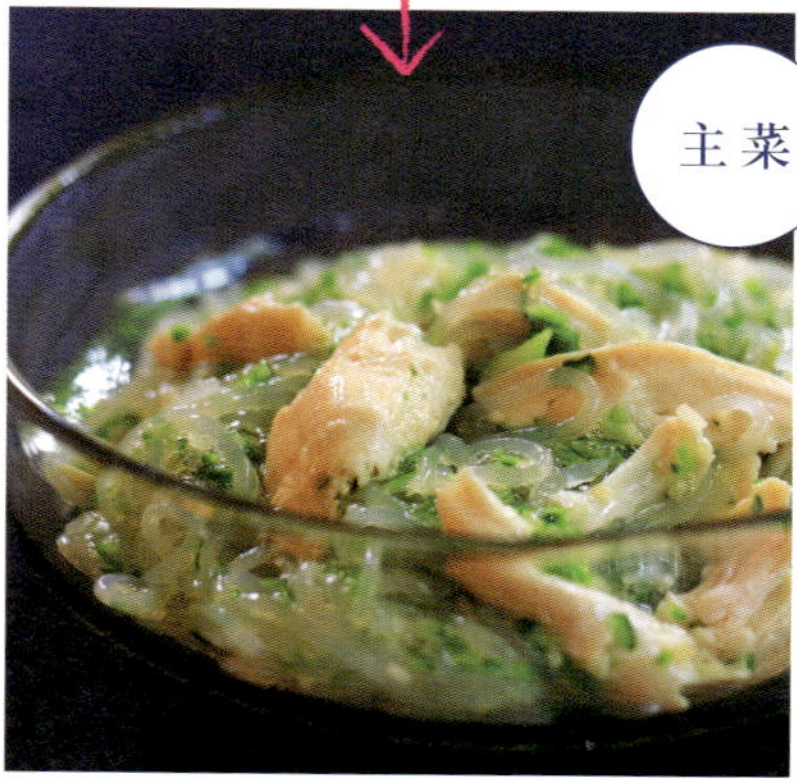

ささみとしらたきのオクラあえ

作り方は P98 参照

低カロリーのささみなら多めに食べても安心。オクラのネバネバ成分は血糖値の上昇を緩やかにし、太りにくくする効果が期待できる。

失敗しない〝やせテク〟を覚えよう

ふだんの生活に無理なく
ダイエットを取り入れることが
長続きのコツです。
ちょっとしたテクニックを知れば、
いつもの暮らしのリズムを崩さずに
上手にやせることができます。

茶碗１杯程度なら白米は食べていい
外食もメニュー選びや食べ方の工夫でクリア

白米は量をとりすぎなければ、決してダイエットに不向きではありません。パンと比べてもかみごたえがあり、よくかむことで満腹中枢を刺激して食べすぎが防げます。塩分、脂肪分が含まれていないので、その分ヘルシーです。

　ご飯のカロリーを抑えたいなら、細かく切ったしらたきを、白米と半々の量にして炊き込んで。見た目と味はほぼ変わらず、大幅にカロリーダウンができます。

　外食のときもメニューと食べ方を選べばＯＫです。たとえばランチのめん類ならラーメンより野菜たっぷりのタンメンや、あっさりしたフォー、具の多い鍋焼きうどんなどを。野菜が多いもの、油の少ないものが基本なので、洋食・中華より和食がおすすめです。

　アルコールや甘いものも、無理をすると反動があり、リバウンドにつながるので、たまにはとってもＯＫ。ただし１週間に１度、量はこれくらいというように回数と摂取量は決めて、守りましょう。

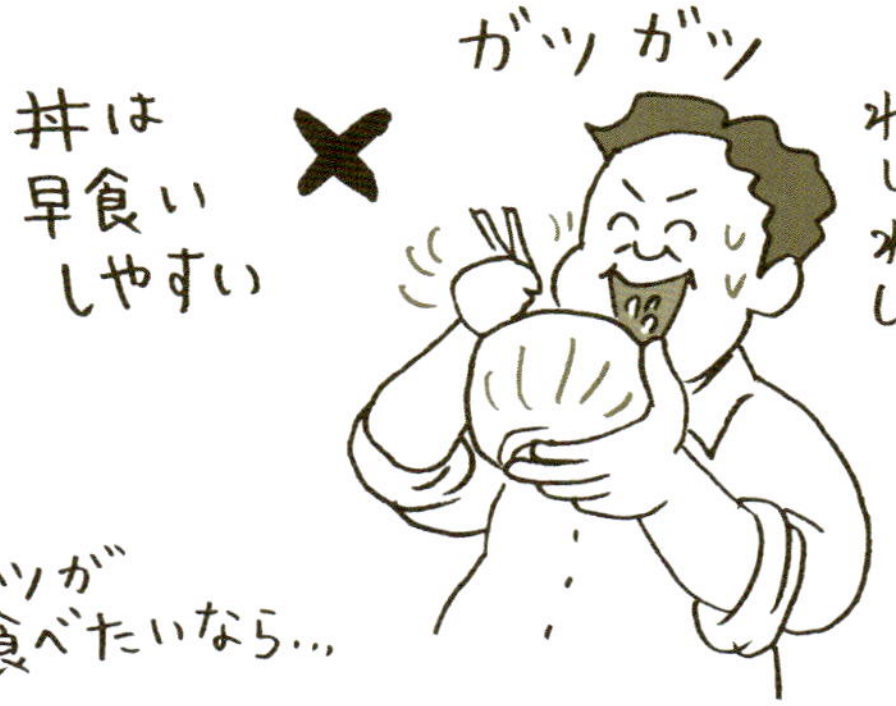

やせテク

カツ丼はカツとご飯に分ける

丼ものはご飯をかき込んでしまうので、よくかまずに量を多く食べてしまいがちです。おかずとご飯が別になっているものを選びましょう。たとえばカツ丼より、せん切りキャベツたっぷりのヒレカツ定食を！

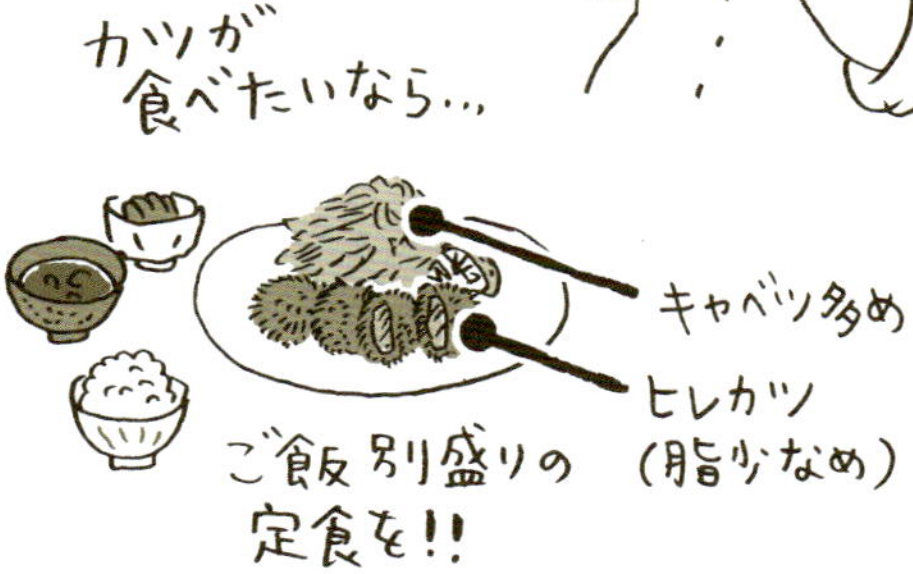

やせテク

カレーはご飯と別盛りをチョイス

丼と同じく、カレーはご飯を一緒に食べると食べすぎてしまいます。ご飯とカレーが別盛りになっているものを選び、ひと口ずつ交互に食べるのがコツ。

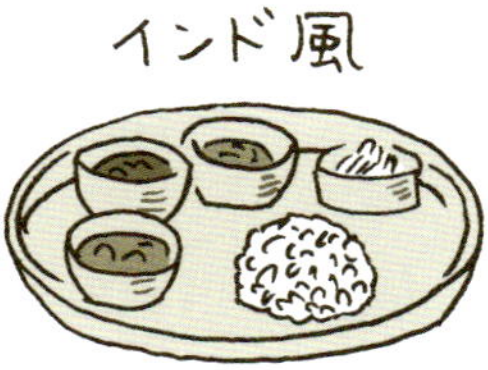

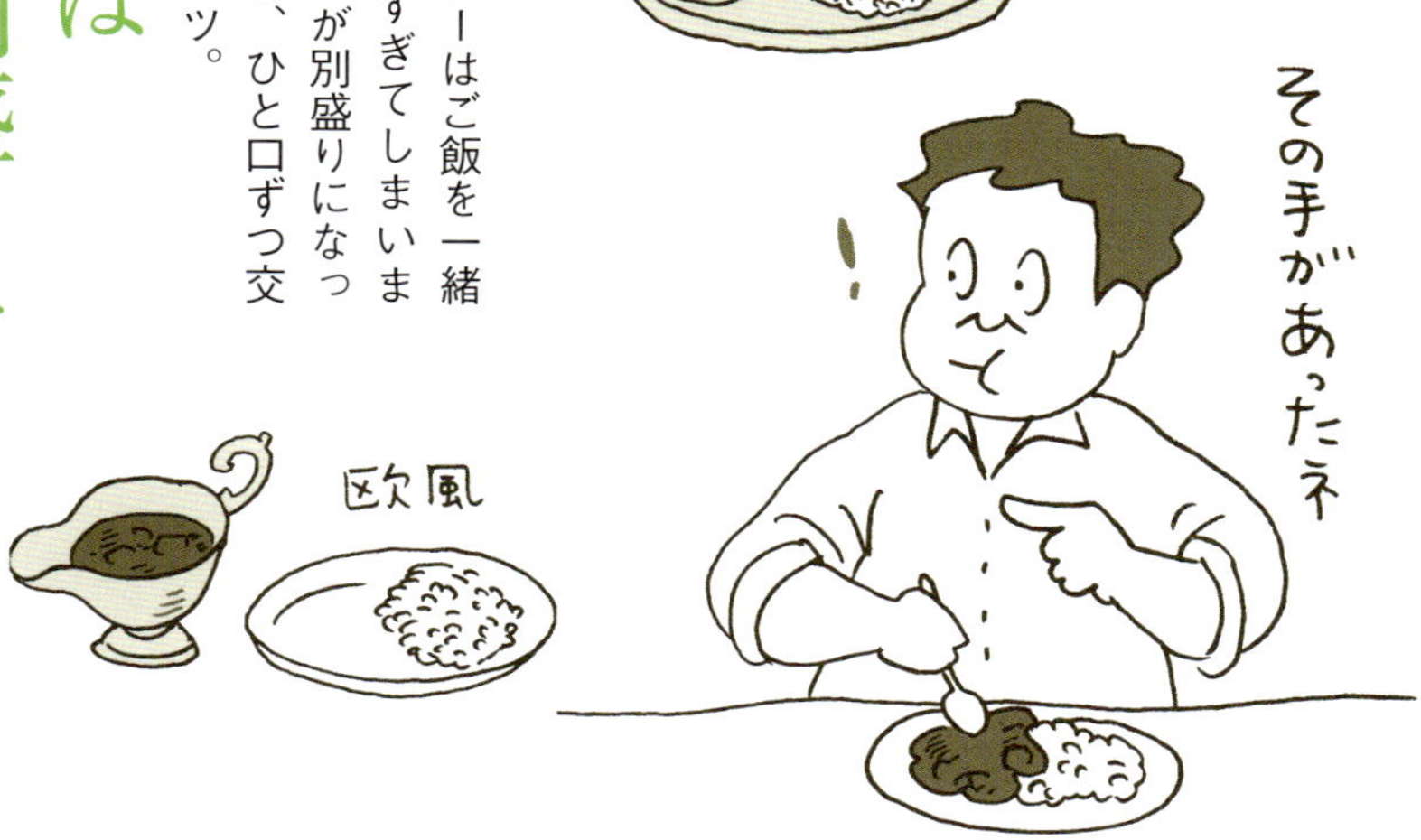

やせテク

アルコールはおつまみとの相性が大事

お酒を飲むときは、ビールや日本酒より糖質ゼロの焼酎やウィスキーのほうが太りません。糖質の多いお酒を飲みたいときは、おつまみ選びを工夫しましょう。

ビール

ビールには枝豆や焼きとりがベスト。枝豆には食物繊維のほかアルコールや糖質の代謝を促すビタミンB_1が豊富です。焼きとりは高たんぱくで、油を使わないのでヘルシー。ゴーヤーチャンプルーなど豆腐を使ったものもいいでしょう。

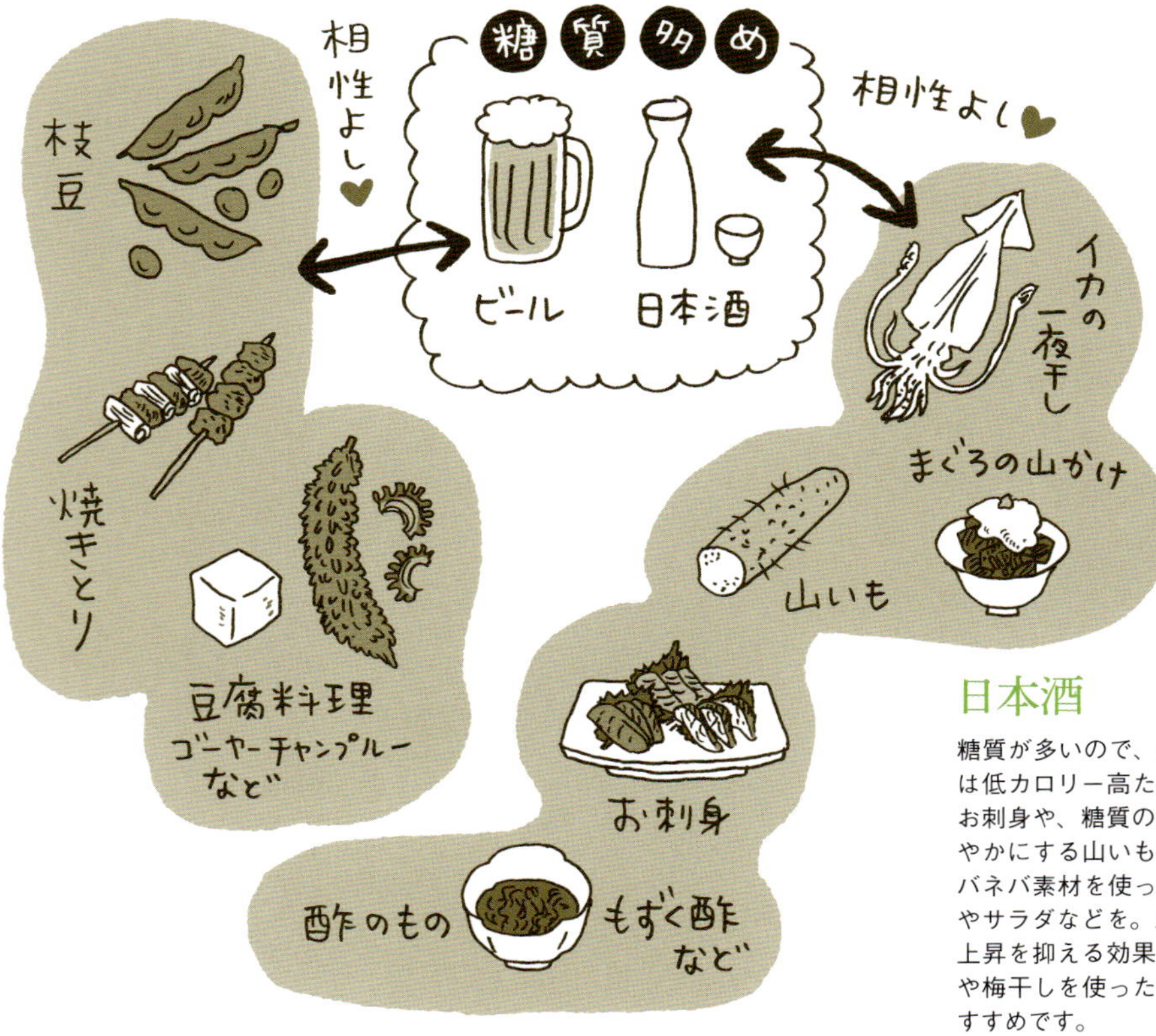

日本酒

糖質が多いので、おつまみは低カロリー高たんぱくのお刺身や、糖質の吸収を穏やかにする山いもなどのネバネバ素材を使った山かけやサラダなどを。血糖値の上昇を抑える効果のある酢や梅干しを使ったものもおすすめです。

やせテク

甘いものがどうしてもガマンできないときは

適度な量と食べる時間を守れば、甘いものも大丈夫。ストレスにならない程度にときどきは食べてもいいでしょう。ただし毎日はＮＧです。

食べる時間を選ぶ

体内時計をコントロールする時計遺伝子のひとつ・ビーマルワンというたんぱく質には、脂肪を増やす働きがあります。ですから、甘いものはビーマルワンの働きが低下する10時から16時までに食べれば太りにくいといえます。

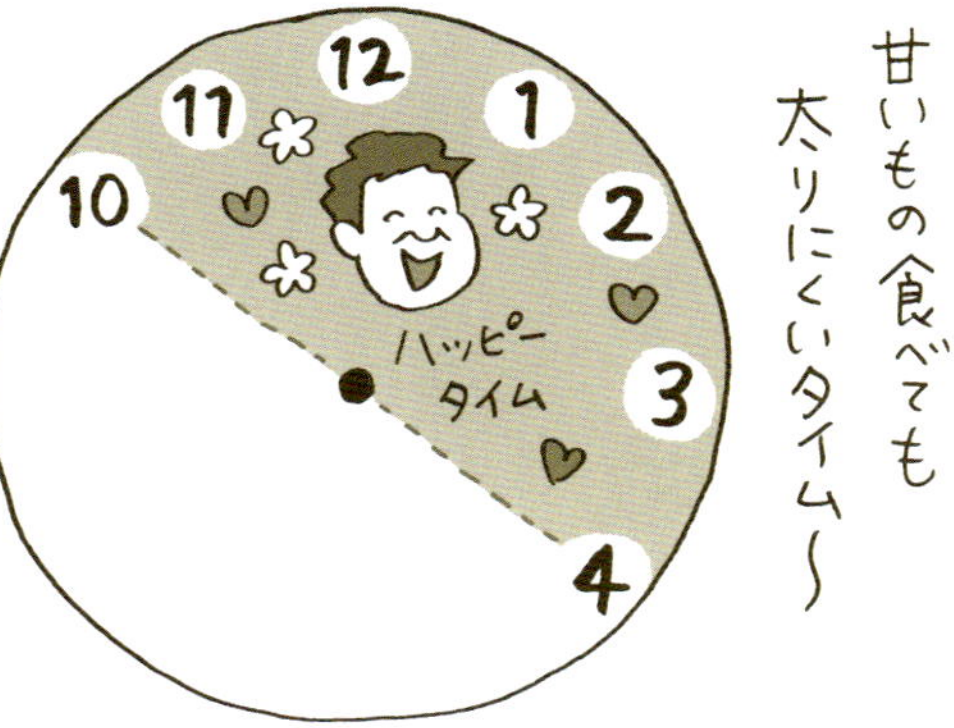

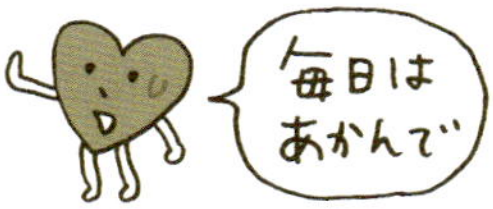

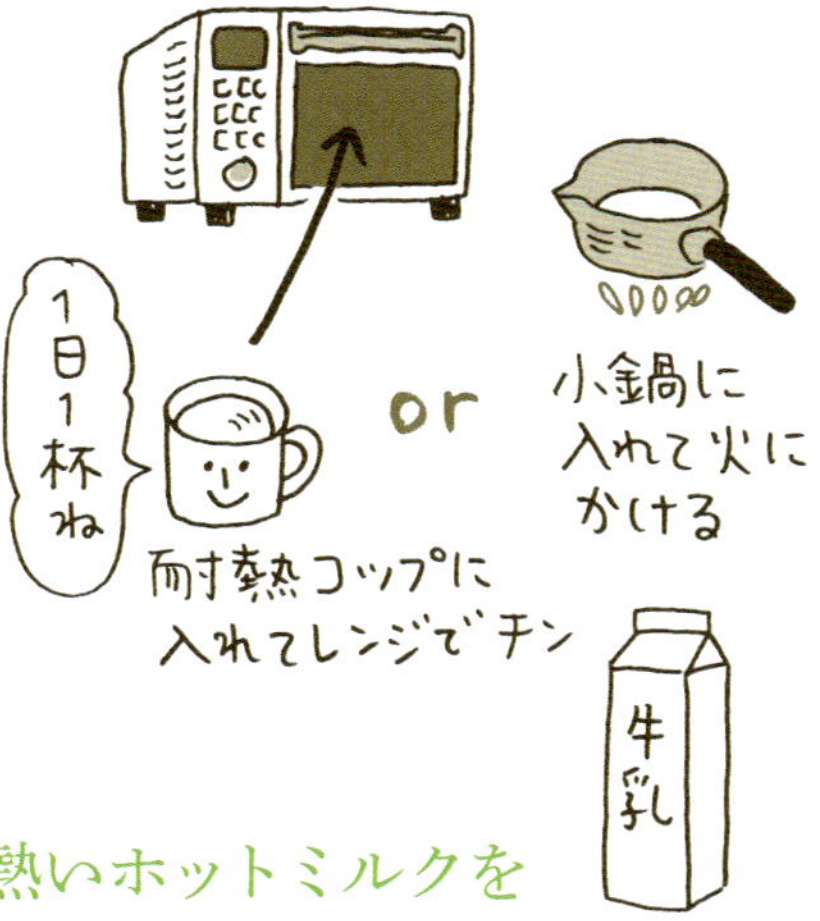

熱いホットミルクを味方に

夜、小腹がすいたときはホットミルクが最適。アツアツにしてハフハフしながら時間をかけて飲むと、飲み終えるころには満腹中枢が刺激されて満たされます。また、体が温まって代謝が上がり、牛乳のトリプトファンという成分により寝つきがよくなります。甘い飲みもの代わりに最適です。

運動と食事制限は同時にしない 運動よりNEAT《ニート》を心がける

太っている人は運動した日に油断してその分食べてしまい、体重が増えることが多いようです。もちろん運動は基礎代謝も上がり、筋肉を維持できるのでとても大切ですが、まずふだんの生活の中でカロリーを消費する「NEAT」を心がけましょう。

NEATとはNon Exercise Activity Thermogenesisの略語で、「非運動活動による熱産生」の意味です。つまり、スポーツなどの運動ではなく、立ち上がる、少し歩くといった日常的に行う活動を指します。

ほかには通勤時の歩行、掃除洗濯などの家事、仕事中の活動、座っているときや立っているときの姿勢の保持などが当てはまります。

肥満者は非肥満者よりも座って

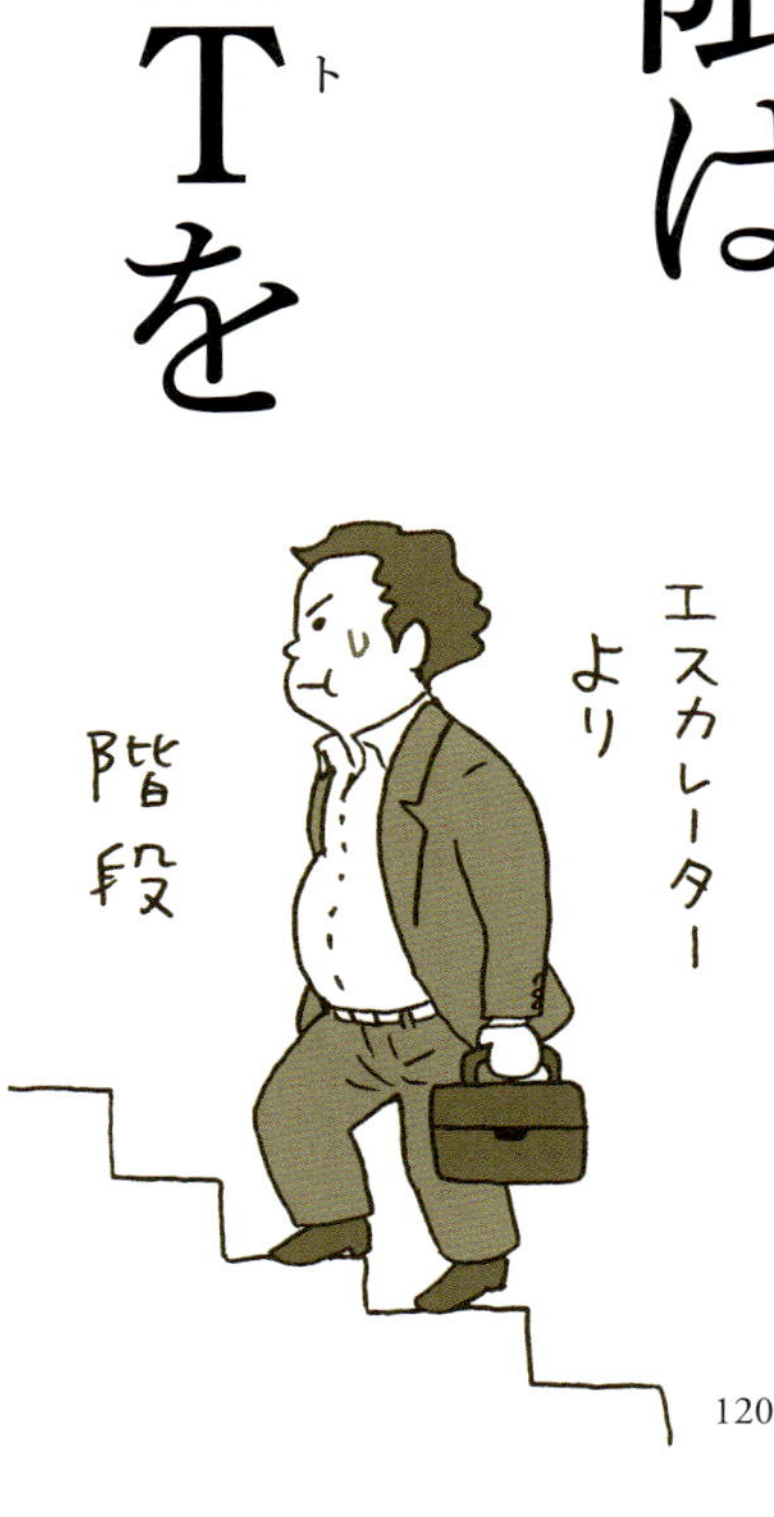
エスカレーターより
階段

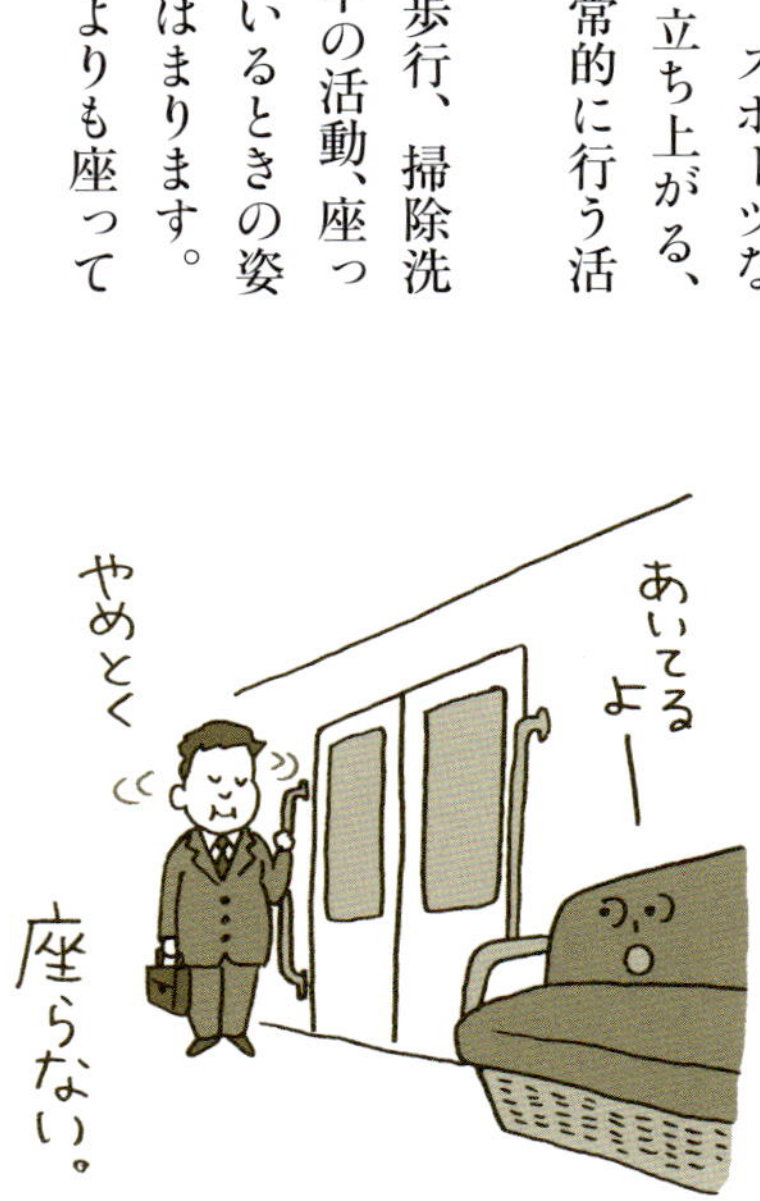
あいてるよー
やめとく
座らない。

家でゴロゴロしない

食事と運動は同時に取り組まない

「ダイエットには食事と運動」といわれますが、太っている人は運動するとお腹がすいて食べたくなることもあり、同時に行うのは難しいものです。食事は運動と違って天候や仕事の忙しさなどにそれほど影響を受けずにできるので、まず食習慣を変えることから始めましょう。それが定着して、体重が少し減ってから運動を始めるほうが、失敗はありません。

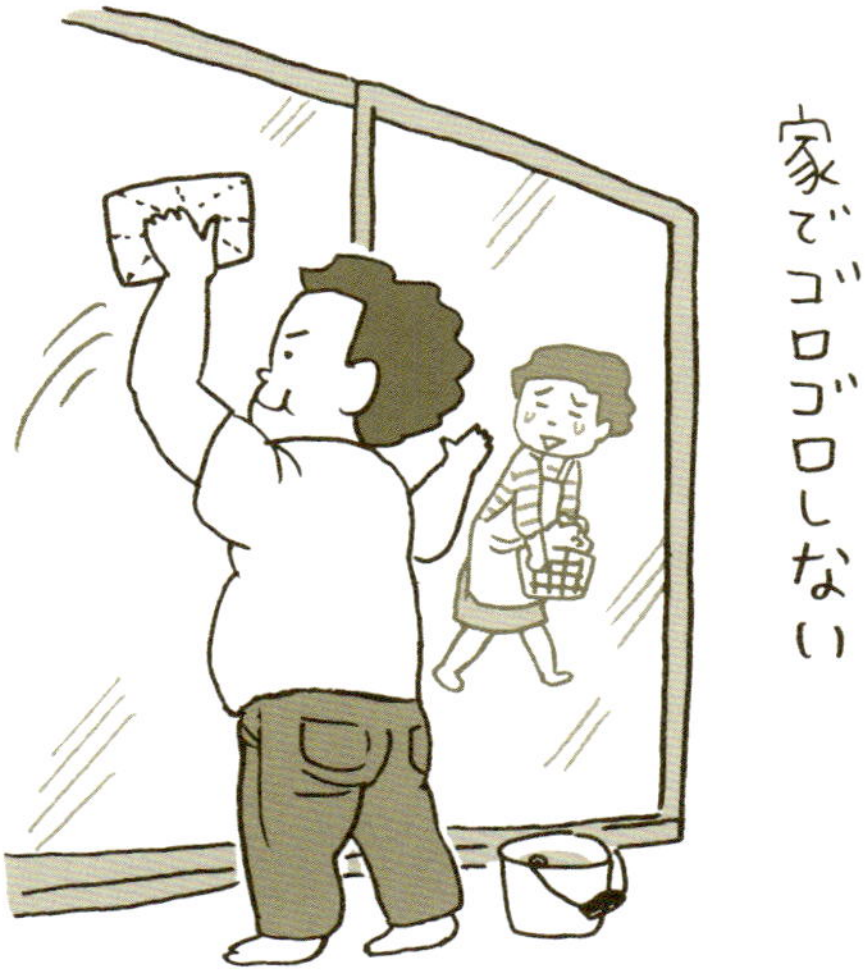

いる時間が長く、立っている時間が短かったという研究結果もあります。こまめに家の掃除をする、電車では立つ、なるべく階段を使う、といったNEATを増やすと、ダイエットにつながります。

「あごを引いて背筋を伸ばす」、つまり姿勢をよくするだけでもエネルギーを使います。まずは、朝晩の歯みがきのときに「あごを引いて背筋を伸ばす」ことを意識して生活してみましょう。

一駅手前で降りて歩く

おッ

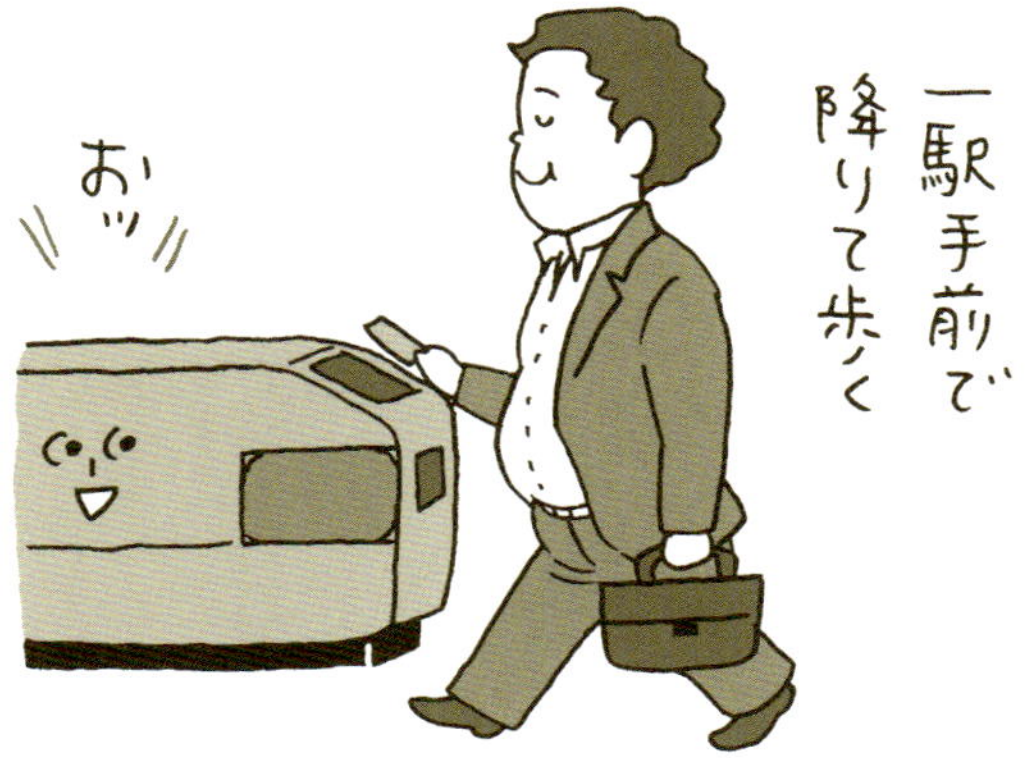

［特別対談］

野﨑洋光 × 工藤孝文

分とく山総料理長

ダイエット外来医師

自身のダイエット体験からレシピを紹介してくれた野﨑さんに、ダイエットのメソッドを監修した医師・工藤先生がアドバイスしました。

最低3カ月続けるとやせやすい体に変わります（野﨑）

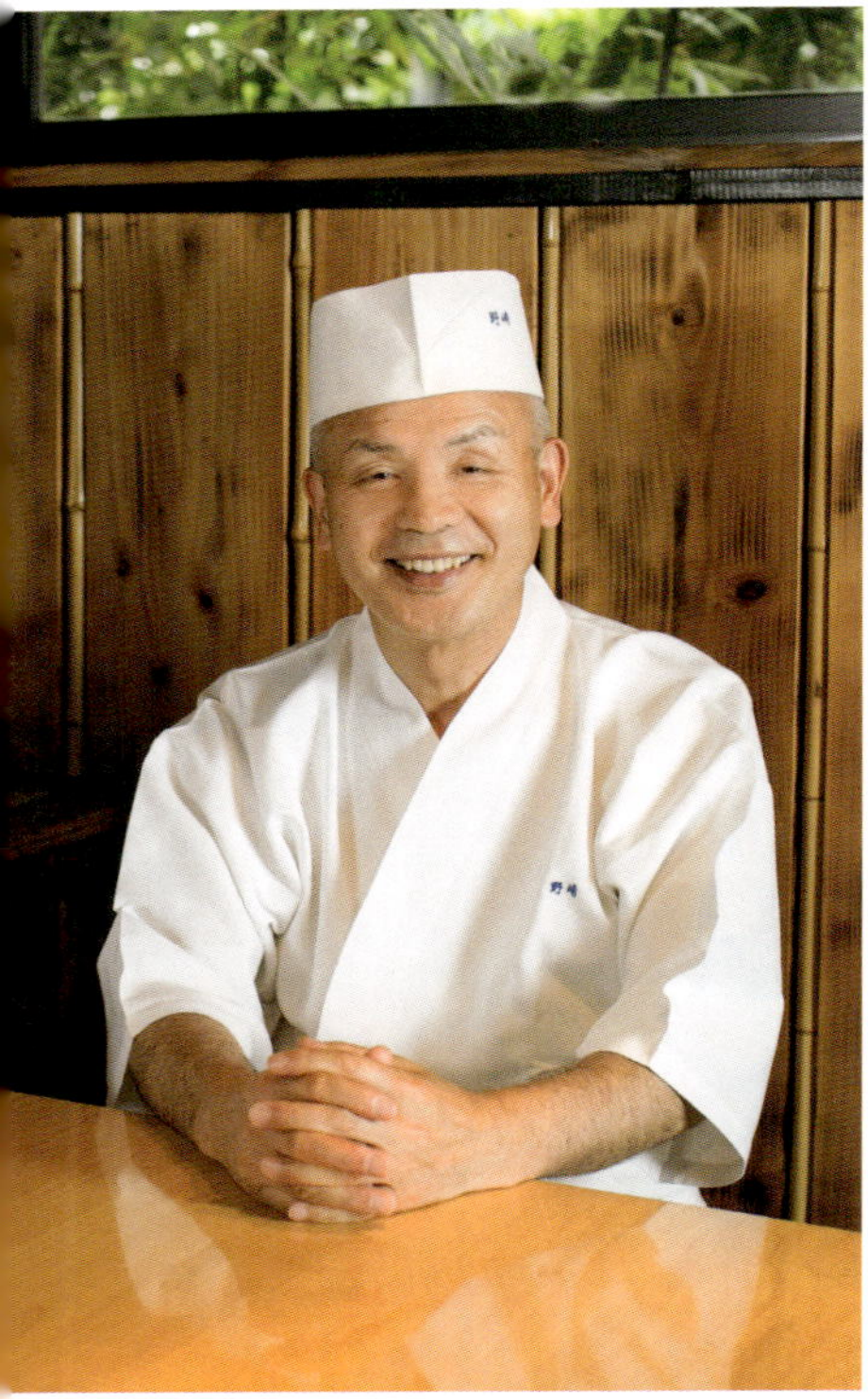

野菜の力でやせやすい体に

野﨑　私は自己流でダイエットしたので、専門家の方にぜひお話を伺いたいと思います。

工藤　野﨑さんのなさった、食事前にきゅうりを食べて食欲を抑える方法は手軽で、ダイエットを始めるときにとてもいいですね。

「まずきゅうり」はスタートにいい方法です（工藤）

野崎　昔からきゅうりが大好きでしたので、ふと思いついて1日3〜5本、多いときは10本も食べていました。そうしたら1週間をすぎてから面白いように体重が落ち、2カ月で11kgやせました。当時は60歳近くで体脂肪も24％以上あり、肝機能などの数値も悪く、階段を上ると息切れしていました。今は10代のときと同じ体重。とても体が軽いです。

工藤　きゅうりは水分がほとんどなので、ダイエットに向きます。特に体が熱い人にいいですね。脂肪分解酵素も含まれています。また、むくみをとるカリウムが含まれているので体重が早く落ちます。ダイエットの初めに順調に体重が減ると脳は快感を覚え、それがモチベーションにつながるので、ダイエットが続けやすくなります。

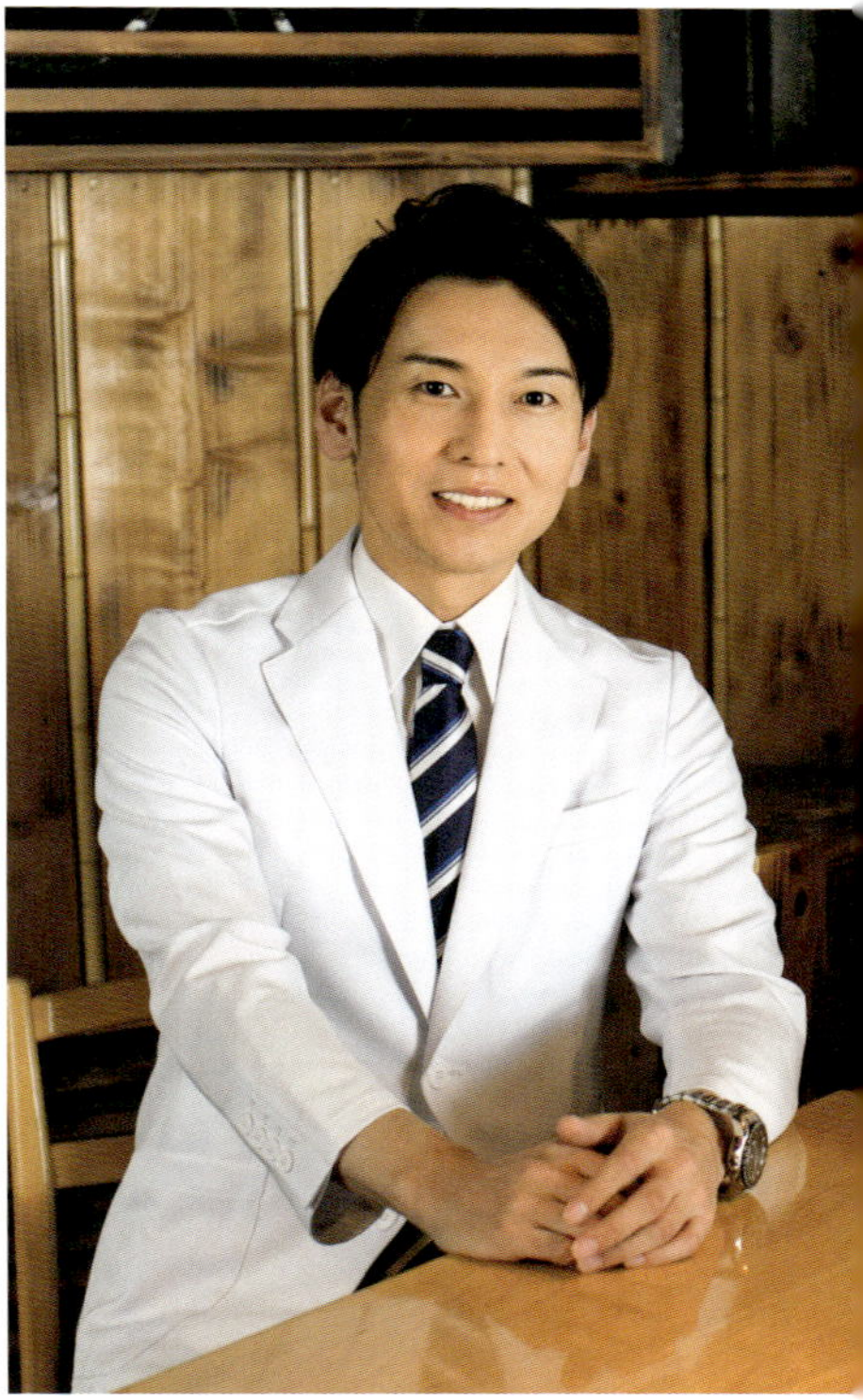

野崎　「食べなければやせる」と思いがちですが、無理に食欲を抑えると必ずリバウンドします。だから私は「食べてやせる」という主義です。野菜をたくさん食べて満腹に。そうすると飢餓感もなく、続けられます。特に私はきちんと食べるのは1日1回。そのときに野菜は５００ｇ以上、みそ汁は水分を含めて３００〜４００ｇも食べていました。その結果、ほかには食べたくなくなり、やせました。

工藤　男性は量を欲するので、低カロリーなものをたくさん食べる方法は向いていますね。野菜中心だとビタミンや食物繊維をたっぷりとれるのもいいと思います。ただし、野崎さんは1日1回の食事なのでいいのですが私のダイエット外来では、満腹まで食べると胃が大きくなるので、腹八分目をすすめています。

野崎　野菜をたっぷり食べる食生活を3カ月続けたらやせやすい体に変わりました。やせたあとは早朝に体操やウォーキングをするなどして、筋肉を維持しています。スポーツクラブに入らないと運動はできないと思っている方が多いと思いますが、私は毎朝5時半には起きて、近所の公園でストレッチや体操などの運動をしてから出勤します。この生活を続けていたらリバウンドしませんね。

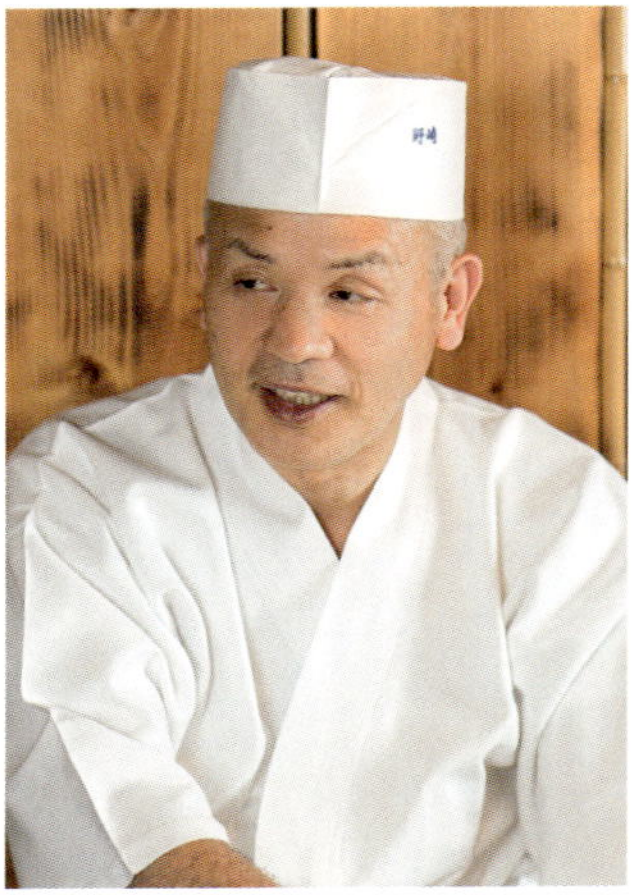

ただやせるだけではなく、健康を考えることが大事ですね（野崎）

工藤　運動はもちろんしたほうがいいですが、食習慣が身についてから始めるといいですね。まず食べ方や食事内容を改めてから、運動を行うのがおすすめです。

野崎　毎朝公園で体操していると、友達もできて楽しいですよ。

工藤　運動がストレス発散になっているのですね。そうすると幸せホルモンのセロトニンが出るので、ダイエットがつらく感じないのだと思います。

毎朝近所の公園で、ストレッチをする野崎さん。
遊具を利用するのはご自分のアイディア。

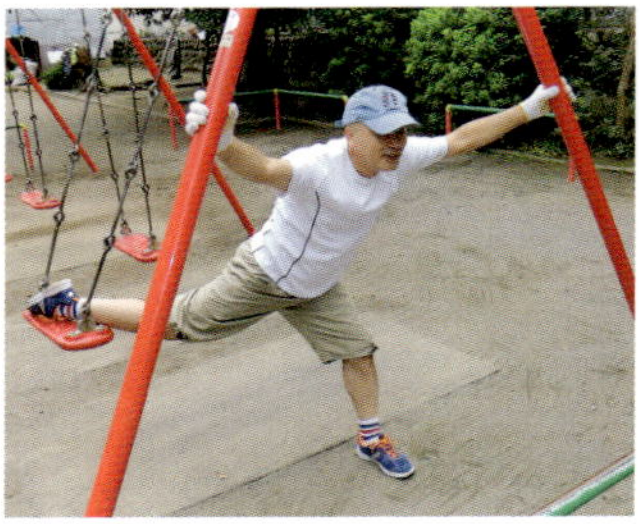

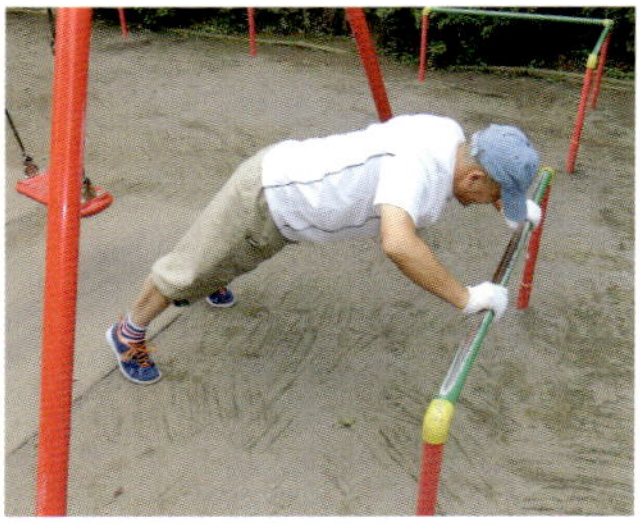

和食を取り入れて健康的にやせる

野﨑　やせやすい体になると食の嗜好も変わってきます。食生活を野菜中心にしていると脂肪などは自然ととりたくなくなります。ただし白いご飯は大好き。むしろご飯は食べるべき、と思っています。

工藤　それは私も賛成です。できれば白米と玄米を体調に応じて使い分けるといいです。玄米は栄養的に優れていますが、しっかりとかむ習慣がない人は体内に栄養が吸収されないこともあり、白米のほうがいい場合があります。

野﨑　白米をきちんと食べると甘いものを食べなくてもよくなると思いますよ。

工藤　太っている人は白米を抜いて甘いものを食べようとします。そうするとお菓子中毒になってしまうのです。油と糖分は中毒性がありますから。

野﨑　食に対する意識を持って高めてほしいですね。ただ漫然と食べるのではなく、何をどう食べるか、どう食べたら体にどういいかを知ってほしいです。

工藤　意識を持つことは大切です。集中して食べることや、食べている途中で箸を1回置くことは食べすぎ防止になります。

野﨑　日本では昔、お膳を床に置き、正座してその都度食器を手に持って食べていたわけですよね。だとしたら日本の食文化は太らない文化だったといえますね。

工藤　和食は野菜も多く、低脂肪低カロリーで、太りにくい食事としても理にかなっています。

野﨑　野菜はゆでるだけでもいいので、自分で料理してほしいですね。私がやせてなによりよかったのは、健康になり、体調がよくなったこと。皆さんも自分の健康は自分で守るという考えをまず持って、ダイエットに臨んでほしいです。

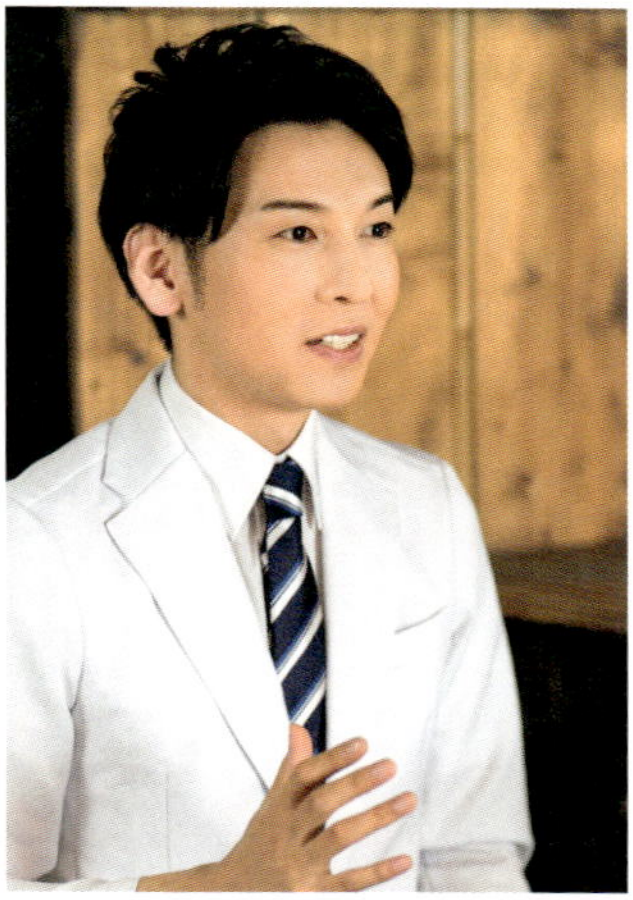

やせグセをつける考え方を身につけ、できる範囲で実践を（工藤）

巻末特典

体重の記録

「起きてすぐ」「朝食後」「夕食後」「寝る前」の1日4回、体重を測って印をつけ、グラフにしていきましょう。体重の増減をグラフにすることで、自分自身を見つめ直すことができます。

＊コピーして使ってください。

〈　　週目〉

日付／体重	月　日	月　日	月　日	月　日	月　日	月　日	月　日
1目盛り 100g							
スタート▶(　　)kg							
(　　)kg							
(　　)kg							
測るときに着ている物にご注意ください	起きてすぐ 朝食後 夕食後 寝る前	起きてすぐ 朝食後 夕食後 寝る前	起きてすぐ 朝食後 夕食後 寝る前	起きてすぐ 朝食後 夕食後 寝る前	起きてすぐ 朝食後 夕食後 寝る前	起きてすぐ 朝食後 夕食後 寝る前	起きてすぐ 朝食後 夕食後 寝る前

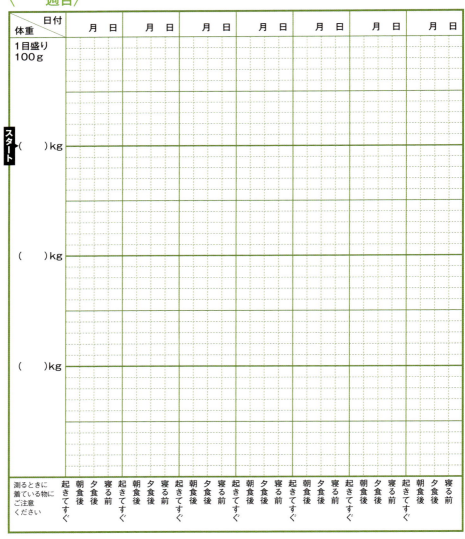

【書き方】

最初の体重は、１番上の実線に記入します。最初の１週間は鋭いギザギザのグラフになりますが、続けるうちに食生活の乱れが正されて、なだらかなグラフになっていきます。

1日4回測る理由

●「起きてすぐ」の体重は、あなた本来の体重です。「朝食後」に測ることで朝食の量が、「夕食後」に測ることで、昼食と夕食の量がわかります。「寝る前」に測ると、夕食後に間食した量がわかります。

●ダイエット期間中の1食の量の目安は、女性は400～600g、男性は600～800gを目標にしてください。

〈　　週目〉

日付／体重	月　日	月　日	月　日	月　日	月　日	月　日	月　日
1目盛り 100g							
スタート（　　）kg							
（　　）kg							
（　　）kg							
測るときに着ている物にご注意ください	起きてすぐ 朝食後 夕食後 寝る前	起きてすぐ 朝食後 夕食後 寝る前	起きてすぐ 朝食後 夕食後 寝る前	起きてすぐ 朝食後 夕食後 寝る前	起きてすぐ 朝食後 夕食後 寝る前	起きてすぐ 朝食後 夕食後 寝る前	起きてすぐ 朝食後 夕食後 寝る前

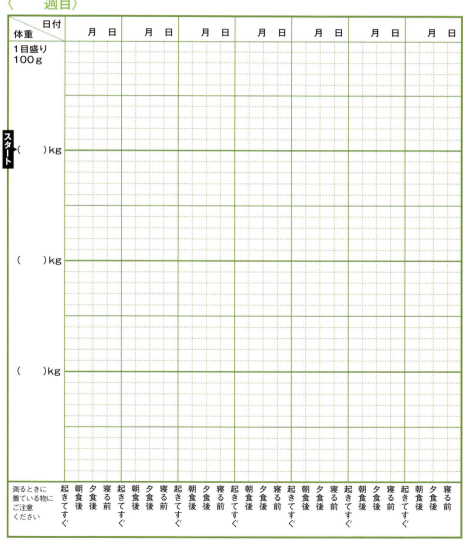

野﨑洋光（のざき　ひろみつ）
1953年福島県生まれ。89年日本料理店「分とく山」を開店、現在は総料理長として3店舗を統括。伝統を生かしながら、新たな試みにあふれる料理にファンも多い。調理科学、栄養学に基づいたわかりやすい和食を提唱し、メディアでも大活躍。

監修：工藤孝文（くどう　たかふみ）
1983年福岡県生まれ。福岡県みやま市の工藤内科副院長。福岡大学医学部卒業後、留学先で食行動異常について研究。現在はダイエット外来で肥満や生活習慣病の治療などを行い、その成功率は99.2％を誇る。テレビ番組の出演・医療監修、ブログなど活動は多岐にわたる。

きゅうり食（た）べるだけダイエット

2017年9月1日　初版発行
2025年4月5日　22版発行

著者／野﨑洋光（のざきひろみつ）
監修／工藤孝文（くどうたかふみ）
発行者／山下直久
発行／株式会社KADOKAWA
〒102-8177　東京都千代田区富士見2-13-3
電話　0570-002-301（ナビダイヤル）

印刷所／TOPPANクロレ株式会社

本書の無断複製（コピー、スキャン、デジタル化等）並びに
無断複製物の譲渡及び配信は、著作権法上での例外を除き禁じられています。
また、本書を代行業者などの第三者に依頼して複製する行為は、
たとえ個人や家庭内での利用であっても一切認められておりません。

●お問い合わせ
https://www.kadokawa.co.jp/　（「お問い合わせ」へお進みください）
※内容によっては、お答えできない場合があります。
※サポートは日本国内のみとさせていただきます。
※Japanese text only

定価はカバーに表示してあります。

©Hiromitsu Nozaki 2017　Printed in Japan
ISBN 978-4-04-602100-7　C0077